口腔常见病处置要点

高雨微　宋红权　王　欣　主编

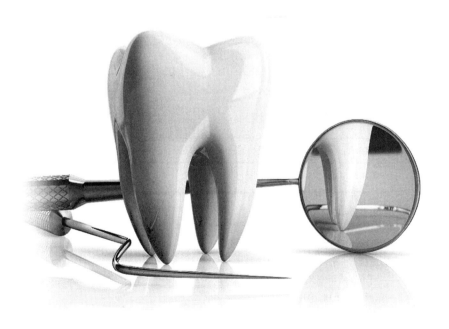

中国纺织出版社有限公司

图书在版编目（CIP）数据

口腔常见病处置要点 / 高雨微，宋红权，王欣主编.
北京：中国纺织出版社有限公司，2024.6.-- ISBN
978-7-5229-1915-7

Ⅰ．R78

中国国家版本馆CIP数据核字第2024FE8812号

责任编辑：傅保娣　　　责任校对：王蕙莹　　　责任印制：王艳丽

中国纺织出版社有限公司出版发行
地址：北京市朝阳区百子湾东里A407号楼　邮政编码：100124
销售电话：010—67004422　传真：010—87155801
http://www.c-textilep.com
中国纺织出版社天猫旗舰店
官方微博 http://weibo.com/2119887771
三河市宏盛印务有限公司印刷　各地新华书店经销
2024年6月第1版第1次印刷
开本：787×1092　1/16　印张：11.5
字数：275千字　定价：88.00元

编 委 会

前　言

　　口腔医学主要研究口腔及颌面部疾病的诊断、治疗、预防等方面的基本知识和技能，进行口腔常见病、多发病的诊疗、修复和预防保健等。口腔医学作为医学的一个组成部分，它既有医学属性，又与现代科技紧密相连。现代科学技术不断发展，新设备和新器材不断涌现，这些都促进了口腔医学事业的发展。临床医务工作者需要不断学习新知识，掌握新技术，才能跟上口腔医学发展的步伐。

　　本书首先介绍了口腔科常见症状的鉴别诊断，然后重点阐述了儿童龋病及龋病的防治、牙体硬组织非龋性疾病、牙龈病、牙周炎、口腔黏膜疾病、口腔颌面部感染、口腔颌面部恶性肿瘤，以及口腔种植等方面的内容。针对各种口腔疾病从病因、临床类型、诊断、治疗原则及设计、治疗方法及步骤等方面都有详细介绍。希望本书能为口腔科医师处理相关问题提供参考，本书也可作为医学院校学生学习之用。

　　本书参编人员较多，编写风格不尽一致，再加上当今医学发展迅速，书中难免会有不足之处，诚恳希望广大读者不吝指正。

编　者

2024 年 1 月

目　录

第一章

口腔科常见症状的鉴别诊断

第一节 牙痛

牙痛是口腔科临床上最常见的症状，常是患者就医的主要原因。牙痛可由牙齿本身的疾病、牙周组织及颌骨的某些疾病，甚至神经疾患和某些全身疾病引起。对以牙痛为主诉的患者，必须先仔细询问病史，如疼痛起始时间及可能的原因，病程长短及变化情况，既往治疗史及疗效等。必要时还应询问工作性质、饮食习惯、有无不良习惯（如夜磨牙和咬硬物等）、全身健康状况及家族史等。关于牙痛本身，应询问牙痛的部位、性质、程度和发作时间。疼痛是尖锐剧烈的痛还是钝痛、酸痛，是自发痛还是激发痛、咬合时痛，自发痛是阵发的还是持续不断的，有无夜间痛，疼痛部位是局限的还是放散的，能否明确指出痛牙等。根据症状可得出一至数种初步印象，便于做进一步检查。应注意，疼痛是一种主观症状，由于不同个体对疼痛的敏感性和耐受性有所不同，而且有些其他部位的疾病也可表现为牵涉性牙痛，因此，患者的主观症状应与客观检查所见、全身情况及实验室和放射学检查等结果结合起来分析，以作出正确的诊断。

一、引起牙痛的原因

1. 牙齿本身的疾病

如深龋、牙髓充血、各型急性牙髓炎、慢性牙髓炎、逆行性牙髓炎，由龋病、外伤、化学药品等引起的急性根尖周炎、牙槽脓肿、隐裂、牙根折裂、髓石、牙本质过敏、流电作用等。

2. 牙周组织的疾病

如牙周脓肿、牙龈脓肿、急性龈乳头炎、冠周炎、坏死性溃疡性龈炎、干槽症等。

3. 牙齿附近组织的疾病引起的牵涉痛

急性化脓性上颌窦炎和急性化脓性颌骨骨髓炎时，由于神经末梢受到炎症的侵犯，该神经支配的牙齿会发生牵涉性痛。颌骨内或上颌窦内的肿物、埋伏牙等可压迫附近的牙根发生吸收，如有继发感染，可出现牙髓炎，导致疼痛。急性化脓性中耳炎、咀嚼肌群的痉挛等均可出现牵涉性牙痛。

4. 神经系统疾病

如三叉神经痛患者常以牙痛为主诉。颞下窝肿物在早期可出现三叉神经第三支分布区的疼痛，翼腭窝肿物的早期由于压迫蝶腭神经节，可出现三叉神经第二支分布区的疼痛。

5. 全身疾患

有些全身疾患，如流感、癔症、神经衰弱，月经期和绝经期等可诉有牙痛。高空飞行时，牙髓内压力增高，可引起航空性牙痛。有的心绞痛患者可反射性地表现为牙痛。

二、诊断步骤

（一）问清病史及症状特点

1. 尖锐自发痛

最常见的为急性牙髓炎（浆液性、化脓性、坏疽性）、急性根尖周炎（浆液性、化脓性）。其他如急性牙周脓肿、牙龈脓肿、髓石、冠周炎、急性龈乳头炎、三叉神经痛、急性上颌窦炎等。

2. 自发钝痛

慢性龈乳头炎、创伤性𬌗等。在机体抵抗力降低时，如疲劳、感冒、月经期等，可有轻度自发钝痛、胀痛。坏死性溃疡性龈炎时，牙齿可有撑离感和咬合痛。

3. 激发痛

牙本质敏感和Ⅱ、Ⅲ度龋病或楔状缺损等，牙髓尚未受侵犯或仅有牙髓充血时，无自发痛，仅在敏感处或病损处遇到物理、化学刺激时才发生疼痛，刺激除去后疼痛即消失。慢性牙髓炎一般无自发痛而主要表现为激发痛，但在刺激除去后，疼痛仍可持续数分钟。咬合创伤引起牙髓充血时也可对冷、热刺激敏感。

4. 咬合痛

隐裂和牙根裂时，常表现为某一牙尖受力时引起尖锐的疼痛。牙外伤、急性根尖周炎、急性牙周脓肿等均有明显的咬合痛和叩痛、牙齿挺出感。口腔内不同金属修复体之间产生的流电作用也可使患牙在轻咬时疼痛或与金属器械相接触时发生短暂的电击样刺痛。

以上疼痛除急性牙髓炎患者常不能自行明确定位外，一般都能明确指出痛牙。急性牙髓炎的疼痛常沿三叉神经向同侧对颌或同颌其他牙齿放散，但不会越过中线放散到对侧牙。

（二）根据问诊所得的初步印象，做进一步检查，以确定患牙

1. 牙体疾病

最常见为龋病。应注意邻面龋、窝沟深龋、隐蔽部位的龋病、充填物下方的继发龋等。此外，如隐裂、牙根纵裂、畸形中央尖、楔状缺损、重度磨损、未垫底的深龋充填体、外伤露髓牙、牙冠变色或陈旧的牙冠折断等，均可为病源牙。

叩诊对识别患牙有一定帮助。急性根尖周炎和急性牙周脓肿时有明显叩痛，患牙松动。慢性牙髓炎、慢性根尖周炎、边缘性牙周膜炎、创伤性根周膜炎等，均可有轻到中度叩痛。在有多个可疑病源牙存在时，叩诊反应常能有助于确定患牙。

2. 牙周及附近组织疾病

急性龈乳头炎时可见牙间乳头红肿、触痛，多有食物嵌塞、异物刺激等局部因素。冠周炎多见于下颌第三磨牙阻生，远中及颊舌侧龈瓣红肿，可溢脓。牙周脓肿和逆行性牙髓炎时可探及深牙周袋，后者袋深接近根尖，牙齿大多松动。干槽症可见拔牙窝内有污秽坏死物，骨面暴露，腐臭，触之疼痛。反复急性发作的慢性根尖周炎可在牙龈、黏膜或面部发现

窦道。

急性牙槽脓肿、牙周脓肿、冠周炎等，炎症范围扩大时，牙龈及龈颊沟处肿胀变平，可有波动。面部可出现副性水肿，局部淋巴结肿大、压痛。若治疗不及时，可发展为蜂窝织炎、颌骨骨髓炎等。上颌窦炎引起的牙痛，常伴有前壁面部的压痛和脓性鼻涕、头痛等。上颌窦肿瘤局部多有膨隆，可有血性鼻涕、多个牙齿松动等。

（三）辅助检查

1. 牙髓活力测验

根据对冷、热温度的反应以及刺激去除后疼痛持续的时间，可以帮助诊断和确定患牙。也可用电流强度测试来判断牙髓的活力和反应性。

2. X 线检查

可帮助发现隐蔽部位的龋病。髓石在没有揭开髓室顶之前，只能通过 X 线检查发现。慢性根尖周炎可见根尖周围有不同类型和大小的透射区。颌骨内或上颌窦内肿物、埋伏牙、牙根裂等也需靠 X 线检查来确诊。

（高雨微）

第二节　牙龈出血

牙龈出血是口腔中常见的症状，出血部位可以是全口牙龈或局限于部分牙齿。多数患者是在牙龈受到机械刺激（如刷牙、剔牙、食物嵌塞、进食硬物、吮吸等）时流血，一般能自行停止；还有一些情况，在无刺激时即自动流血，出血量多，且无自限性。

一、牙龈的慢性炎症和炎症性增生

这是牙龈出血的最常见原因，如慢性龈缘炎、牙周炎、牙间乳头炎和牙龈增生等。牙龈缘及龈乳头红肿、松软，甚至增生。一般在受局部机械刺激时引起出血，量不多，能自行停止。将局部刺激物（如牙石、牙垢、嵌塞的食物、不良修复体等）去除后，炎症很快消退，出血也即停止。

二、妊娠期龈炎和妊娠瘤

常开始于妊娠的第 3~4 个月。牙龈红肿、松软，极易出血。分娩后，妊娠期龈炎多能消退到妊娠前水平，而妊娠瘤常需手术切除。有的人在慢性牙龈炎的基础上，于月经前或月经期可有牙龈出血，可能与牙龈毛细血管受性激素影响而扩张、脆性改变等有关。长期口服激素性避孕药者，也容易有牙龈出血和慢性炎症。

三、坏死性溃疡性牙龈炎

此为梭形杆菌、口腔螺旋体和中间普氏菌等的混合感染。主要特征为牙间乳头顶端的坏死性溃疡、腐臭、牙龈流血和疼痛，夜间睡眠时也可有牙龈流血，就诊时可见牙间隙处或口角处有少量血迹。本病的发生常与口腔卫生不良、精神紧张、过度疲劳、吸烟等因素有关。

四、血液病

在遇到牙龈有广泛的自动出血，量多或不易止住时，应考虑有无全身因素，并及时进行血液学检查，并到内科诊治。较常见的引起牙龈和口腔黏膜出血的血液病包括急性白血病、血友病、血小板减少性紫癜、再生障碍性贫血、粒细胞减少症等。

五、肿瘤

有些生长在牙龈上的肿瘤，如血管瘤、血管瘤型牙龈瘤、早期牙龈癌等也较易出血。其他较少见的，如发生在牙龈上的网织细胞肉瘤，早期常以牙龈出血为主诉，临床上很容易误诊为牙龈炎。有些转移瘤，如绒毛膜上皮癌等，也可引起牙龈出血。

六、某些全身疾病

如肝硬化、脾功能亢进、肾炎后期、系统性红斑狼疮等，由于凝血功能低下或严重贫血，均可能出现牙龈出血症状。伤寒的前驱症状有时有鼻出血和牙龈出血。在应用某些抗凝血药物或非甾体抗炎药，如阿司匹林、华法林、肝素等治疗或预防冠心病和血栓时，易有出血倾向。苯中毒时也可有牙龈被动出血或自动出血。

七、口腔手术和牙周治疗后

牙周洁治尤其是龈下刮治后，有的患者可以出现牙龈出血，拔牙、牙周手术、根尖手术、牙槽突手术、牙种植手术等术后也可有牙龈出血，如患者无系统性疾病，多与局部清创不彻底、缝合不严密等有关，应及时对症处理。

（宋红权）

第三节　牙齿松动

正常情况下，牙齿只有极轻微的生理性动度，这种动度几乎不可觉察，且随不同牙位和一天内的不同时间而变动。一般在晨起时动度最大，这是因为夜间睡眠时，牙齿无接触，略从牙槽窝内挺出所致。醒后，由于咀嚼和吞咽时的接触，将牙齿略压入牙槽窝内，致使牙齿的动度渐减小。这种 24 小时内动度的变化，在牙周健康的牙齿不明显，而在有不良殆习惯，如磨牙症、紧咬牙者则会较明显。妇女在月经期和妊娠期内牙齿的生理动度也增加。牙根吸收接近替牙期的乳牙也表现牙齿松动。引起牙齿病理性松动的主要原因如下。

一、牙周炎

牙周炎是使牙齿松动乃至脱落的最主要疾病。牙周袋的形成以及长期存在的慢性炎症，使牙槽骨吸收，结缔组织附着不断丧失，继而使牙齿逐渐松动、移位，终致脱落。

二、殆创伤

牙周炎导致支持组织的破坏和牙齿移位，形成继发性殆创伤，使牙齿更加松动。单纯的（原发性）殆创伤也可引起牙槽嵴顶的垂直吸收和牙周膜增宽，临床上出现牙齿松动。

— 4 —

但这种松动在殆创伤去除后，可以恢复正常。正畸治疗过程中，受力的牙槽骨发生吸收和改建，此时牙齿松动度明显增大，并发生移位；停止加力后，牙齿即可恢复稳固。

三、牙外伤

牙外伤最多见于前牙。根据撞击力的大小，使牙齿发生松动或折断。折断发生在牙冠时，牙齿一般不松动；根部折断时，常出现松动，折断部位越近牙颈部，则牙齿松动越重，预后越差。

四、根尖周炎

急性根尖周炎时，牙齿突然松动，有伸长感，不敢对咬，叩痛（++～+++）。到了牙槽脓肿阶段，根尖部和龈颊沟红肿、波动。这种主要由龋病等引起的牙髓和根尖感染，在急性期过后，牙多能恢复稳固。

慢性根尖周炎，在根尖病变范围较小时，一般牙不太松动。当根尖病变较大或向根侧发展，破坏较多的牙周膜时，牙可出现松动。一般无明显自觉症状，仅有咬合不适感或反复肿胀史，有的根尖部可有瘘管。牙髓活力测验无反应。根尖病变的范围和性质可通过 X 线检查来确诊。

五、颌骨骨髓炎

成人的颌骨骨髓炎多是继牙源性感染而发生，多见于下颌骨。急性期全身中毒症状明显，如高热、寒战、头痛、白细胞增至（10～20）×10^9/L 等。局部表现为广泛的蜂窝织炎。患侧下唇麻木，多个牙齿迅速松动，且有叩痛。这是由于牙周膜及周围骨髓腔内的炎症浸润。一旦颌骨内的化脓病变经口腔黏膜或面部皮肤破溃，或经手术切开、拔牙而得到引流，则病程转入亚急性或慢性期。除病源牙必须拔除外，邻近的松动牙常能恢复稳固。

六、颌骨内肿物

颌骨内的良性肿物或囊肿由于缓慢生长，压迫牙齿移位或牙根吸收，致使牙齿逐渐松动。恶性肿瘤则使颌骨广泛破坏，在短时间内即可使多个牙齿松动、移位。较常见的，如上颌窦癌，多在早期出现上颌数个磨牙松动和疼痛。若此时轻易拔牙，则可见拔牙窝内有多量软组织，短期内肿瘤即由拔牙窝中长出，似菜花状。因此，在无牙周病且无明显炎症的情况下，若有一个或数个牙齿异常松动者，应提高警惕，进行 X 线检查，以便早期发现颌骨中的肿物。

七、其他

有的医师企图用橡皮圈消除初萌的上颌恒中切牙之间的间隙，但橡皮圈会渐渐滑入龈缘以下，造成深牙周袋和牙槽骨吸收、牙齿极度松动和疼痛。患儿及其家长常误以为橡皮圈已脱落，实际它已深陷入牙龈内，应仔细搜寻并取出橡皮圈。此种病例疗效一般均差，常导致拔牙。

有些牙龈疾病伴有轻度的边缘性牙周膜炎时，也可出现轻度的牙齿松动，如坏死性龈炎、维生素 C 缺乏、龈乳头炎等。但松动程度较轻，治愈后牙齿多能恢复稳固。发生于颌骨的朗格汉斯细胞组织细胞增生症，为原因不明的、累及单核—吞噬细胞系统的、以组织细胞增生为主要病理学表现的疾病。当发生于颌骨时，可沿牙槽突破坏骨质，牙龈呈不规则的肉芽样增生，牙齿松动并疼痛，拔牙后伤口往往愈合不良。X线表现为溶骨性病变，牙槽骨破坏，病变区牙齿呈现"漂浮征"。本病多见于10岁以内的男童，好发于下颌骨。其他一些全身疾患，如唐氏综合征、帕皮永—勒非弗（Papillon-Lefevre）综合征等的患儿，常有严重的牙周炎症和破坏，造成牙齿松动、脱落。牙周手术后短期内，术区牙齿也会松动，数周内会恢复原来动度。

（王　欣）

第四节　面部疼痛

一、概述

面部疼痛是口腔科常见的症状，不少患者因此而就诊。有的诊断及治疗较容易，有的相当困难。不论是何种疼痛，都必须查清引起疼痛的原因。由牙齿引起的疼痛，查出病因是较为容易的，但牵涉性痛和投射性痛的原因却很难发现。颞下颌关节紊乱病引起的疼痛也常会误导诊断思路，因为它们很类似一些其他问题引起的疼痛。

投射性痛是指疼痛传导途径的某一部位受到刺激，疼痛可能在此神经的周缘分布区发生。颅内肿瘤引起的面部疼痛即属此类疼痛。这类病变可能压迫三叉神经传导的中枢部分而引起其周缘支分布区的疼痛。

投射性痛必须与牵涉性痛鉴别。牵涉性痛是疼痛发生部位与致痛部位远离的疼痛。在口腔科领域内，牵涉性痛常见的是下牙病变引起的上牙疼痛。疼痛的冲动发生于有病变的牙齿，如果用局部麻醉方法阻断其传导，牵涉性痛即不发生，即阻断三叉神经的下颌支，可以解除三叉神经上颌支分布区的疼痛。这也是诊断疑有牵涉性痛的一种有效方法。

投射性痛的发生机制是很清楚的，但牵涉性痛却不十分清楚。既往曾提出过从有病部位传导的冲动有"传导交叉"而引起中枢"误解"的看法，但争议仍大。

面部和口腔组织的感觉神经为三叉神经、舌咽神经和颈丛的分支。三叉神经的各分支分布明确，少有重叠现象。但三叉神经和颈丛皮肤支之间，常有重叠分布。三叉神经、面神经和舌咽神经，以及由自主神经系统而来的分支，特别是与血管有关的交感神经之间，有复杂的彼此交通。交感神经对传送深部的冲动有一定作用，并已证明刺激上颈交感神经节可以引起这一类疼痛。面深部结构的疼痛冲动也可由面神经的本体感受纤维传导，但对这些传导途径在临床上的意义争论颇大。

与口腔有关的结构非常复杂，其神经之间的联系也颇为复杂。口腔组织及其深部，绝大多数为三叉神经分布。虽然其表面分布相当明确而少重叠，但对其深部的情况了解甚少，故诊断错误是难免的。

可以把面部疼痛大致分为4种类型。①由口腔、面部及密切相关部分的可查出病变引起的疼痛，如牙齿、上颌窦炎引起的疼痛、颞下颌关节紊乱病引起的疼痛等。②原因不明的面部疼痛，包括三叉神经痛、所谓的非典型性面痛等。③由于感觉传导途径中的病变投射到面部的疼痛，即投射痛，如肿瘤压迫三叉神经而引起的继发性神经痛。偏头痛也可列为此类，因其为颅内血管变化引起。④由身体其他部位引起的面部疼痛，即牵涉性痛，如心绞痛可引起左下颌部的疼痛。

这种分类法仅是为诊断方便而提出的，实际上，严格区分有时是很困难的。

对疼痛的客观诊断是极为困难的，因为疼痛本身不能产生可查出的体征，需依靠患者的描述。而患者的描述又受患者个人因素的影响，如患者对疼痛的经验、敏感性，文化程度等。疼痛的程度无法用客观的方法检测，故对疼痛的反应是"正常的"或"异常的"，也无法区别。

对疼痛的诊断，首先应除外由于牙齿及其支持组织以及与其密切相关组织的病变所引起的疼痛，如由上颌窦或颞下颌关节紊乱病引起的疼痛。如果全面而仔细的检查不能发现异常，才能考虑其他的可能性。

诊断时，应仔细询问病史，包括起病快慢、发作持续时间、有无间歇期、疼痛部位、疼痛性质、疼痛发作时间、疼痛程度、伴随症状，诱发、加重及缓解因素，家族史等。应进行全面、仔细的体格检查及神经系统检查，并根据需要进行实验室检查。

二、诊断步骤

1. 问清病史及症状特点

患者对疼痛的叙述是诊断困难的因素之一。由于疼痛是患者的主观感觉性症状，其表现依赖于患者的表述，而这种叙述常是不准确的，但又与诊断有关联。患者对疼痛的反应决定于两种因素：一是患者的痛阈，二是患者对疼痛的敏感性。两者在每一患者都不相同，例如后者就会因患者的全身健康状态的变化及其他暂时性因素而发生改变。患者的叙事能力也会影响对症状表述的清晰程度。

多数患者在疼痛初发作的时候会自行处理或忍耐，就诊时，一般都经过数天甚至数月，疼痛难以自行消退或逐渐加重才来医院。因此，通过患者的疼痛描述，可以进行初步鉴别。

（1）炎症性疼痛：多发病急，疼痛剧烈，无自行缓解及间歇期，常伴发病部位肿胀。

（2）原发性神经痛：包括三叉神经痛和舌咽神经痛。疼痛剧烈，刀刺样，开始持续时间很短，几秒钟即消失，以后时长逐渐增加，延续至数分钟甚至数十分钟。有"扳机点"存在是此病的特点之一。在两次发作之间，可以无痛或仅有钝痛感觉。可有自然缓解期，数周或数月不等。

（3）颞下颌关节紊乱引起的疼痛：一般发病时间长，疼痛为钝痛，无明确疼痛点，与开口有关。

（4）癌性疼痛：多数患者自认为是口腔溃疡引起的疼痛，持续数月，疼痛持续加重而来就诊，无缓解周期。

2. 确定疾病种类

根据问诊所得的初步印象，做进一步检查，以确定疾病的种类。

检查是通过患者的主诉，针对性地发现引起疼痛的病因。

（1）视诊：首先，通过观察患者疼痛的表情，可以了解疼痛的程度，疼痛剧烈的一般为炎症性或三叉神经发病，炎症性疼痛是持续的，三叉神经痛持续时间短。口腔癌性疼痛一般为中度疼痛，颞下颌关节紊乱疼痛一般为钝痛或不适。其次，检查患者有无明显的器质性疾病，炎症都伴有疼痛部位的肿胀、皮肤发红。检查口腔内是否有肿瘤性病变。

（2）触诊及扣诊：多数面部疼痛属自发性，触诊和扣诊可以加重或引起疼痛，检查具体疼痛的部位有助于进一步诊断。炎症性疼痛扣诊会加重疼痛，三叉神经痛触诊和扣诊"扳机点"可以引发剧烈疼痛，癌性病变触诊也会加重疼痛，颞下颌关节紊乱病变常因压迫某些关节相关的肌肉点而引起疼痛。

3. 影像学检查

通过影像学检查，可以发现引起疼痛的颌骨疾病、面部深区的病变以及颅内的病变。

（1）曲面体层：可以显示颌骨是否有病变，如中央性颌骨癌、颌骨破坏性病变导致其周围面部疼痛。

（2）CT扫描：可以显示是否存在颞下凹、颅底及颅内占位性病变，从而引起所属神经区域面部疼痛。畸形性骨炎（佩吉特病）如累及颅底，可使卵圆孔狭窄而压迫三叉神经，产生疼痛症状；疼痛也可由于整个颅骨的畸形，使三叉神经感觉根在越过岩部时受压而产生。

（辛婧蕾）

第五节 腮腺区肿大

一、概述

腮腺区肿大相当常见。引起腮腺区肿大的原因很多，可以是腮腺本身的疾病，也可以是全身性疾病的局部体征或者非腮腺组织（如咬肌）的疾病，应对其作出鉴别诊断。

从病因上，大致可以将腮腺区肿大分为以下5种：①炎症性腮腺肿大，其中又可分为感染性及非感染性两类；②腮腺区肿瘤及类肿瘤病变；③症状性腮腺肿大；④自身免疫病引起的腮腺肿大；⑤其他原因引起的腮腺肿大。

二、诊断

诊断时，应根据完整的病史与临床特点，结合患者的具体情况进行各种辅助检查，例如腮腺造影、唾液流量检查、唾液化学分析、放射性核素显像、活组织检查、实验室检查、超声检查等。

腮腺区肿大最常见的原因是腮腺本身的肿大，故首先应确定腮腺是否肿大。在正常情况下，腮腺区稍呈凹陷，因腮腺所处位置较深，在扣诊时不能触到腺体。腮腺肿大的早期表现是腮腺区下颌支后缘后方的凹陷变浅或消失，如再进一步肿大，则耳垂附近区向外隆起，位于咬肌浅层部的腮腺浅叶也肿大。颜面水肿的患者，在侧卧后，下垂位的面颊部肿胀，腮腺区也肿起，应加以鉴别。此种患者在改变体位后，肿胀即发生改变或消失。

三、可能引起腮腺肿大的各类疾病的特点

1. 流行性腮腺炎

为病毒性感染，常流行于春季，4月及5月为高峰。以6~10岁儿童为主，2岁以前少见，有时也发生于成人。病后终生免疫。患者有发热、乏力等全身症状。腮腺肿大先表现于一侧，4~5天后可累及对侧，约2/3的患者有双侧腮腺肿大。有的患者可发生下颌下腺及舌

下腺肿大。腮腺区饱满隆起，表面皮肤紧张发亮，但不潮红，有压痛。腮腺导管开口处稍有水肿及发红，挤压腮腺可见清亮的分泌液。血常规检查，白细胞计数正常或偏低。病程约1周。

2. 急性化脓性腮腺炎

常为金黄色葡萄球菌引起，常发生于腹部较大外科手术后；也可为伤寒、斑疹伤寒、猩红热等的并发症；也见于未得控制的糖尿病、脑血管意外、尿毒症等。主要诱因为机体抵抗力低下、口腔卫生不良、摄入过少而致唾液分泌不足等，细菌经导管口逆行感染腮腺。主要症状为患侧耳前下突然发生剧烈疼痛，后即出现肿胀，局部皮肤发热、发红，并呈硬结性浸润，触痛明显。腮腺导管口显著红肿，早期无唾液或分泌物，当腮腺内有脓肿形成时，在管口有脓栓。患者有高热、白细胞计数升高。腮腺内脓肿有时可穿透腮腺筋膜，向外耳道、颌后凹等处破溃。

3. 慢性化脓性腮腺炎

早期无明显症状，多因急性发作或反复发作肿胀而就诊。发作时腮腺肿胀并有轻微肿痛、触痛，导管口轻微红肿，挤压腺体有"雪花状"唾液流出，有时为脓性分泌物。造影表现为导管系统部分扩张、部分狭窄而似腊肠状；末梢部分扩张呈葡萄状。

4. 腮腺区淋巴结炎

又称假性腮腺炎，是腮腺包膜下或腺实质内淋巴结的炎症。发病慢，病情轻，开始为局限性肿块，以后渐肿大、压痛。腮腺无分泌障碍，导管口无脓。

5. 腮腺结核

一般为腮腺内淋巴结发生结核性感染，肿大破溃后累及腺实质。常见部位是耳屏前及耳垂后下，以肿块形式出现，多有清楚界限，活动。有的有时大时小的炎症发作史，有的肿块中心变软并有波动。如病变局限于淋巴结，腮腺造影表现为导管移位及占位性改变；如已累及腺实质，可见导管中断，出现碘油池，似恶性肿瘤。术前诊断有时困难，常需依赖活组织检查。

6. 腮腺区放线菌病

罹患部位常为下颌角及升支部软组织以及附近颈部。肿块极硬，与周围组织无清晰界限，无痛。晚期皮肤发红或暗紫色，脓肿形成后破溃，形成窦道，并此起彼伏，形成多个窦道。脓液中可发现"硫黄颗粒"。如咬肌受侵则有开口困难。根据症状及活组织检查（有时需做多次）可确诊。腮腺本身罹患者极罕见。

7. 过敏性腮腺炎

有腮腺反复肿胀史。发作突然，消失快。血常规检查有嗜酸性粒细胞增多。用抗过敏药或激素可缓解症状。患者常有其他过敏史。由于与一般炎症不同，也被称为过敏性腮腺肿大。

药物（如含碘造影剂）可引起本病，多在造影侧发生。含汞药物，如胍乙啶、保泰松、长春新碱等也可引起。腮腺及其他唾液腺可同时出现急性肿胀、疼痛与压痛。

8. 腮腺区良性肿瘤

以腮腺多形性腺瘤最常见。多为生长多年的结节性中等硬度的肿块。B超、CT或MRI影像诊断可见占位性病变。此外，血管畸形（海绵状血管瘤）、神经纤维瘤、腺淋巴瘤等也可见到。

9. 腮腺区囊肿

腮腺本身的囊肿罕见。有时可见到第一鳃裂囊肿和第二鳃裂囊肿。前者位于腮腺区上部，与外耳道相接连；后者常位于腮腺区下部，下颌角和胸锁乳突肌之间。此等囊肿易破裂而形成窦道。B 超显示囊性占位性病变。

10. 腮腺恶性肿瘤

腮腺本身的恶性肿瘤不少见，各有其特点，如遇生长较快的肿块，与皮肤及周围组织粘连，有局部神经症状，如疼痛、胀痛，或有面神经部分受侵症状；CT 和 B 超显示占位性病变，并有可能显示恶性征象。

全身性恶性肿瘤，如白血病、霍奇金病等，也可引起腮腺肿大，但罕见。

11. 嗜酸性粒细胞增多性淋巴肉芽肿

常表现为慢性腮腺区肿大，可有时大时小的消长史。病变区皮肤因瘙痒而变得粗糙。末期血常规检查有嗜酸性粒细胞增多，有时可伴有全身浅层淋巴结肿大。

12. 症状性腮腺肿

大多见于慢性消耗性疾病，如营养不良、肝硬化、慢性酒精中毒、糖尿病等。有时见于妊娠期及哺乳期。腮腺呈弥散性均匀肿大，质软，左右对称，一般无症状，唾液分泌正常。随全身情况的好转，肿大的腮腺可恢复正常。

13. 单纯性腮腺肿

大多发生在青春期男性，又称青春期腮腺肿大。多见于身体健康、营养良好者。可能为生长发育期间某种营养成分或内分泌的需要量增大造成营养相对缺乏而引起腮腺代偿性肿大。肿大多为暂时的，少数则因肿大时间过久而不能消退。

另外，肥胖者或肥胖病者因脂肪堆积，也可形成腮腺肿大。

14. 舍格伦综合征

常见于中年女性，主要有三大症状，即口干、眼干及结缔组织病（最常为类风湿关节炎）。如无结缔组织病存在，称为原发性舍格伦综合征，有结缔组织病存在时则称为继发性舍格伦综合征。约 1/3 的患者有腮腺肿大，常表现为双侧性弥漫性肿大。结节型舍格伦综合征可表现为肿块。根据临床表现、唾液流量检查、唇腺活检、腮腺造影、放射性核素扫描及实验室检查的结果，可作出诊断。

15. 咬肌良性肥大

可发生于单侧或双侧，原因不明。单侧咬肌肥大可能与偏侧咀嚼有关。无明显症状，患者主诉颜面不对称。检查时可发现整个咬肌增大，下颌角及升支（咬肌附着处）也增大。患者咬紧牙齿时，咬肌明显可见，其下方部分突出，似一软组织肿块。B 超或 CT 检查可见咬肌肥大，无占位性病变。

16. 咬肌下间隙感染

典型的咬肌下间隙感染常以下颌角稍上为肿胀中心，患者多有牙痛史，特别是阻生第三磨牙冠周炎史。有咬肌区的炎症浸润，严重的开口困难等。腮腺分泌正常。

17. 黑福特综合征

又称眼色素层炎，是以眼色素层炎、腮腺肿胀、发热、脑神经（特别是面神经）麻痹为特点的一组症状。一般认为是结节病的一个类型，是一种慢性肉芽肿性疾病。多见于年轻人。患者可有长期低热。眼部症状，如虹膜炎或眼色素层炎，常发生于腮腺肿大之前，单眼或双眼先后或同时发生并反复发作，久之可致失明。单侧或双侧腮腺肿大，较硬、结节状、无痛。腮腺肿胀但不形成化脓灶，可自行消散，也可持续数年。患者可有严重口干，也可出现面神经麻痹，多在眼病及出现腮腺症状后出现。

（于　博）

第二章

儿童龋病及龋病的防治

龋病是一种以细菌作用为主的、多种因素影响的、发生于牙体硬组织的慢性、进行性、破坏性疾病。龋病也是一种由细菌与牙菌斑、食物成分、牙结构与所处环境及时间等因素综合作用下发生的疾病。

龋病的特点是牙硬组织出现溶解与破坏，或出现色、形、质的变化，或出现不能自身修复的病损或龋洞等。世界卫生组织（WHO）诊断龋病的标准是，牙的窝沟或光滑面有底部发软的病损，釉质有潜在损害或沟壁有软化者即为龋。

龋病，根据病变程度可分为浅龋、中龋和深龋；根据病变进展速度和发病情况可分为急性龋、慢性龋、静止龋和继发龋等。

浅龋为限于牙表层的龋病。冠部浅龋为釉质龋，颈部浅龋为牙骨质龋或牙本质龋。中龋为龋损进展到牙本质浅层，并形成龋洞的龋病。深龋为龋损进展到牙本质深层，且龋洞明显的龋病。

窝沟龋为发生于牙的发育窝沟内的龋病。平滑面龋为发生于牙的平滑面，包括邻面、唇、颊、舌面及近龈缘牙面的龋病。平滑面浅龋呈白垩色或浅褐色斑点或斑片，窝沟浅龋呈白垩色、墨浸状沟纹或点状、条纹状洞隙。但釉质的白斑或着色的不平坦区，可插入探针而底部不发软的着色窝沟，以及中到重度氟牙症造成釉质缺陷等均不诊断为龋。

急性龋病变进展快，龋洞内软化牙本质松软、湿润、着色浅、易刮除。慢性龋病变进展缓慢，洞内软化牙本质少，呈棕色、褐色。静止龋其龋洞洞口敞开，软化牙本质被磨掉，洞底坚硬。继发龋为龋病充填治疗后的牙，在修复体边缘或窝洞周围的牙体组织又发生的龋病。

儿童龋病包括乳牙龋和恒牙龋。乳牙龋中包含着婴幼儿龋和猖獗龋。口腔检查时需记录恒牙龋失补牙数（DMFT）、恒牙龋失补牙面数（DMFS），以及乳牙龋失补牙数、乳牙龋失补牙面数。

当前，乳牙龋仍是我国儿童口腔疾病当中的主要疾病。1998 年发布的我国第二次全国口腔健康流行病学调查报告显示，5 岁儿童乳牙龋患病率为 76.55%，城乡分别为 75.6% 与 78.28%，龋均为 4.48 颗。城市和农村 12 岁儿童恒牙龋患龋率分别为 48.32% 与 40.82%，龋均分别为 1.10 颗与 0.89 颗。2008 年发布的第三次全国口腔健康流行病学调查报告显示，儿童乳牙龋患龋率为 66.0%，城乡分别为 62.0% 与 70%，龋均为 3.50 颗，其中 96.7% 的龋失补患牙为未经治疗的龋齿患牙，也就是说仅有不到 5% 的乳牙龋病得到了治疗。农村儿童乳牙龋重于城市儿童。城市和农村 12 岁儿童恒牙患龋率分别为 29.30% 与 28.60%，龋均分别为 0.53 颗与 0.54 颗。2017 年发布的第四次全国口腔健康流行病学调查报告显示，5 岁儿童乳牙龋患龋率为 70.9%，12 岁儿童恒牙龋患龋率为 34.5%。农村儿童患龋率高于城市儿童。儿童患龋情况呈现上升态势。鉴于我国 0~14 岁儿童数量庞大，当前，乳牙龋正危害着我国儿童的口腔健康，为此，极有必要加强对乳牙龋，尤其是婴幼儿龋病的认识与防治。

第一节　乳牙龋

乳牙龋是儿童龋病的重要部分，它的好发因素、临床特征不仅有其特殊性，而且在治疗和预防方面与成人恒牙龋有较大的不同。

一、病因

1. 致龋微生物

龋病是发生在牙硬组织的慢性疾病，牙、微生物和糖类（碳水化合物）是龋病发生的必要因素。其中，致龋微生物的存在和作用是龋病发生的先决条件。未萌出的牙是不会发生龋病的，而这些牙萌出到口腔环境并与微生物菌群接触之后方可发生龋病的事实就是这个先决条件起作用的有力证据。

迄今为止，在口腔中发现了超过 200 种不同属的微生物，其中牙菌斑生物膜中的口腔链球菌等 6 类细菌与龋病的形成密切相关。但在对儿童龋病口腔细菌多样性分析中发现，儿童唾液和菌斑中的微生物有显著不同，它们是否与患龋有关尚无定论。而龋活跃患儿较健康儿童唾液的菌落结构变异较大，而且两者在菌落结构和基因上具有一定的鉴别特征；其特征菌种在糖类代谢、氮代谢、氨基酸转运代谢等相关功能群的功能基因也有显著差异，从而提示特征菌种可能是参与或影响龋病发生、发展的相关因子。

在参与龋病发生的特征菌种中，变形链球菌已成为致龋微生物中最主要和最具毒性的细菌。耐酸性是变形链球菌最稳定的特性，而且这一特性与它的致龋性密切相关。

研究表明，变形链球菌是婴幼儿龋或重度婴幼儿龋的主要致病菌。不过，没有罹患婴幼儿龋的儿童口腔中也存在变形链球菌。而且，并非所有儿童龋病患者都存在变形链球菌。研究发现，与重度婴幼儿龋相关的细菌除变形链球菌外，还有 Scardovia wiggsiae、小韦永球菌、脊链球菌及戈氏放线菌等。而且，即使重症婴幼儿龋患者口腔中没有检出变形链球菌等已知的致龋菌，Scardovia wiggsiae 细菌也存在。

然而，剖宫产或自然分娩的新生儿口腔内均无微生物，即在刚出生的婴儿口腔中并不存在变形链球菌，只有在乳牙开始萌出后才可在口腔内检测到致龋微生物。

那么，变形链球菌等致龋微生物是如何传播到婴幼儿口腔中的？其传播途径和传播方式有哪些？首先，其传播途径为垂直传播，母亲是儿童口腔变形链球菌的主要来源，而唾液是传播致龋微生物的主要载体，即变形链球菌是从父亲、母亲或喂养人的口腔中传至婴幼儿口腔的。其次，其传播方式是一些不良喂养方式造成，例如，喂养人自己嚼碎食物后喂婴幼儿，把奶嘴或饭勺放到自己口中试温度后再喂婴幼儿等，此种方式即可将喂养人口腔中的致龋菌传播到儿童口腔中，尤其是那些口腔内有未经治疗的龋齿的父母和喂养人，他们更易将致龋微生物传播给新喂养的儿童。

婴幼儿出生后的 26 个月，即乳磨牙萌出初期是变形链球菌感染的敏感时期，称为窗口期，而父母是儿童口腔中变形链球菌早期获得的重要来源。致龋菌越早传播给儿童，儿童越易患龋病。因此，为了减少或延迟这种细菌的传播机会，首先应对其父母或喂养人的龋病进行治疗，以降低他们口腔内变形链球菌的细菌量水平。在儿童乳牙萌出阶段，父母口腔内变形链球菌的减少对他们孩子口腔内这种细菌的繁殖和龋病的发生有着长远而重要的影响。

3 岁前由父母或喂养人传播给儿童的致龋菌已在口腔内繁殖，或开始造成乳牙的龋损。为此，阻断致龋微生物的传播应从父母或喂养人做起。喂养人不仅应注意喂养卫生，纠正不良的喂养方式，同时还应关注自身的口腔卫生，避免将致龋菌传播给婴幼儿。

当然，母子基因的相似性和饮食习惯的相同性，导致相近的口腔卫生环境而允许同类型微生物定植的因素也是不可忽略的。儿童口腔内变形链球菌定植越早，其患龋的危险性越高。同时，除了变形链球菌之外，嗜酸乳酸杆菌也参与龋齿的形成和发展，但是细菌本身是无法独立造成龋病的，还必须要有下述成分的参与。

2. 糖类

龋病是一种多因素复合作用的细菌性疾病。在致龋微生物、食物、牙结构和作用时间等主要因素中，食物成分是龋病发生的重要条件之一，也就是说，没有食物的参与就不会发生龋病。而在众多食物中，糖类是致龋的食物。因而，人们认为，龋病是致龋菌作用于糖类产酸所引起的。其发病特征是牙的无机成分在酸作用下的脱矿，以及伴随或随后的有机成分在酶作用下的分解。

食物所含糖类的种类不同，其致龋性也不同。含发酵糖类，如蔗糖、葡萄糖和果糖等的食物致龋力较大，其中的蔗糖是变形链球菌代谢产物和合成胞外多糖的底物，它的致龋性最强。通俗地讲，致龋菌主要靠葡萄糖为生，而口腔内的葡萄糖，通常是由唾液将食物中的糖或淀粉等物质分解而成的。葡萄糖是致龋菌生存和致龋的有效成分。

蔗糖与其他糖类的致龋作用必须通过牙菌斑这一特定环境才可能实现。牙菌斑是未矿化的细菌性沉积物，是由黏性基质和在其中生长的细菌构成，是细菌的微生态环境。细菌可在这种环境中生长、发育、繁殖与衰亡，并在其中进行复杂的代谢活动。由此说明龋病和牙菌斑的关系是极为密切的。可以认为，没有牙菌斑就不会产生龋病，若能控制牙菌斑的形成，就可在某种程度上控制龋病的发生。

3. 其他因素

尽管致龋微生物和糖类是龋病中的关键因素，但是，龋病真正的病因不是单一的细菌或糖，而是细菌、糖、人体口腔环境及时间 4 个因素相互作用，共同形成的一个特殊的口腔生态环境。

二、好发因素

1. 儿童的食物成分和饮食习惯

对乳牙龋而言，儿童的食物和饮食习惯是其好发的主要因素。

儿童的食物主要是含糖的食物，而且嗜食含糖的食物。例如，含糖的奶制品、甜点、饼干、小点心等。这类食品不仅含有大量可以作为致龋菌代谢底物的糖类（碳水化合物），还有很强的黏性，这种黏性可使其长时间停滞于牙面，增加菌斑中细菌产酸发酵的时间，从而加大了乳牙患龋的风险性。

频繁进食是多数儿童的饮食习惯。糖类对龋病的影响受到其主要因素即进食频率的影响，儿童进食的频率或进食次数可以使龋病发病的可能性大为增加，进食次数越多，龋病活跃性越显著。岳松龄曾指出：若每天 3 餐，菌斑 pH 下降 3 次，每次持续降低 pH 约 40 分钟，全天共降低 120 分钟；若增加含糖零食的次数，假如增加 4 次，则全天菌斑维持低 pH 状态时间可达 280 分钟。如此频繁的 pH 下降和如此长时间的低 pH 状态，则打断了牙釉质脱矿后的再矿化的动力学过程，其结果则很有可能产生不能自行修复的龋病。

2. 乳牙组织结构的特点

乳牙与恒牙比较，尤其与成人恒牙比较，其牙釉质、牙本质均较薄，而且其矿化度低，抗酸能力弱，在致龋微生物和糖类的共同作用下，很易患龋，患龋后龋病进展也较快。

3. 乳牙解剖形态的特点

乳牙的牙颈部收缩明显，牙冠颈 1/3 处隆起，而且与邻牙的接触为面的接触，面接触而非点接触的形态则易滞留牙菌斑，乳磨牙𬌗面的点隙窝沟及牙列中的生理面隙等也均易滞留食物而不易被清洁。

4. 儿童口腔自洁作用和清洁作用差

儿童的睡眠时间长，入睡后口腔处于静止状态，随之唾液分泌少，使口腔自洁作用差；又因儿童年幼，其自行清洁口腔的能力也较差，因而增加了乳牙患龋的概率。

5. 遗传因素

除上述的乳牙龋好发因素以外，还应考虑到遗传因素对乳牙龋发病的影响。特别是有龋病家族史的儿童，这种家族遗传因素可能在质的方面影响到乳牙的矿化程度和（或）抗龋能力，还可能在质的方面影响到儿童唾液的某些成分和性能，从而导致了乳牙龋易感性的个体差异。

近年来，龋病的发生具有遗传易感性的观点得到越来越多的关注，其中，对龋病发生的遗传学研究，不仅能更好地理解龋病发生的病理过程，而且对进一步了解乳牙龋的病因，指导龋病早期诊断、预防和治疗均具有重要意义。遗传因素在乳牙龋的病因探讨和防治研究中也是不能忽视的。

三、临床表现

1. 乳牙龋的临床特点

（1）患病早，患病率高。乳牙萌出不久即可患龋，1 岁左右起可直线上升，7~8 岁达到高峰。此后，由于乳恒牙替换，乳牙脱落，随之乳牙患龋率下降。

（2）乳牙龋牙位多，龋蚀范围广。

（3）乳牙龋进展快，但自觉症状不明显。

（4）乳牙患龋后，修复性牙本质形成活跃，此类防御功能有利于乳牙牙髓的自我保护。

2. 乳牙龋病的好发牙位与好发牙面

（1）好发牙位。乳牙龋好发牙位为上颌乳切牙、下颌乳磨牙，上颌乳磨牙与乳尖牙其次，下颌乳尖牙与下颌乳切牙发病最少。

乳牙龋常呈对称性发病，左、右同名牙可同时或先后患龋病。

（2）好发牙面。乳中切牙的近中面、远中面和唇面，乳侧切牙的近中面和唇面，乳尖牙的唇面和远中面，第一乳磨牙的𬌗面和远中、近中面，第二乳磨牙𬌗面和近中面。总之，乳牙龋好发于乳前牙的邻面和唇面，乳磨牙的𬌗面与邻面。

四、对儿童健康的危害

乳牙的健康关系到儿童颌面骨骼肌肉的发育，以及恒牙的萌出和排列，乳牙的作用是无可非议的，一旦乳牙患龋，必然对儿童健康产生危害。

1. 乳牙龋对乳牙列健康的影响

乳牙是儿童咀嚼的主要器官，它的形态和功能直接影响儿童的咀嚼功能，因而，乳牙龋对乳牙列健康的危害主要表现在对咀嚼功能的影响，以及由此功能受到影响而出现的其他问题。

（1）儿童因龋病而降低咀嚼功能后，必然影响儿童颌骨和牙弓的正常发育，以及颌骨内正在发育的恒牙胚。

（2）当龋病的乳牙牙冠近远中径减少或因龋病早失后，使其为继承恒牙所占的间隙减少，待恒牙萌出时因间隙不足而位置异常，造成恒牙牙排列紊乱。

（3）若一侧乳牙发生龋病，则可使儿童出现偏侧咀嚼而影响龋病侧或失用侧颌面骨骼和肌肉的发育，导致儿童面部发育不对称，甚至颌面部的整体发育不足。

2. 乳牙龋对儿童营养吸收和生长发育的危害

咀嚼功能的降低还可直接影响儿童食物的摄入、消化和吸收，此时，使需要增加食物品种和数量的儿童，由于咀嚼功能的降低导致的食物摄入与消化不足而影响营养吸收，继而影响到儿童生长发育。

3. 乳牙龋可能成为儿童机体的感染病灶

乳牙龋若未得到及时治疗，随着乳牙龋的进展，很快即可直接并发牙髓和根尖周组织的炎症，此类炎症不仅可使乳牙根出现病理性吸收，使继承恒牙萌出过早或萌出过迟，导致恒牙萌出顺序和位置异常，而且可能成为机体的感染病灶，引起儿童某些全身性慢性疾病，如肾小球肾炎、血小板减少性紫癜、风湿热等。

4. 乳牙龋对儿童心理的影响

乳牙龋，尤其是乳前牙龋、崩坏和早失，会影响儿童面部的美观与正常发育，由此造成儿童的自卑心理，产生一定的心理压抑。有的儿童原本活泼爱笑，因为乳前牙的广泛龋病而不愿开朗大笑，甚至紧闭口唇，害羞不语。

由此可见，乳牙龋是严重危害乳牙列的健康、儿童营养吸收、生长发育和心理健康的一种破坏性疾病。完整健康的乳牙列能够发挥正常的咀嚼功能，有利于保障恒牙、颌面部骨骼和肌肉的正常生长发育，引导继承恒牙的正常萌出与排列，使儿童获得健康并可使用终身的恒牙。

（刘　佳）

第二节　婴幼儿龋

一、概述

婴幼儿龋（ECC）是发生于婴幼儿的一类与奶瓶或母乳喂养不当有关的特殊的乳牙龋，

或是发生在婴幼儿和学龄前儿童的，开始侵袭上颌乳前牙，随后侵袭乳磨牙或更多乳牙的特殊乳牙龋。也就是说，婴幼儿龋应该包含两部分内容：一是婴幼儿的喂养方式，二是婴幼儿龋的发病顺序与特征。

婴幼儿龋的报道历史由来已久。

儿科医师 Jacobi 于 1862 年描述，这种多数牙大面积破坏的龋病与婴幼儿喂食的牛奶和含糖饮料有关，但当时未能引起人们的注意。

20 世纪初，有学者用"奶嘴"形容这种特殊龋病，认为它最重要的原因是用奶瓶吸吮牛奶、糖水等引起，而且几乎都是在睡前或夜间食用。

20 世纪 50 年代，有学者报道 1 名 11 个月的婴儿发生了猖獗龋，根据其父母亲对饮食状况的描述，而诊断为"婴儿奶瓶龋"。

20 世纪 60 年代后，报道的病例增多，于是将这类与奶瓶喂养有关的、具有典型特征的乳牙龋称为"奶瓶龋"（BBTD）。

后来，在母乳喂养的婴幼儿中也发现这种类型的龋病，有学者又将由于奶瓶和母乳喂养不当所造成的龋病统称为哺乳龋或喂养龋。之后，又出现了奶瓶喂养综合征、婴幼儿猖獗龋等名称。虽然有多种名称，但均指的是一类疾病。

1994 年，美国疾病预防和控制中心（CDCP）首次提出"婴幼儿龋"（ECC）这个名称。

1999 年，美国儿童齿科学会（AAPD）将 71 个月前或更小儿童发生 1 个或多个乳牙龋病，包括龋损，龋牙缺失或充填修复者，定义为婴幼儿龋。同时特别指出，若<3 岁儿童出现平滑面龋或出现上颌乳前牙龋，则可能发生婴幼儿龋或更为重度的婴幼儿龋（SECC）。在 3~5 岁儿童中，3 岁儿童的 dmft≥4 个，4 岁儿童的 dmft≥5 个，5 岁儿童的 dmft≥6 个者为重度婴幼儿龋病。

二、好发因素

婴幼儿龋和乳牙龋一样，是由多种因素作用的结果，其好发的危险因素有喂养、饮食、口腔卫生行为、妊娠与出生情况等。但目前对许多因素的作用仍存在一定争议。鉴于婴幼儿龋的可预防性，在许多因素中，喂养和饮食因素显得尤为突出。

1. 喂养方式不当的喂养因素

12~18 个月的幼儿，睡觉前用奶瓶或母乳哺乳，睡后含着奶瓶或乳头入睡，夜间哭闹用哺乳方式安抚等不当喂养方式易发生婴幼儿龋。

因为婴儿入睡后唾液分泌减少，吞咽反射减弱，若使用奶瓶喂养，液体易存留于口腔之中并包绕牙周围，使乳牙长时间浸泡在含糖或含乳汁的液体中，而液体中的营养成分为致龋的微生物提供了充足的养分和繁殖场所，致使致龋菌在以糖为基质的牙菌斑内生长繁殖，产酸及分解破坏牙体组织而发生龋病。然而，有关奶瓶喂养与婴幼儿龋直接因果联系至今仍难以建立。同样，母乳喂养超过 1 岁的儿童，婴幼儿龋和重度婴幼儿龋的患病率均较高，因此，延长和不当的母乳喂养也是婴幼儿好发龋病的危险因素之一。

2. 婴幼儿的饮食因素

婴幼儿的食物多是以含糖量高的乳品或糊状食物为主。儿童从出生到幼儿的饮食内容、性状和进餐规律都不同于较大儿童，而且无规律、频繁地食用零食或将饮料液体、食物长时间地含在嘴里等不当的饮食习惯，无疑阻断了牙脱矿和再矿化的动力学过程，使乳牙持续处于脱矿状态而导致龋病。这样的饮食因素成为婴幼儿龋致病的危险因素。

三、临床特点

1. 发病特点

婴幼儿龋发病早，进展快，可在短时间内导致多个牙、多个牙面的龋病损害。

2. 发病顺序

婴幼儿龋开始侵袭上颌乳前牙，此后侵袭乳磨牙和更多乳牙，尤其是上颌乳前牙唇面与邻面的广泛龋损可导致整个牙冠破坏（图2-1）。

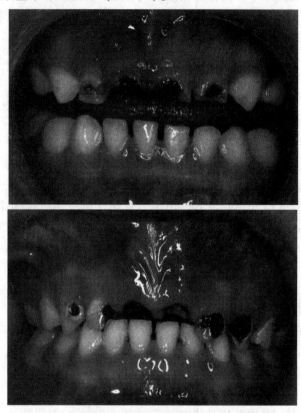

图2-1 婴幼儿龋的好发牙位

其中，重症婴幼儿龋的侵袭模式是从上颌乳前牙开始，迅速向着下颌、上颌第一乳磨牙进展，直至侵袭到下颌乳尖牙与下颌乳切牙，最终，全口乳牙几乎均成为龋病的患牙。

婴幼儿龋出现的发病顺序，即先上颌乳前牙、后乳磨牙至下颌乳前牙的顺序是与睡前、睡中吸乳有关。因为上颌乳前牙周围的唾液较为少量，自洁作用较差，若又长时间浸泡在乳汁或糖液中，势必较其他部位的牙更易遭受龋蚀的侵害。而下颌乳前牙位于舌下腺和颌下腺导管的开口邻近处，且婴幼儿吸吮时下颌、下唇运动和舌尖的保护使之不易受到龋蚀损害。

3. 婴幼儿龋进展的临床表现

最初，乳上前牙光滑面出现白垩色脱矿的斑点或斑片（图2-2）；随后，龋病加剧，不仅侵蚀牙的平滑面，而且沿着牙颈部，环绕牙冠发生（图2-3）；最后，龋病使牙破损，仅残留龋蚀的残冠或残根（图2-4）。

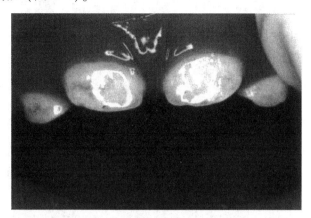

图 2-2　婴幼儿龋（初期）

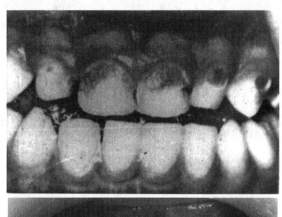

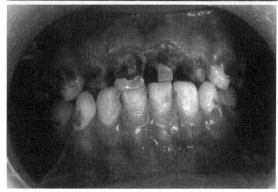

图 2-3　婴幼儿龋（龋病加剧）

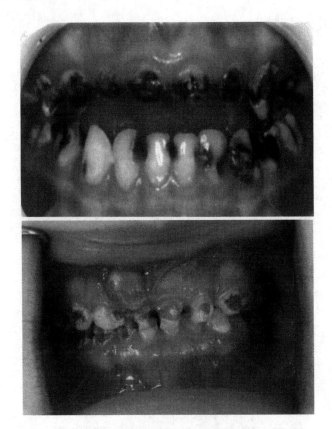

图 2-4　婴幼儿龋（重度龋病）

4. 婴幼儿龋患病的年龄和牙位

1~2 岁好发于上颌乳前牙，3~4 岁好发于乳磨牙窝沟，4~5 岁好发于乳磨牙邻面。早期下前牙无龋，至 4~5 岁时患龋。故有学者将婴幼儿龋是否波及下切牙作为判断重度婴幼儿龋的重要标志。

3 岁前，上颌乳前牙龋病随年龄增长而增加；3 岁后，乳磨牙龋蚀逐渐上升。乳尖牙萌出较晚，故较第一乳磨牙患病概率低。

为此，一旦婴幼儿的乳前牙出现唇面或邻面龋病，就意味着婴幼儿龋发病的开始。也就是说，乳上前牙的龋病是婴幼儿龋开始的危险信号，乳上前牙患龋是预测乳磨牙可能发生龋病的有意义指标。

（罗小敏）

第三节　乳牙猖獗龋

猖獗龋的概念尚不一致，目前，Massler 的定义仍被广泛接受，即儿童在短期内发生多个牙位、多个牙面的急性进展性的龋病。

一、好发因素

（1）患儿情绪紊乱和情绪紧张。

（2）患儿有嗜甜食的不良习惯。当患儿处于情绪紊乱或紧张状态下，往往激起不同寻常的对甜食的渴望或嗜好；与此同时，患儿又常伴有唾液量的减少，而且唾液性状发生改变并变得黏稠。

（3）患儿对龋病有高度的易感性。当患儿口腔中在短期内发生多个牙的龋病，就应考虑该患儿是否对龋病有高度的易感性。

二、临床特点

（1）短期内突然发生龋病。

（2）乳牙龋无序地波及广泛牙，且迅速形成龋洞。

（3）乳牙龋很易波及牙髓，并在短期内致整个牙冠破坏，使牙髓坏死及并发根尖周炎。

（4）常发生在不好发的牙上，如乳下前牙的邻面与牙颈部（图2-5）。

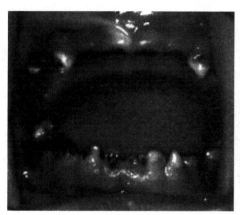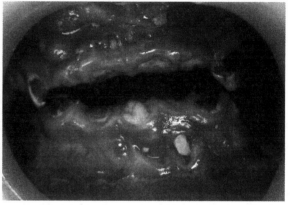

图2-5　猖獗龋（重度龋病）

（刘晓晨）

第四节　乳牙龋的特殊类型

乳牙龋在临床上可表现为急性龋与慢性龋、湿性龋与干性龋。由于乳牙牙体硬组织矿化程度低，又易脱钙，常见龋蚀进展快，呈急性龋、湿性龋。在牙冠广泛崩坏时，牙髓仍可正常，龋蚀可以停止进展，表面硬化、光洁，呈暗褐色，称为静止龋。与恒牙相比，乳牙龋的临床表现较为复杂，有其独特的临床表现。除了临床上常用的按龋蚀波及的深度分为浅、中、深龋外，由于儿童牙齿的解剖和组织结构特点以及特殊的饮食习惯等，乳牙龋还有一些特殊类型，具体如下。

一、低龄儿童龋

1. 定义

低龄儿童龋（ECC）是指小于6岁的儿童，只要在任何一颗乳牙上出现1个或1个以上的龋（无论是否成为龋洞）、失（因龋所致）、补牙面，即为低龄儿童龋。

重度低龄儿童龋（S-ECC），指小于 6 岁的儿童所患的严重龋病，应满足以下条件：3 周岁或者更小年龄的儿童出现光滑面龋；或患儿口内 dmfs≥4 个（3 岁），dmfs≥5 个（4 岁），dmfs≥6 个（5 岁）。

2. 病因

主要是由于不良的喂养习惯和（或）延长的母乳或奶瓶喂养，加上不良的口腔卫生保健习惯，以及乳牙的解剖和组织结构的特点，这些往往可导致较早而严重的龋病。

3. 临床表现

临床上低龄儿童龋具有典型的特征。较早的龋病首先涉及上前牙，以后逐渐波及上、下第一乳磨牙、下尖牙，而下切牙常不受影响（猖獗龋常受影响）。最早在 1994 年美国的疾病控制中心将在 6 个月内发生的具有此种临床特征的龋病命名为低龄儿童龋，它的定义不是依据受累牙的个数，而是依据患者的年龄和对应此年龄的有特点的患牙位置。

4. 特殊类型

喂养龋是低龄儿童龋的一种，主要由于不良的喂养习惯所致。不良的喂养习惯包括含奶瓶入睡、牙齿萌出后喂夜奶、延长母乳或奶瓶喂养时间、过多饮用含糖饮料等。有关喂养龋的报道较多，使用的名词也较多，曾经用过的名词除喂养龋外，主要还有奶瓶龋、奶瓶综合征等。

喂养龋在临床上常表现为环状龋，即乳前牙唇面、邻面龋较快发展成围绕牙冠的广泛性的环形龋，呈卷状，多见于冠中 1/3 至颈 1/3 处。有时切缘残留少许正常的釉质、牙本质。环状龋主要根据龋临床表现为环绕牙齿的环状这一特点而命名。环状龋由 Neuman 于 1987年报道，在恒牙很少见，多见于乳牙，其原因为：①乳牙新生线矿化薄弱，延伸到牙齿表面的颈部牙釉质部位，往往形成低矿化的区域，易受龋的侵蚀；②乳牙牙颈部釉质，尤其是出生后形成的釉质矿化程度低，也易受龋的侵蚀；③在乳牙的牙颈部，局部食物易滞留及自洁作用差，容易导致菌斑的聚集，易受龋的侵蚀。

二、猖獗龋

关于猖獗龋的定义和临床表现的观点尚未一致，被广泛接受的是由 Massler 定义的猖獗龋：突然发生，涉及牙位广泛，迅速地形成龋洞，早期波及牙髓，且常发生在不易患龋的牙位和牙面上，如下颌前牙的唇面、近切端部位，这点可与普通低龄儿童龋相鉴别。猖獗龋多发生于喜好食用含糖量高的糖果、糕点或饮料而又不注意口腔卫生的幼儿，严重的乳牙釉质发育不全也是导致猖獗龋的重要病因；也可见于因头颈部肿瘤放疗或其他疾病导致唾液腺破坏，唾液分泌下降的患者。

总之，乳牙龋主要由于不良的饮食喂养习惯、不良的口腔卫生习惯、乳牙的特殊解剖及组织结构特点，在致龋菌的作用下所致。在上述常见的患龋类型中，低龄儿童龋含义最广，它包括乳牙的猖獗龋、喂养龋及环状龋，只是猖獗龋更强调龋损破坏的速度和严重程度，喂养龋更多的是强调不良的喂养习惯这一病因，而环状龋强调的是其临床表现特点，但所有 6 岁以内的儿童发生的龋都称为低龄儿童龋。

（陈　洁）

第五节 乳牙龋的治疗

一、乳牙龋治疗的目的及必要性

1. 乳牙龋的治疗目的

（1）终止龋病的进展，因为龋病是不能自行修复的，而且难以静止。

（2）保护乳牙牙髓的正常活力，以避免因龋病而引起牙髓病、根尖周病等并发症，此类并发症很可能影响其继承恒牙的正常发育和萌出，还可能影响儿童机体健康。

（3）通过治疗，恢复乳牙的牙体形态和咀嚼功能。

（4）维护牙列的完整性，使乳牙能正常地被继承恒牙替换，以利于颌骨和牙弓的生长发育及恒牙的萌出和排列。

2. 乳牙龋治疗的必要性

至今，我国儿童乳牙的患龋率仍居高不下，而且，更应引起注意的是，未经治疗的龋病患牙占绝大多数，经调查统计，仅有不到5%的乳牙龋得到了治疗。除了治疗条件外，更重要的还是观念问题。那些认为乳牙是需替换的牙，乳牙龋可治也可不治的陈旧观念至今还在阻碍着乳牙治疗的进展。为此，很需要强调乳牙龋治疗的必要性。我们应该具备以下观念。

（1）乳牙的健康不仅关系到儿童颌面骨骼肌肉和牙弓的发育，而且关系到继承恒牙胚的发育、萌出及萌出后的排列。由此可见，乳牙的健康作用是无可非议的。

（2）乳牙龋的直接并发症是乳牙牙髓病、根尖周病，此类并发症对儿童的口腔和身体健康都具有危害性，它们可能成为机体感染病灶而引起其他一些全身性慢性疾病。

观念的转变是首要的，观念转变之后，若能定期对儿童进行口腔检查，并在检查中做到早发现、早治疗则更为理想，这样就可能减少致龋菌的滋生场所，防止龋病在儿童口腔内的传播。

二、乳牙龋治疗的方法

乳牙龋治疗的方法有药物治疗、充填修复治疗等。

（一）药物治疗

乳牙龋的药物治疗是在去除软化的龋蚀牙质与修整外形之后涂布防龋药物的治疗。它不能恢复牙体形态，但可起到抑制或使龋蚀停止进展的作用。

1. 适应证

（1）广泛的平滑面浅龋。

（2）剥脱状的环形龋。

（3）不易制备洞形的乳前牙唇面、邻面浅龋及乳磨牙𬌗面与颊面的浅龋。

2. 操作步骤

（1）修整外形：磨去龋蚀周围明显的无基质和尖锐边缘并修整外形，使其成为自洁区。

（2）磨去或挖去软化的龋蚀牙质。

（3）清洁牙面，干燥防湿。

（4）涂布药物。

（5）用小棉球或小毛刷蘸取药物，反复涂擦已修整的龋蚀牙面 2~3 分钟，每周涂 1~2 次，3~4 周为 1 个疗程。

3. 注意事项

（1）涂药要有足够的时间，使药液浸润牙面以发挥其功效。

（2）使用有腐蚀性的药物时，小棉球切忌浸药过量，涂布药物之后应拭去过多的药液，以免流及黏膜，造成损伤。

4. 常用的涂布药物

（1）75%氟化钠甘油或2%氟化钠溶液：涂布氟化钠溶液之后，牙表面可形成较难溶解的氟磷灰石或氟化钙，从而降低牙质的溶解度和促进牙质的再矿化。

（2）8%氟化亚锡：作为表面活化剂，氟化亚锡可阻止细菌黏附，减少菌斑形成；氟化亚锡与羟磷灰石反应形成的磷酸氟锡是高度结晶的反应产物，此产物可促进牙质的再矿化。

（3）10%氟化钼酸铵：涂布于牙面之后，能较快地形成较多的氟化钙和氟磷灰石，从而增强牙质的抗酸性，促进牙质再矿化而达到抑制龋蚀进展的目的。氟化钼酸铵不使牙着色。

（4）酸性磷酸氟化钠：又称酸性氟磷酸盐，有液剂和凝胶两种，氟化钠和正磷酸是其主要成分。氟化物对软组织无腐蚀性，不使牙变色，安全有效，前、后牙均可使用。

（5）10%氨硝酸银或38%氟化氨银：氨银制剂涂布后，其中的银离子可与牙质中有机成分的蛋白质结合，形成蛋白银而沉淀。沉淀于牙本质小管内的银离子可堵塞牙本质小管，并抑制管内细菌的生长繁殖；此外，银离子还可与牙质中的无机成分发生化学反应，因此可增强牙的抗龋力。

但是，氨银制剂对软组织有腐蚀性，切忌涂布到龈、唇、颊黏膜上；而且，氨银制剂涂布后可使牙面变黑，极影响美观，不宜用于前牙。鉴于氨银制剂的腐蚀性和使牙着色，目前临床已较少应用，尤其是前牙应用更少。

（二）充填修复治疗

充填修复治疗是去除龋蚀病变的组织、制备洞形、修复材料充填、恢复牙体外形和牙功能的治疗。

乳牙充填修复治疗的材料有玻璃离子水门汀、复合树脂等。因不同的修复充填材料的性能所定，它们在适应证的选择、操作步骤、注意事项等方面均有所不同。

1. 玻璃离子水门汀（GIC）充填修复治疗

GIC 是 1972 年 Wilson 在聚羟酸锌粘固粉的基础上研制发明的。1975 年，作为商品第一次出现于欧洲市场上，随后进入多个国家。

玻璃离子水门汀是由基质硅酸铝玻璃粉和聚丙烯酸、酒石酸的水溶液组成，调拌后，发生酸碱反应而结固。

玻璃离子水门汀用于乳牙充填修复的主要优点是：①玻璃离子水门汀对牙髓刺激小；②玻璃离子水门汀与牙体，尤其与牙本质有很好化学粘结；③玻璃离子水门汀热膨胀系数与牙接近，封闭性能好；④玻璃离子水门汀能释放氟离子，具有使脱矿牙质再矿化，并由此而达到预防继发龋的目的等优点。它在乳牙充填修复中的应用主要在于它的防龋作用，而该类材料的防龋作用是以它的释氟特性为基础的。

实际上，玻璃离子水门汀在临床的应用并不顺利。早期，由于其存在粘结力不足、颜色呈白垩色、易龟裂等缺点，临床应用较少。然而，随着20世纪80年代夹层修复技术的问世和改良性玻璃离子的研发，使它的研究逐步深入，目前已在临床上广泛应用。

玻璃离子水门汀主要包括传统型玻璃离子水门汀（GIC）、树脂改良型玻璃离子水门汀（RMGIC）、多元酸改良复合树脂（PMRC）和金属加强型玻璃离子，即在传统玻璃离子中加入少量光固化树脂基质成分而成。多元酸改良复合树脂由离子析出性的玻璃粉和聚羧酸改性树脂形成。这两种改良型材料中增加了树脂成分，从而加强了玻璃离子的抗折强度和耐磨性，它们的生物相容性、机械强度等性能均优于传统玻璃离子水门汀。而树脂改良型玻璃离子水门汀的释氟性能接近传统玻璃离子水门汀而优于多元酸改良复合树脂。金属加强型玻璃离子水门汀是在传统玻璃离子中加入金属离子而成，由于它的氟离子释放量较少，未能在临床上推广使用。

（1）玻璃离子水门汀充填修复的适应证：①乳牙龋各类洞型的修复，包括乳前牙、乳磨牙邻面、殆面、唇颊面与舌面的龋病缺损修复；②乳牙窝洞垫基底，窝沟封闭、粘结金属冠等。

（2）玻璃离子水门汀充填修复的操作步骤：主要有7步。①去除龋蚀组织，可不做预防性扩展。②窝洞制备。玻璃离子水门汀与牙体组织有化学粘结，对固位形的要求较银汞合金修复保守，但在必要时需做倒凹、鸠尾等附加固位形以增加固位。窝洞的点角、线角圆钝，以利于材料的填入。由于玻璃离子水门汀脆性大、强度低，洞缘釉质可不做斜面。③牙面处理。根据所用产品的说明处理牙面，例如，10%聚丙烯酸或0.5 mol/L EDTA处理牙面10~20秒，去除污染层，然后用水充分清洗干净，如果没有上述处理剂，也可用乙醇处理牙面。④垫基底。除洞底近髓或距牙髓不足0.5 mm的深窝洞需用氢氧化钙垫底外，一般不需垫基底。垫基底后涂布粘结剂。⑤填充材料。传统玻璃离子水门汀由粉、液组成，为自凝型，调制时按粉、液以3∶1的比例，用塑料调拌刀于涂塑调拌纸上调拌，调拌在1分钟内完成，调制后，立即将材料放置于窝洞中，并用挤干的75%酒精棉球快速送压就位成形。树脂改良型玻璃离子水门汀也由粉、液组成，具有双重固化作用，按比例调拌后，立即用充填器将材料从窝洞一侧送入窝洞，以排除空气，防止气泡形成，光照固化或分层光照固化。若为邻面、颌面缺损的窝洞，在填材料之前需放置成形片和楔子，前牙用聚酯膜成形片，将其置于两牙间，用楔子加以固定，后牙用不锈钢成形片，用成形片夹固定。⑥涂隔水剂。自凝型或化学固化型玻璃离子水门汀虽在数分钟内可达临床固化，但完全固化需24小时，故充填后表面需涂一层隔水剂，如凡士林或釉质粘结剂，以防固化反应受唾液的干扰和固化过程中脱水而产生龟裂。若是光照固化的玻璃离子水门汀则不需涂隔水剂。⑦修整外形和调磨。化学固化型玻璃离子水门汀在充填24小时后进行充填体外形修整和调磨。树脂改良型玻璃离子水门汀在填充材料并光固化后即可进行。邻面可用砂纸条擦光。

（3）玻璃离子水门汀与复合树脂的联合修复：由于玻璃离子水门汀与牙体组织有化学粘结，对牙髓刺激性小，且可释放氟，但玻璃离子的机械性能、耐磨性能与美观不如复合树脂。而复合树脂则不同，它的机械性能与美观性较好，但对牙髓刺激大。若将这两种材料联合使用，即可起到互补作用，被认为是理想的乳牙充填修复方法或牙本质修复体系。

采用玻璃离子水门汀和复合树脂联合进行牙体组织缺损修复方法称为夹层充填修复方法，即用玻璃离子水门汀作为基底材料粘结于洞底的牙本质，然后用复合树脂充填修复牙体缺损部分的方法，这种联合应用的方法又称三明治技术。本技术既改善了复合树脂与洞壁的密合性，阻断了树脂对牙髓的刺激，又避免了玻璃离子单独修复的缺陷。

操作步骤：①去除龋蚀组织、窝洞制备与玻璃离子水门汀的步骤与要求相同；②玻璃离子水门汀垫底；③酸蚀剂酸蚀窝洞壁，冲洗，干燥；④涂布粘结剂，光照固化；⑤足量复合树脂充填窝洞，光照固化或复合树脂分层充填窝洞，光照固化；⑥调磨、修整外形。

2. 复合树脂充填修复治疗

复合树脂主要是由有机的树脂基质和无机的填料组成。自 20 世纪 60 年代后期推出使用以来，经不断改进，特别是随着耐磨性能的提高，现已广泛用于牙体修复，是目前较为理想的牙色修复材料，它最突出的优点是美观，可提供与牙最佳的颜色匹配。

复合树脂的固化方式有化学固化和光固化两种类型。化学固化材料由于要调拌，易产生气泡，影响理化性能，颜色也不够稳定；光固化树脂由于其性能较好且操作方便，因此是目前临床上主要使用的树脂材料。复合树脂是通过粘结技术粘结到窝洞内，使其洞型预备的要求较银汞合金简单，而且能保存更多的牙体组织。根据使用牙位分类，有前牙复合树脂和后牙复合树脂，而它作为后牙修复材料的不足表现为聚合收缩，耐磨性差，远期密合度随着磨损而出现缝隙等。而且复合树脂对牙髓有刺激性，可致牙髓充血、水肿、炎症细胞浸润，甚至牙髓坏死。但是，随着人们对美观要求的不断提高，复合树脂修复仍旧越来越广泛应用于临床。

（1）适应证：①乳前牙邻面、唇面龋蚀缺损的修复；②乳前牙多面龋蚀缺损修复，环形龋蚀缺损及切端缺损修复可结合透明塑胶冠的应用使其成形；③乳磨牙𬌗面、邻面、颊、舌面龋蚀缺损的修复；④乳磨牙广泛龋蚀的复合树脂修复可结合金属成品冠修复。

（2）禁忌证：①乳磨牙多牙面广泛龋蚀，且牙冠高度明显降低者；②乳牙龋蚀呈残冠、残根者。

（3）操作步骤：具体如下。①去除龋蚀组织，可不做预防性扩展。②制备窝洞。除了去除薄弱、游离、锐利的釉质外，尽可能保留牙体组织；不必强求固位洞型，也可不制成标准盒形洞；洞缘釉质可制备成斜面状，增大树脂的粘结面，减少洞缘的微渗漏。复合树脂可借助于粘结剂与特殊处理的牙面结合，故洞形预备较银汞合金修复保守。③术区隔离。推荐使用橡皮障进行术区隔离，也可使用简易隔湿法，如棉卷、吸唾器、排龈线等。④垫基底。复合树脂为不良导体，但残存的单体可刺激牙髓，中等深度以上的窝洞需垫基底，以隔绝来自复合树脂的化学刺激。常用的垫底材料有玻璃离子粘固剂和可固化的氢氧化钙。因玻璃离子粘固剂对牙髓刺激性小，与牙体组织有粘结作用，且经酸蚀的表面可形成微孔的表层结构，有利于复合树脂的固位。可固化氢氧化钙可促进修复性牙本质形成，有保护牙髓的作用。⑤洞壁、洞缘的牙面酸蚀和粘结处理。用 30%~50% 的磷酸涂布洞缘釉质以酸蚀釉质；用牙本质处理剂处理牙本质面，用水冲洗、吹干，再涂布粘结剂，光照固化；或用自酸蚀性粘结剂涂布洞壁、洞缘处牙面并光照固化，一次完成牙面处理。自酸蚀粘结剂是将酸蚀剂与底胶合二为一，其酸蚀牙釉质、牙本质的不是磷酸，而是含有磷酸基单体的酸性处理液，它酸性柔和，一方面溶解玷污层，另一方面酸蚀矿物质，由于无残余酸，不需水冲洗，操作更简化。⑥复合树脂充填修复。将复合树脂分次填入窝洞，分层固化，每层厚度 2~3 mm，每次光照约 40 秒。充填修复时注意控制厚度，逐层固化，首先充填邻面，然后充填𬌗面。分层固化不仅可使树脂固化充分，而且可提高修复体与洞壁的密合度，减少微渗漏与继发龋的发生。若是邻面窝洞，在充填树脂材料前需放置聚酯薄膜成形片或金属成形片。⑦修整外形与抛光。采用金刚砂车针或专用车针修整牙体外形，由粗到细打磨抛光，特别注意去除邻面充填物的悬突与调磨咬合高点（图2-6）。

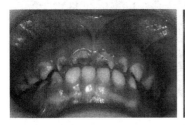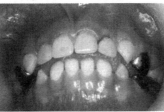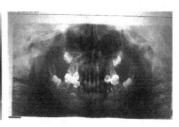

病例A

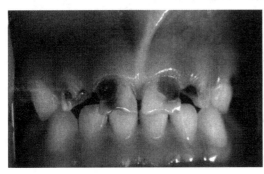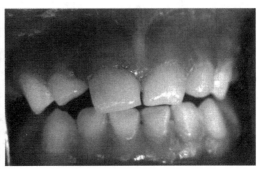

病例B

图2-6　乳前牙龋病复合树脂修复

（4）乳前牙复合树脂牙冠成形修复术的操作步骤：①去除龋蚀组织，制备窝洞，术区隔离，洞壁、洞缘酸蚀、粘结处理同上；②择大小合适的透明塑料冠套，按患牙牙冠高度修剪冠套，试合后备用；③在套冠的切角处用探针刺出一小孔，便于气泡和多余树脂溢出；④将复合树脂注入冠套内后套置于患牙，用探针去除颈缘与切角小孔处溢出的多余树脂；⑤光固化树脂后去除套冠；⑥调磨、抛光（图2-7）。

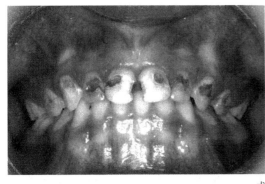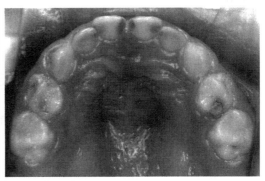

术前

图2-7

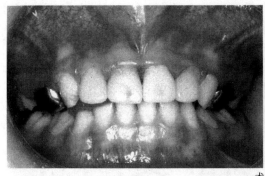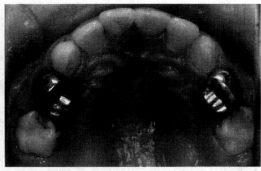

术后

图 2-7　乳牙龋病树脂和成品冠修复

（三）乳牙非创伤性充填术

非创伤性充填术是使用手用器械清除龋坏的牙体组织，然后用粘结、耐压和耐磨性能较好的玻璃离子材料充填龋洞的技术。

非创伤性充填术源于微创观念的建立。

龋病治疗的传统观念认为，所有变色牙本质均应去除，而现行的观念是，在感染、变色、质软的龋蚀组织下有未感染的脱矿变色层，该脱矿变色层可以在使用玻璃离子类材料充填之后得以再矿化而不必去除，这使得切割牙体组织可以降到最低。因玻璃离子类材料充填后有释放氟化物和其他矿物质的能力，从而使脱矿变色层得以再矿化。微创观念正是基于这一观念建立的。

1. 非创伤性充填术的优点

（1）采用手用器械，不需要昂贵的电动牙科设备，可以不受医院条件的限制，为患者提供简单充填治疗，符合现代预防的基本观点。

（2）采用有粘结性的玻璃离子的材料，只需最少的洞型预备，得以保存较多的健康牙体组织。

（3）玻璃离子材料中氟离子的释放可使牙体组织再矿化，防止继发龋病的发生，兼有治疗和预防效果。

（4）操作简单，适合在医疗条件相对落后的地区开展。

2. 适应证

（1）适用于医疗设备短缺、没有电动牙科设备的地区。

（2）适用于因为心理或身体原因不能耐受常规牙科治疗的特殊人群，如难以合作的儿童或智障儿童、患有某些特殊疾病的儿童等。

（3）适用于乳牙或恒牙的中、小龋洞，能允许手用器械进入，能去净龋坏牙体组织，无牙髓暴露，无可疑牙髓炎的患者。

3. 操作步骤

（1）检查、清洁龋坏牙：检查龋坏牙的部位、深度等，判断是否适合施行非创伤性充填术。

（2）洞型制备：使用手用器械去除龋坏牙体组织，略修整洞型。

（3）清洁洞型：用牙本质处理剂清洁洞型，促进玻璃离子材料与牙齿结构间的化学结合。

（4）调和材料：按产品说明调拌材料，准备充填。

（5）充填：用调和刀将材料充填到预备好的窝洞中。可配合使用戴手套的示指上涂少许凡士林，用力按压窝洞和窝沟里的软修复材料，指压约 20 秒后，用器械去除多余材料。

（6）修整边缘与咬合，最后涂凡士林。

（7）医嘱：充填结束后 1 小时内不进食。

4. 非创伤性充填修复体可能发生问题的原因与处理

（1）修复体完全脱落：其原因可能有修复过程中唾液或血液污染，修复材料调和过稀或过干，腐质和软化牙本质未去尽，留有隐裂的釉质薄片断裂。可通过彻底清洁窝洞，用牙本质处理剂处理，按操作步骤重新修复窝洞等方法处理。

（2）修复体部分脱落：由于修复体过高或充填材料时混有气泡所致。可先用探针或小号挖匙和湿棉球清洁牙面或挖去残留修复材料，再用所调和的玻璃离子材料修复脱落的部位，调殆，确保修复体无咬殆高点。

（3）修复体断裂：最常发生于过高的复面洞修复体。如果断端松动能去除，则按部分脱落修复。如果断端松动不能去除，则需用电动牙钻做传统修复治疗。

（4）修复体磨损严重：其原因可能有患儿常吃较硬食物，有磨牙、咬牙习惯或修复材料调拌得过干或过稀等。清洁牙面和残留修复体，去除软化牙本质，用牙本质处理剂处理原有材料和窝洞壁，重新覆盖一层新材料，完成再次修复。

（5）修复体边缘继发龋：去除继发龋后，按操作步骤，修复邻近原修复体边缘的窝洞。

5. 非创伤性充填术应用的局限性

尽管非创伤性充填术早已得到世界卫生组织的认可和推荐，在农村偏远地区儿童中可用以开展治疗，控制龋病发展，提高龋病治疗率。但影响其治疗成功的因素较多，其中最为重要的是龋洞的固位形和抗力形，故其属于过度治疗形式，医师须注意这种治疗只适用于能定期复诊的患儿，以便在复诊中及时发现问题并补充治疗，非创伤性修复术只作为决定性修复前的过度治疗。而且，多数乳磨牙邻面龋的非创伤性修复治疗还有待进一步观察和探讨。并非乳牙龋病均可采用此类修复治疗而不需要进行定期复诊与补充治疗。

（四）乳牙化学机械去龋修复治疗

乳牙化学机械去龋修复治疗是指先用化学凝胶将龋蚀组织软化，再用专门设计的手用器械将软化的龋蚀组织刮除，最后用材料充填窝洞的修复技术。

采用化学机械去除龋蚀方法替代旋转器械去龋方法，其中 Carisolv 化学机械去龋修复技术提供了一种替代传统去龋的全新概念。

化学机械去龋的治疗特点如下。

1. 可提高对牙本质的粘结力

该化学凝胶 pH 为 11，对钻污层有一定溶解作用，故去龋过程中产生的钻污层少。而且化学机械去龋后牙本质小管口开放，有利于粘结材料的渗入而提高其对牙本质的粘结力。

2. 对健康牙体组织无明显影响

该治疗操作温和、无痛、无刺激，只对脱矿牙本质的变化胶原纤维起作用，对健康牙体组织无明显影响。

3. 减轻了患儿对牙科治疗的畏惧及儿童牙科医师的工作强度

采用化学机械去龋替代传统的旋转机械去龋减少了儿童的畏惧和局部麻醉的需要，使龋病治疗容易被儿童接受。

以上特点是选择化学机械去龋的前提。因而，化学机械去龋法在乳牙龋治疗中是有应用前景的。

（五）乳牙嵌体修复术

嵌体是一种嵌入牙体组织内部，恢复牙体缺损的形态和功能的修复体。

嵌体有两种：一种是洞内嵌体，用以恢复患牙牙体缺损；另一种是高嵌体，用以恢复患牙的咬合关系。乳牙嵌体主要是用以恢复牙体缺损，是洞内嵌体。

嵌体按制作材料的不同有金属嵌体、瓷嵌体和复合树脂嵌体。乳牙嵌体修复术主要选用复合树脂嵌体和银合金嵌体。

嵌体按制作方法的不同，有直接法和间接法。

1. 适应证

（1）乳磨牙的𬌗面龋洞、邻𬌗面龋的复面洞。

（2）乳磨牙龋病缺损较多的多面洞，或牙冠高度降低的广泛缺损。

（3）乳磨牙经牙髓治疗后伴广而深的牙体缺损患牙。

乳牙嵌体修复术仅适用于乳磨牙。

2. 禁忌证

（1）萌出不久，髓腔宽大，髓角高的乳磨牙。

（2）乳前牙不做嵌体修复术。

3. 操作步骤

（1）去除软化的龋蚀牙本质。

（2）洞型的制备：①洞型呈底平壁直，若洞底部分过深，可通过垫底使其底平；②窝洞无倒凹；③轴壁间应彼此平行或微向𬌗面外展 2°～5°；④角呈圆钝形等（图 2-8、图 2-9）。

（3）取模和灌注工作模：用印模膏、硅橡胶印膜材料联合取模，或用藻酸盐印模材料、琼脂印模材料联合取模。用硬石膏灌注工作模。

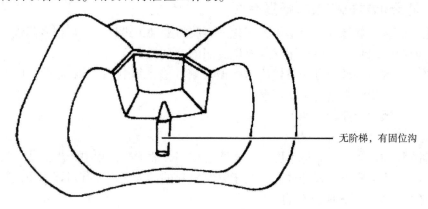

无阶梯，有固位沟

图 2-8　片切式嵌体洞邻接面观

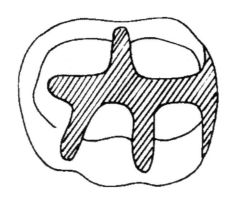

图 2-9 Willet 式嵌体洞

（4）暂封窝洞：氧化锌丁香油粘固剂暂封窝洞。

（5）嵌体制作：复合树脂嵌体制作。①在工作模上涂布分离剂，分层填充和分层固化树脂。②按解剖形态、咬合关系、邻牙间接触关系雕刻嵌体表面形态。③打磨、抛光已雕刻的嵌体。

（6）粘固嵌体：患牙隔湿、75%酒精消毒、吹干，粘结剂粘固嵌体。

（7）调𬌗磨改：再次检查咬合关系，调𬌗磨改。

银合金嵌体的制作：①在工作模上用铸造蜡制作嵌体蜡形，此蜡形需与洞型密合，有良好的咬合、邻接关系和解剖形态；②在蜡形上安插铸道，固定在坩埚成形座上；③用中低熔合金铸造包埋材料包埋、去蜡，用银合金材料铸造；④在工作模上试合嵌入铸件，抛光，粘固于窝洞内。

（六）乳牙金属成品冠修复术

金属成品冠修复术是指采用富有弹性的、厚度为 0.14 mm 的、备有各乳磨牙解剖形态与不同大小型号的金属成品冠修复乳牙牙冠的方法。

1. 适应证

（1）乳磨牙牙冠缺损范围大，用其他方法难以修复牙冠形态，或难以使修复体具有良好抗力形和固位形，或难以恢复与邻牙接触者。

（2）龋病活跃性强，易发生继发龋者。

（3）间隙保持器中作固位体等。

2. 操作步骤

（1）去除龋蚀组织，按常规充填窝洞或行牙髓治疗后充填窝洞。

（2）牙体制备：邻面制备使近远中面相平行，颊舌面制备磨去近颈 1/3 的特别隆起处，邻面与颊、舌面相交线角呈圆钝状；𬌗面均匀磨去约 1 mm，𬌗面与轴面的线角也应呈圆钝状；牙颈部不能出现台阶等（图 2-10）。

（3）选择成品冠：按牙尖及其大小选择合适的成品冠。成品冠大小有两种表示法：一种是以冠的近远中径长度定号码，试用前应测试修复牙的近远中径；另一种是在成品冠舌面印有冠套周径的大小，以毫米计数，试用前应测修复牙比隆起部稍缩窄的近颈部的周长。

（4）修整成品冠：参照患牙牙体制备后牙冠高度与颈缘曲线形态修剪成品冠颈缘，使颈缘达龈下 0.5~1.0 mm。

用专用修整钳修整殆面凹凸，颊舌邻面隆起和颈缘紧缩，尽力使其有适合的解剖形态。

也可采用间接法修整成品冠，即在牙体制备后，对患牙局部取模，翻制石膏模型，将选择的成品冠在模型上反复修剪、修整与试合，缩短在患儿口腔内操作的时间。

（5）打磨、抛光与试戴：用细砂轮、橡皮轮打磨、抛光修剪过的成品冠颈缘，反复试戴，观察牙颈部是否密合、殆面有无咬合高点及其与邻牙的关系等。

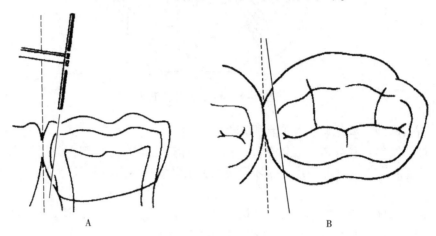

图 2-10 邻面片切方向

注 A. 向牙尖倾斜；B. 向舌侧倾斜。

（6）粘固成品冠：成品冠用 75% 酒精棉球消毒、吹干；患牙隔湿、消毒、干燥；用玻璃离子粘固剂、磷酸锌粘固剂或复合树脂等将选择、修整好的成品冠粘固于患牙（图 2-11）。

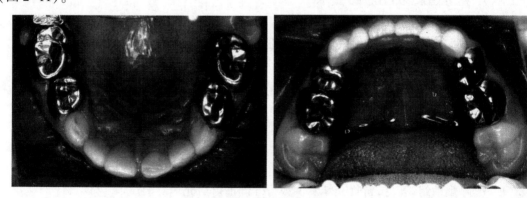

图 2-11 乳磨牙成品冠修复

3. 注意事项

（1）在患牙试合或试戴时，注意牙龈缘有无发白，咬合时有无早接触高点及与邻牙的接触关系，如有异常，应严格予以修整、调殆。

（2）粘固成品冠时宜由术者用手指压住，直至粘接剂凝固。如由患儿自行咬住成品冠，易发生冠轴移位。

（叶少丹）

第六节 龋病的控制

我们已经知道导致龋病发生的病因，那么龋病就不是不可避免的。我们可以预防龋病的发生，阻止龋病的发展，促进龋病的修复。控制龋病有 4 个关键的方面，即合理饮食、氟化物应用、控制菌斑和窝沟封闭。虽然从理论上控制龋病很容易，但实际操作起来却比较困难，这是因为合理饮食和菌斑控制涉及个人生活行为的改变。在这 4 个控制途径中，合理饮食和氟化物的应用最为重要。

一、营养和饮食在控制龋病方面的作用

1. 饮食对牙齿萌出前阶段的影响

研究证实，氟、钙、磷等是能够在牙齿萌出前阶段对牙齿今后的龋易感性产生影响的营养成分。因此，在牙齿的发育阶段，均衡饮食和营养是十分重要的。同时也有报道，严重的营养不良不仅可以导致唾液腺发育不良，使唾液分泌量减少，也可使唾液质量下降，而且导致釉质发育缺陷，二者均降低了牙齿对龋侵蚀的抵抗力。也有研究报道，釉质发育缺陷与龋病的发生显著相关。

2. 糖的致龋性和含糖食品

蔗糖是致龋性最强的糖，但饮食中的葡萄糖、果糖、麦芽糖等也具有一定的致龋性。而乳糖的致龋性较弱。我们每天从饮食中获取的糖，除了牛奶中的乳糖，水果及蔬菜中的糖（内源糖）外，还有一些外来糖即游离糖。这种区别在饮食建议中十分重要，因为乳糖和内源糖对牙齿健康的危害非常小，而游离糖才是使龋病发生的主要致病因素。以淀粉为主要成分的食物（如马铃薯、馒头、米饭等）不容易致龋；但精制面粉经过加热处理与糖混合制成的食物（如饼干等）则像糖本身一样具有致龋性。

3. 进食频率

摄取糖的频率对龋病的发生十分重要，因此要宣传减少摄糖频率，但也不能忽视摄糖量。一些研究证实，每天食糖量的大小与龋病的发生呈正相关，因为在人群中，尤其在散居人群中每天食糖量与摄糖频率是密切相关的。因此，我们应建议减少食糖量和摄糖频率，尤其是控制摄糖频率。

4. 饮食中糖的来源

据报道，英国学龄儿童中 2/3 的游离糖来源于零食、软饮料和甜点。虽然我国没有具体的数字，但情况可能在有些地区会更为严重。因此，这是口腔健康教育的重点。在年幼的儿童当中，水果味的含糖饮料是牙齿健康的最大危害，经常也是猖獗龋的致病因素。一些研究指出，这些饮料，尤其是将它们装入奶瓶或重量轻的、易于携带的饮料包装中，孩子饮用时往往对牙齿造成巨大的破坏作用。另外，在奶制品中加入额外的糖也是导致幼儿牙齿患龋的原因。

5. 不含糖的甜味剂

在甜味剂当中，强化甜味剂和木糖醇是不致龋的，而其他膨化甜味剂能被菌斑中的细菌代谢，但代谢率非常低，因而可以认为对牙齿是安全的。非糖甜味剂的运用，尤其是在糖果、软饮料中的使用，对预防龋病起了积极的作用。另外，无糖口香糖不仅不致龋，而且还

可以通过刺激唾液分泌起到抗龋效果。值得注意的是，膨化甜食易导致腹泻，低于 3 岁的儿童不能食用。

6. 在预防龋病方面的饮食建议

最主要的建议是减少摄取游离糖的量和频率。那些有利于牙齿健康的建议也同时有利于全身健康，这一点十分重要。这里提供一个许多国家对饮食结构所制定的目标：低脂肪，特别是低饱和脂肪酸，低游离糖和酒精，高淀粉类食品，多食新鲜水果和蔬菜。许多国家政府制定的最普遍的标准就是：脂肪摄取量不超过摄取食物能量的 35%，游离糖在 0~10%。而在以前，许多国家青少年脂肪摄取量占 40%，游离糖占 17%。对于 5 岁以下的儿童，饮食建议中应该注意，不能过度限止脂肪的摄取；但这些儿童游离糖的摄取量太高了，正是因此才导致了这些儿童乳牙患龋率居高不下。但有些患全身疾病的患儿则需要特殊的饮食，需要摄取大量的糖以提供足够的能量，尤其是那些蛋白质和脂肪代谢紊乱的患儿。对这些特殊儿童，儿童口腔医师要与营养学家协调合作，以保证这些患儿的饮食结构对全身及牙齿健康均有益处。

合理的饮食建议对于那些年幼儿童的家长尤其重要，他们需要得到与儿童年龄相应的饮食建议，要经常鼓励他们抵制购买一些含游离糖和脂肪的产品。正确的饮食习惯非常重要，饮食建议要灵活，如采取通过替换糖来提供能量的手段。随着食物品种的大量增加，我们必须利用这种选择方式的增加来指导患者选择更好的食物，总体上讲，就是多食淀粉类食物、新鲜水果及蔬菜。必须看到，饮食结构的改变十分困难，但是良好的饮食结构对健康的作用是显而易见的。良好的饮食习惯对患儿的全身及口腔健康，甚至是家庭其他成员的健康都有积极的意义。因此，饮食建议在儿童龋的治疗中占有重要的地位，是不容忽视的。

二、氟与龋病的控制

氟在预防龋病方面有重要的作用，包括促进釉质的再矿化，增强釉质抗脱矿的能力，降低菌斑中的酸性产物。在氟的早期研究中，学者们认为氟在加强釉质抗酸能力中的作用最为重要，因此，在牙齿形成期摄入氟很有必要。这种萌出前作用虽然很重要，但目前看来，牙齿萌出后氟在局部的作用似乎更为重要。将牙齿萌出前效果和萌出后作用分开就导致了全身用氟和局部用氟两大方法。这两种方法在作用上有交叉。全身性氟制剂在口腔中有重要的局部作用，而作为局部使用的氟被吞食后，又会起到全身作用。

1. 水、盐和牛奶的氟化

研究表明，氟化水源能减少一半的龋病发生，它的最大优势在于可以覆盖全部人口，尤其是那些不能够利用其他防龋措施的贫困人口受益最大。

盐可以代替水作为氟的载体。瑞士、法国、德国及一些中南美洲的国家都制定了相应的氟化食盐计划。食盐中的氟浓度通常为 250 mg/kg。虽然食盐氟化是有效的，但与氟化水源比较，它的有效性到底有多少还没有具体的资料来阐明。

牛奶是氟的另一种载体。氟化牛奶在防龋方面是有效的。目前在一些国家正在实施这项计划，通常牛奶中的氟浓度是 5 mg/L。

2. 氟化辅食

氟化水源的有效性明显显示出来后，口腔专业人员试图寻求其他的供氟途径，尤其对于那些饮用低氟浓度水的儿童就显得更为重要了。氟片是一种选择，一般假设儿童每天消耗

1 L自来水，1天使用1片，1片氟片中含1 mg氟；年龄更小的儿童可使用半片。另一种选择是氟滴剂，尤其对幼儿使用更为方便。

虽然作为氟辅食的氟滴剂和片剂曾作为氟化水源的替代途径广泛应用于一些国家，但如今它们的用途已有变化，不再普遍地在儿童中应用了。如今，氟片中的氟剂量已降低，这主要有两个原因：①对于儿童来说原来的剂量有些大，因为儿童每天喝的水远少于1 L；②幼儿可以从其他途径摄入氟，尤其是含氟牙膏或氟化水源地区生产的饮料和辅食。所以在使用氟片以前，必须检查患儿饮用水中的氟水平，选择适宜的氟片剂量，并向家长清楚地说明氟化辅食的使用，鼓励患儿和家长坚持科学地使用氟片。

3. 氟化牙膏

氟化牙膏目前为最重要的氟载体。在许多发达国家，氟化牙膏成为龋病预防的转折点。20世纪70年代，牙膏中的氟浓度普遍为1 000 ppm（1 mg/g），到20世纪80年代，人们认识到当氟浓度由1 000 ppm提高到1 500 ppm时防龋效果更好，因此许多牙膏都含有1 500 ppm的氟。因为儿童口腔医生考虑幼儿存在对含氟牙膏吞咽的问题，所以市场上出现了含氟量为500 ppm的儿童牙膏。研究表明，含氟量为500 ppm的牙膏其防龋作用仅稍稍低于含氟量1 000 ppm或1 500 ppm的牙膏。对于幼儿是否有必要使用含氟500 ppm而不是1 000 ppm的牙膏，以及什么年龄的儿童可以开始使用含氟1 500 ppm的牙膏，学者们有不同的观点。但从目前来看，一个比较合理的建议是：1~5岁，用含氟量500 ppm的牙膏（注意3岁以前没有完全具备含漱能力的儿童应防止误吞，避免过多吞咽）；6~11岁，用含氟1 000 ppm的牙膏；大于11岁用含氟1 500 ppm的牙膏。

4. 氟水漱口

大量的试验证明，氟水漱口能有效地防龋。漱口的频率十分重要。因此，每天漱口比每周或每2周1次漱口效果更好。每天漱口通常用0.05%的氟化钠溶液（约225 ppm氟），每周1次漱口用0.2%氟化钠溶液（约900 ppm氟）。氟水漱口对于那些需要采取特殊防龋措施的龋易感患者十分有效，这些患者包括：①有许多釉质脱矿（白垩斑）牙齿的患者；②正在接受活动或固定矫治器正畸治疗的患者。因为幼儿容易吞咽漱口水，所以通常推荐6岁以上的儿童使用氟水漱口。

5. 临床用氟溶液、氟凝胶、氟泡沫和氟涂料

最开始应用的氟溶液为1%，仅用于临床，而不能在家庭中使用。随后有了2%的中性氟化钠溶液（9 000 ppm氟），接着又出现了氟化亚锡溶液以及置于托盘中使用的酸性氟磷酸凝胶（APF），还有后来出现的氟化泡沫均广泛应用于临床。这几种氟制剂均对防龋十分有效，一般每半年使用1次，如果增加使用频率，效果会更好。

已开始应用的氟涂料有许多优点。氟涂料操作时间短，涂在牙面上后不用隔湿，而氟溶液和凝胶则需要4分钟的涂布时间；另外氟涂料味道好，易于被儿童接受，因此对儿童非常适用。

在临床应用过程中，人们很关注从凝胶和氟涂料中可吞咽的氟的量。尤其是凝胶，置于托盘中很容易过多，而这些过多的酸味凝胶刺激唾液的大量分泌，很容易产生吞咽。因此操作过程中应注意：①患者直立；②在托盘中放适量凝胶，不能超过一半；③使用吸唾器；④取出托盘后擦拭口腔，嘱患者吐出分泌物，但不漱口；⑤不适用于5岁以下儿童。

三、窝沟封闭

随着 20 世纪 50 年代酸蚀技术的发展，人们才对窝沟封闭重视起来，这也与早期的氟研究结果密切相关。早期的氟研究指出，氟对防止邻面及光滑面龋很有效，但对窝沟点隙区域没有保护作用。由于氟的广泛使用，龋病主要发生于窝沟点隙。因此，氟与窝沟封闭的联合运用对防龋是十分有效的。窝沟封闭技术并不复杂，但对唾液污染十分敏感，这应引起操作者的注意。

许多材料都被用于窝沟封闭，但最成功、运用最广泛的是 bisGMA 树脂。玻璃离子水门汀虽然固位力好，但性能不如 bisGMA，保留时间短，但因含有较高的氟，所以有一定的防龋作用。无填料和有填料的树脂都被成功地用于窝沟封闭。有些医生喜欢无色封闭剂，因为它流动性好、美观，并且易于观察封闭剂以下的釉质；有些医生则喜欢白色或彩色封闭剂，因为它们易于检查。

进行窝沟封闭时需注意以下几点。①酸蚀前清洁牙面虽然不会增加封闭剂的固位力，但当牙面上有大量菌斑和软垢堆积时则是十分必要的。②目前酸蚀标准为 30%~40%磷酸酸蚀 20~30 秒。③冲洗，重新隔湿、干燥都是十分重要的步骤，必须防止唾液的污染，利用橡皮障能较好地做到这一点。④未被封闭剂覆盖的酸蚀釉质表面会在 24 小时内再矿化。

人们对树脂封闭剂进行了大量的临床研究，最长的研究持续了 15 年。普遍的结果是 50%的封闭剂可持续保持完好至少 5 年。儿童越小，口腔中越靠后的牙齿，封闭剂的固位效果越差。大部分研究中，没有研究针对封闭剂脱落的牙重新封闭的效果，但重新封闭还是很必要的。下面是关于窝沟封闭适应证的选择，从患者和医生两方面来进行阐述。

患者方面：①有特殊需要的儿童，对于那些身体或精神上有残疾，学习有障碍或社会生活经济条件极差的儿童，应该考虑对其所有恒牙的殆面进行窝沟封闭；②乳牙有严重龋病的儿童，在其恒牙萌出后，尽快地进行窝沟封闭；③乳牙无龋的儿童，一般不需对其第一恒磨牙进行封闭，应定期检查这些牙齿。

医生方面：①窝沟封闭对恒磨牙的殆面效果最佳，其他牙面也不能忽视，特别是上切牙的舌侧窝，有条件的话可以对乳磨牙的深窝沟进行封闭；②当选择的牙齿萌出到能进行有效隔湿的状况时，就应尽快做窝沟封闭；③对于第一恒磨牙殆面有龋坏的病例，其他健康的恒磨牙要进行窝沟封闭；④如果殆面龋波及一个或更多的第一恒磨牙，提示需要尽快对第二恒磨牙进行窝沟封闭。

四、刷牙及其他去除菌斑的方法

龋病是由于菌斑中的细菌发酵、食物中的糖产酸，使釉质脱矿溶解而形成的。因此，去除菌斑对预防龋病十分重要。通常我们采用刷牙的方法去除菌斑。这里特别要强调：①刷牙能够有效地控制龈炎和牙周疾病；②用牙膏刷牙是向牙齿提供氟的有效途径。

其他去除菌斑的方法还有使用牙线和预防性洁治，使用牙线主要是清除牙齿邻面菌斑，而预防性洁治，主要是清除儿童牙齿表面的软垢和色素。另外，每天用氯己定漱口两次可以抑制菌斑生长，但由于氯己定有一些不良反应，如改变味觉、牙齿着色等，因此常作为辅助牙周治疗的短期用药，对于一般人群不建议常规每天使用。因此，去除菌斑的自我保健的基本措施是刷牙和使用牙线。

五、控制龋病的综合原则

以上是对各种预防龋病方法的介绍，分别阐述了4种最基本的途径：合理饮食、使用氟化物、窝沟封闭和控制菌斑。每一种方法都能防龋，但试图将每种方法用到最大效果是不现实的。防龋需要一个整体的设计，每个人都应得到一些控制龋病的建议，而龋易感人群则应得到更全面的预防计划。龋病控制过程的成功，很大程度上取决于患者的合作和兴趣。例如，看似"束手无策"的猖獗龋，通过进行诊断、治疗和采取预防措施是可以对其进行控制的。首先要寻找病因，需患者合作，改正坏的习惯和去除可能的致病因素；其次是修复治疗；最后使用预防和控制措施。

对于儿童，预防龋病的最基本建议是：让婴幼儿的父母了解关于形成良好饮食习惯的重要意义。如果儿童过多地饮用含糖的水果味饮料，吃大量甜食，就要减少含糖零食的量。另外，刷牙要经过医生的指导，使用合适的牙刷和牙膏，并有家长的参与，如监督、帮助刷牙等。

有些患者比其他人更易患龋，这些患者需要更积极的预防建议和措施。使用含适量氟的牙膏有效地刷牙是第一个目标；同时还要考虑其他形式的用氟途径：氟片剂/滴剂（如果饮用水含氟低），氟水漱口，局部涂氟溶液，使用氟凝胶或氟涂料；应针对个人进行实际有效的、正面的饮食建议；由于刷牙、漱口及限制摄糖量都需要改变生活方式，因此不断地给予鼓励也很重要；除此之外，窝沟封闭也是很重要的措施。

综合预防计划应考虑所施对象的年龄、龋易感性、水氟浓度及合作程度。通过目前的诊断技术，完善的修复治疗，综合的预防步骤，以及患者的定期复查、合作是能够成功地控制龋病的。

（李　凯）

第七节　儿童龋病的临床预防

随着人们保健意识的提高，建立和维持有效的预防习惯是十分重要的。无论牙科技术和设备变得多么先进，预防仍是所有口腔卫生保健的基础。其主要目的包括：①将患者看作一个整体；②尽可能保持一个健康的口腔；③终止疾病的进展和提供合适的修复；④提供给患者必备的知识、技能和动力。

恰当和有效的家庭口腔保健措施在整个孩童时期是不断变化的。与年龄相关的、特殊的家庭口腔保健描述如下。针对每个年龄段，采取相应的口腔保健措施是十分必要的。

一、胎儿期

建议父母在胎儿期即开始制订未来孩子的口腔保健计划，实际上孩子出生之前是最好的时机。对于即将为人父母的一对夫妇，尤其是即将出生的孩子是他们第一个孩子的这些夫妇，在他们的一生中，这一时间是他们最愿意接受预防保健建议的时间。而且他们有一个强烈的愿望，那就是给孩子提供他们所能提供的最好条件。因此，给予他们良好的口腔保健习惯建议及未来对孩子的示范方式，将有助于促进父母和孩子的口腔健康。与孕期的母亲讨论孕期龈炎、口腔保健及新生儿口腔保健对于准父母是非常有益的。

二、婴儿期（0~1岁）

在孩子出生后的第一年为孩子提供基本的口腔保健措施非常重要。清除菌斑应从第一颗乳牙萌出开始。有些专家提出，在乳牙萌出之前清洁和按摩牙龈有助于建立一个健康的口腔生态环境且有助于牙齿萌出。上面提到的早期的清洁工作完全靠孩子的父母来完成，即父母手指缠上湿润的纱布轻轻清洁孩子的牙齿和轻轻按摩牙龈组织。父母可通过多种方式来固定孩子完成这一过程，但下面这种方式最简洁且给孩子强烈的安全感。父母可半抱孩子于胸前，一只手固定孩子，同时用另一只手清洁牙齿和按摩牙龈，这一过程应每天1次。除此之外，不再需要其他的菌斑控制方法。需说明的是，只要父母感觉使用牙刷安全，那么选择一个软毛且适宜孩子大小尺寸的牙刷经湿润后使用也是可以的。不过不必使用牙膏，也不提倡使用，因为牙膏的泡沫会引起孩子反感，另外，还有潜在的氟化物吞咽的可能性，但也可以使用新型的、不含氟的牙齿和牙龈清洁剂。

孩子第一次进行口腔检查最好在这段时间。美国儿童牙科学会建议孩子第一次口腔检查时间应在大约第一颗牙齿萌出的时间或最迟在孩子满12个月之前。不过，万一孩子有特殊的牙科需要，例如创伤等，应立即就诊。这次检查主要的目的：通知父母使用上述口腔保健措施是必要的；完成孩子的口腔检查，氟状况评估，与喂养和低龄儿童龋有关的饮食建议及其他的健康状况咨询。第一次口腔检查也是孩子开始熟悉口腔治疗环境、口腔科工作人员的时间，这样可以避免或减少将来的牙科治疗恐惧。

三、幼儿期（1~3岁）

这段时间，如果以前孩子没进行刷牙，则提倡开始刷牙去除菌斑。在3岁左右（年龄不是绝对的，关键是孩子具有了正常的含漱能力），才可以开始使用含氟儿童牙膏。因为存在潜在的氟化物吞咽，所以每次刷牙只用小豌豆大小的牙膏就足够了。大部分孩子喜欢模仿他们的父母，然后自己刷牙。需提醒家长的是，单靠孩子自己是不能清除菌斑的。当孩子受到鼓励能进行简单的刷牙时，刷牙这一过程主要还是靠父母来完成。虽然通常不需要使用其他的措施控制菌斑，但当牙齿邻面有接触时，建议可以使用牙线，不过使用牙线需在专业人员的指导下进行。

孩子及父母所采取的姿势是非常重要的。虽然有几个姿势可供父母选择，但膝对膝的姿势是非常有效的，即一名家长固定住孩子的身体，另一名家长相对而坐进行刷牙。注意为防止孩子身体活动，需用手和肘来固定孩子的胳膊和腿。建议父母最好确定在一个专门的时间一起进行这项工作，且在刷牙过程中尽可能地赞扬孩子。也可以采取一个成人的固定姿势，即家长坐在地板上，两腿伸向前，孩子被固定在两腿之间，孩子的头放在家长的大腿之间，孩子的胳膊和腿被家长的腿固定。

四、学龄前期（3~6岁）

孩子在这个年龄正处于刷牙能力显著提高的阶段，但父母仍是口腔卫生保健的主要提供者。几乎所有父母都觉得孩子已有足够能力自己刷牙，但这里需提醒，他们必须继续给孩子刷牙。虽然这个年龄的大多数孩子都有足够的能力咳出、吐出牙膏，但在孩子具有这个能力以前，给孩子每次刷牙用豌豆大小的含氟儿童牙膏是非常重要的，因为氟化物的吞咽仍是这个年龄组需要注意的问题。此外，这个年龄的孩子，建议可以开始使用牙线。正如前面所提到的，如果牙邻面出现接触，则家长必须开始使用牙线来清除此处的菌斑。在乳牙列，后牙邻面接触为面与面的接触，使用牙线清洁接触区域的菌斑是十分有效的。

在这个年龄组，采取适当的姿势固定孩子给孩子进行口腔卫生保健仍是十分有效的。一种方法是：家长站在孩子的身后，使家长和孩子朝向同一方向，孩子的头向后靠在家长的非优势胳膊上，家长用另一只手给孩子刷牙。使用牙线的姿势也大致这样。许多家长喜欢站在孩子面前给孩子刷牙，而这样给孩子头部的支持很少，因此这一操作方式应该禁止。

这一时期，虽然在家庭中可以指导性地使用氟凝胶和含氟漱口水，但是由于吞咽的危险，所以氟凝胶及漱口水的使用应少量且仅局限于那些中、高度龋病的孩子。总体来说，在这一时期不主张使用其他的化学菌斑控制剂。

五、学龄期（6~12 岁）

这一时期的显著标志是孩子的责任心增强。这一年龄段的孩子大多已具备承担家庭作业及部分家务工作的能力。此外，孩子有较强的责任心自己进行口腔保健，但父母的参与仍是必需的。不过，父母的职能应该由帮助清洁转变为积极的监督。在这一阶段的前半期，大多数孩子能够自己提供基本的口腔卫生保健（刷牙和使用牙线），父母可能发现仅仅需他们用牙刷或牙线帮助清洁一些孩子自己刷牙时难以到达的区域。父母需要定期仔细检查孩子的牙齿是否清洁干净。对父母来说，一种有用的辅助剂为菌斑染色剂，孩子刷完牙，使用完牙线，对牙齿进行菌斑染色，父母可容易地看到一些尚未清除的菌斑，也有助于孩子自己清除它。

这一时期的孩子有很好的咳出、吐出能力，所以不必担心吞咽氟化物（如含氟牙膏、氟凝胶和含氟漱口水等）这一问题。使用含氟牙膏是必须的，但氟凝胶和含氟漱口水仅用于有高危龋的孩子。此外，对于那些高危牙周及龋疾患的孩子，建议使用氯己定，但是，孩子可能不喜欢它的口感。

随着早期错𬌗畸形治疗的增加，这一年龄组的孩子经历更多的口腔治疗，随之而来的是增加了龋及牙周疾病的风险，因此需特殊关注这些孩子的口腔卫生保健。建议增加刷牙和使用牙线的频率和程度。在含氟牙膏提供有效的氟化物的同时，也提倡使用氟凝胶和含氟漱口水。此外，对于那些有高危龋和牙周病的孩子，建议使用化学治疗剂和一些辅助器械，如口腔冲洗器。

六、青少年期（12~18 岁）

当青少年具有足够的口腔保健能力时，是否自觉地进行口腔保健成为这一年龄段的主要问题。Griffin 和 Goepferd 指出：鼓励一名青少年承担个人口腔卫生保健的责任可能因为孩子的逆反心理和不能够意识到其长期后果而变得复杂起来。Macgregor 和 Balding 调查了 4 075 名 14 岁的孩子的口腔保健得出：自尊和刷牙的行为及动机呈正相关。孩子的自尊心在 11~14 岁呈下降趋势，而到成年后再逐渐增强。因此，不难理解为什么在这一年龄段的孩子菌斑控制水平是下降的。此外，不良的饮食习惯和青春期激素的改变增加了青少年患龋和牙龈炎症的危险。

因此，对于口腔工作人员和家长来说，继续帮助和指导青少年通过这段困难时期是非常重要的。激励他们像成年人那样增强责任心，同时家长不要独裁专制，这将有助于孩子接受新的准则。对于家长要准备接纳孩子的个性改变，同时要继续加强对孩子口腔卫生保健的指导。增强青少年关于菌斑和预防口腔疾病的知识并要求他们积极参与，将有助于激发青少年养成良好的口腔卫生习惯。

（高　静）

第三章

牙体硬组织非龋性疾病

牙体硬组织非龋性疾病是牙体硬组织受到某些全身或者局部、物理或者化学等不利因素引起的疾病，是口腔常见病之一。

牙是人类赖以生存的咀嚼器官的重要组成部分，在个体发育及行使咀嚼、吞咽和表情等功能的过程中不断接受物理和化学因素的作用。适度的作用是维系功能的必要条件，但不利因素或过度作用则会造成牙体硬组织的损伤，并可继发牙髓和根尖周组织的疾病。造成牙体硬组织非龋性疾病的原因很多，如各种物理和化学原因造成的牙体组织缺损和牙的损伤及与牙磨损、楔状缺损等非龋性疾病并存的、受到外界刺激会发生酸痛症状的牙本质敏感症。

牙体硬组织非龋性疾病包括牙发育异常、着色牙、牙损伤和牙本质过敏症等。

牙在生长发育期间，由于受到某些全身或局部不利因素的影响，使牙在结构、形态、数目和萌出方面出现异常，且常同时伴有牙的颜色改变，影响美观。

牙体硬组织非龋性疾病还包括各种由物理或化学原因所致的牙体缺损和牙的损伤。

牙本质过敏症虽非一种独立疾病，但它常与磨损、楔状缺损等非龋性牙体疾病并存。

第一节　牙发育异常和着色牙

一、釉质发育不全

釉质发育不全指在牙发育期间，由于全身疾病、营养障碍或严重的乳牙根尖周感染导致釉质结构异常。根据致病的性质不同，分为釉质发育不全和釉质矿化不全两种类型。前者系釉质基质形成障碍所致，临床上常有牙体组织实质缺损；后者则因为釉质基质形成正常而矿化不良所致，临床上一般无牙体组织实质缺损。发育不全和矿化不全既可单独发病，也可同时存在。

（一）病因

1. 严重营养障碍

维生素 A、维生素 C、维生素 D 及钙、磷的缺乏，均可影响成釉细胞分泌釉质基质和矿化。维生素 A 缺乏，对上皮组织的影响很明显，而釉质为上皮组织的成釉细胞所形成；维生素 C 缺乏时，成釉细胞不能分化成高柱状细胞而蜕变成扁平细胞，使釉质发育不全。对天竺鼠的实验证明,维生素 C 缺乏首先导致成牙本质细胞变性,不能形成正常的牙本质,而是不规则的、排列不齐的牙本质小管钙化组织,严重时甚至可使牙本质发育停止。成牙本质细胞变性后可影响釉质正常发育。维生素 D 严重缺乏时,钙盐在骨和牙组织中的沉积迟缓,甚至停止;一旦形成釉质基质,由于得不到及时的矿化,基质不能保持它的形状而塌陷,这些都是釉质表面上形成凹陷和矿化不全的原因。

2. 内分泌失调

甲状旁腺与钙磷代谢有密切关系。甲状旁腺功能降低时,血清中钙含量降低,血磷正常或偏高。临床上出现手足抽搐症,其牙也可能出现发育缺陷,肉眼能见到牙面横沟或在镜下才能见到加重的发育间歇线。

3. 婴儿和母体的疾病

小儿的一些疾病,如水痘、猩红热等均可使成釉细胞发育发生障碍。严重的消化不良也可成为釉质发育不全的原因。而孕妇患风疹、毒血症等也可使胎儿在此期间形成的釉质发育不全。发病急、病程短的疾病,仅使釉质形成一条窄的横沟缺陷,如果正值牙发育的间隙期,则不致引起釉质发育不全。

4. 局部因素

常见于乳牙根尖周严重感染,导致继承恒牙釉质发育不全。这种情况往往见于个别牙,以前磨牙居多,又称特纳牙。1912 年,首先由 Turner 报道:1 名小男孩因患严重的麻疹,萌出的恒牙在牙面上呈对称性的白色条纹,与相邻牙釉质截然不同,说明牙釉质形成时曾受到干扰。另一患者为小女孩,表现为局部牙釉质发育不良,牙面上有稍淡的黄斑,釉质完整。追问病史,曾有乳牙因根尖周脓肿而拔除的病史。

特纳牙不同于其他釉质发育不全累及口内多数牙,其往往只涉及单个牙。若患牙为尖牙或前磨牙,通常是因乳牙根尖感染较重,影响了后继恒牙的发育。若为前牙,则多由于创伤因素所致,受创乳牙被推入下方发育中的恒牙胚,从而扰乱了恒牙釉质的发育。

(二) 病理

在磨片上,釉质部分有凹陷,凹陷处的釉护膜能经数年而不被磨掉。在凹陷底部,有加重的釉质发育间隙线(芮氏线)。釉丛和釉梭明显且数目多。釉质易被染料浸透,故釉质中常有色素沉积。与釉质发生障碍同一时期发生的牙本质部分,也有增多的球间牙本质和牙本质发育间隙线(欧氏线)。

(三) 临床表现

根据釉质发育不全的程度可将其分为轻症和重症。

1. 轻症

釉质形态基本完整,仅有色泽和透明度的改变,形成白垩状釉质,这是由于矿化不良、折光率改变而形成的,一般无自觉症状。

2. 重症

牙面有实质性缺损,即在釉质表面出现带状或窝状的棕色凹陷。

(1)带状(横沟状)缺陷:在同一时期釉质形成全面遭受障碍时,可在牙面上形成带状缺陷。带的宽窄可以反映障碍时间的长短,如果障碍反复发生,就会有数条并列的带状凹陷出现。

（2）窝状缺陷：由于成釉细胞成组地破坏，而其邻近的细胞却继续生存并形成釉质所致。严重者牙面呈蜂窝状。

另外，还有前牙切缘变薄，后牙牙尖缺损或消失。由于致病因素出现在牙发育期才会导致釉质发育不全，故受累牙往往呈对称性。因此，可根据釉质发育不全的部位，推断致病因素作用的时间。

（四）防治

釉质发育不全系牙在颌骨内发育矿化期间所留下的缺陷，而在萌出以后被发现，并非牙萌出后机体健康状况的反映。因此，对这类患牙再补充维生素 D 和矿物质是毫无意义的。由于这类牙发育矿化较差，往往容易磨耗。患龋后发展较快，应进行防龋处理。

牙发生着色、缺陷的可通过光固化复合树脂修复、烤瓷冠修复等方法进行治疗。

二、遗传性牙本质障碍

遗传性牙本质障碍可分为遗传性牙本质发育不全（DGI）及遗传性牙本质发育不良（DD）。

牙本质发育不全共有 3 种类型。牙本质发育不全Ⅰ型（DGI-Ⅰ型）：患有 DGI-Ⅰ型者伴有成骨不全症。乳恒牙通常呈琥珀色、半透明，显著磨损。影像学表现为牙根又细又短，牙本质肥厚，从而导致萌出前或刚萌出的牙髓腔闭锁。但这种现象在同一个体内可能也会有所差异，可能有的牙髓腔完全闭锁，而其他牙的牙本质表现正常。牙本质发育不全Ⅱ型（DGI-Ⅱ型）：DGI-Ⅱ与 DGI-Ⅰ牙特征相似，但完全通透且无成骨不全症。该型一个显著特征为牙颈部明显缩窄，以致形成一个球根状的牙冠。DGI-Ⅱ型中无正常牙。神经性听力损失也曾作为伴发的罕见特征被报道。牙本质发育不全Ⅲ型（DGI-Ⅲ型）：该型发现于马里兰州和华盛顿特区因 Brandywine 河而与世隔绝的 3 个种族人口中。临床表现各异，除了牙大小及色泽与 DGI-Ⅱ型相似外，该型患者乳牙髓腔增大，大量暴露。影像学上表现为牙由于牙本质萎缩而中空，因而称为"壳状牙"。

牙本质发育不良分为 2 种类型。牙本质发育不良Ⅰ型（DD-Ⅰ型）：DD-Ⅰ型的牙临床表现与正常牙无明显差异，包括色泽、形状、外观均正常。但影像学表现为牙根尖锐，呈圆锥形，根尖缩窄。恒牙萌出前髓腔闭锁，因而剩余的牙髓呈与釉牙骨质界平行的新月形，而乳牙则牙髓完全闭锁。即使未患龋病，牙也常出现根尖阴影。牙本质发育不良Ⅱ型（DD-Ⅱ型）：又称遗传性乳光牙本质，该型乳牙表现与 DGI-Ⅱ型相似。但恒牙可能不受影响或仅在影像学上轻微异常，如髓腔呈枝叶状畸形及髓石。与 DD-Ⅰ型不同，DD-Ⅱ型根长正常，无根尖阴影。

下面以 DD-Ⅱ型，即遗传性乳光牙本质为例进行介绍。因具有遗传性，牙外观有一种特殊的半透明乳光色而得名。其发病率为 1/8 000 ~ 1/6 000。

（一）病因

本病属于常染色体显性遗传病，可在一个家族中连续出现几代，也可隔代遗传。男、女患病率均等，乳、恒牙均可受累。亲代一人患病，子女有 50% 的发病概率，符合常染色体显性遗传规律。

我国科研人员通过对 3 个遗传性乳光牙本质家系的分析，发现了位于 4q21 区域染色体长臂的牙本质涎磷蛋白（DSPP）几种不同类型的突变都可导致该病的发生。该基因的突变在其中 2 个家系还引发进行性高频耳聋。科研人员不仅鉴定了部分遗传性乳光牙本质的一个新的表型——进行性高频耳聋，还发现在牙中特异表达的基因 DSPP 在内耳中也有表达，表明 DSPP 基因产物在牙本质发育及内耳正常功能中发挥了极为重要的作用，为该病的诊断和治疗带来了希望。

在这 3 个家系中，其中 1 个不伴有进行性耳聋的家系为 DSPP 基因内含子 3 的供点处发生了 1 个 G-A 的改变，在转录过程中可能导致 DSPP 基因外显子 3 的缺失；第 2 个家系在外显子 2 有 1 个 C-A 的转变，造成了 Pro-Thr 的改变；另一个家系在外显子 3 有 1 个 G-A 的转变，从而造成密码子 ValPhe 的改变，使蛋白跨膜区中 2 个相邻氨基酸残基发生错义突变，导致了疾病的发生。

随着基因研究的发展，有学者认为遗传性牙本质发育不全与成骨不全症是两种独立的疾病。目前除 DD-I 型外，其余各型牙本质缺损定位基因已明确。

（二）病理

釉质结构基本正常，釉牙本质界失去小弧形的排列而呈直线相交，有的虽呈小弧形曲线，但界面凹凸较正常牙为浅。牙本质形成较紊乱，牙本质小管排列不规则，管径较大，数目较少，有的区域甚至完全没有小管，并可见未钙化的基质区域。由于不断且较快地形成牙本质，成牙本质细胞蜕变消失，有的细胞被包埋于基质。

遗传性乳光牙磨片内，髓腔也由于被不断形成的牙本质充满而消失。

（三）临床表现

牙冠呈微黄色半透明，光照下呈现乳光。釉质易从牙本质表面分离、脱落，使牙本质暴露，从而发生严重的咀嚼磨损。在乳牙列，全部牙冠可被磨损至龈缘，造成咀嚼、美观和语言等功能障碍。严重磨损导致低位咬合时，还可继发颞下颌关节功能紊乱等疾病。X 线检查可见牙根短。牙萌出后不久，髓室和根管完全闭锁。

（四）治疗

乳牙列常有严重咀嚼磨损，故需用覆盖面和切缘的𬌗垫预防和处理。在恒牙列，为防止过度磨损，可用烤瓷冠，也可用𬌗垫修复。

三、先天性梅毒牙

先天性梅毒牙包括半月形切牙和桑椹状磨牙等。主要见于恒牙，乳牙极少受累。10%～30% 的先天性梅毒患者有牙表征。

（一）发病机制

在牙胚形态发生期，由于炎症细胞浸润，特别是在成釉器中有炎性渗出，致使成釉细胞受害，部分釉质的沉积停止。又由于牙本质的矿化障碍，前期牙本质明显增多，因而牙本质塌陷，形成半月形损害。

毒牙多见于 11，16，21，26，31，32，36，41，42，46，少见于乳牙列，可能与下列因素有关：①梅毒对组织损害最严重的时期是在胚胎末期及出生后第 1 个月；②如果梅毒在胚胎早期即严重侵犯组织，则可导致胎儿流产，当然不会遗留畸形牙；③梅毒螺旋体不易经过胎盘而直接作用于胎儿。

（二）病理

牙胚周围有螺旋体，牙乳头和牙囊有炎症。胎儿镜检查可发现，梅毒牙的病理改变是：釉质明显缺少或完全缺失，牙本质生长线明显，球间牙本质增多，前期牙本质明显增宽，牙颈部可见含细胞牙本质和骨样牙本质。

（三）临床表现

1. 半月形切牙

又称哈钦森牙。先天性梅毒患者有 3 项特征：①间质性角膜炎；②中耳炎或耳聋；③半月形切牙。这种切牙的切缘比牙颈部狭窄，切缘中央有半月形缺陷，切牙之间有较大空隙。

2. 桑椹状磨牙

Fournier 于 1884 年发现先天性梅毒患者第一恒磨牙的牙尖皱缩，表面粗糙，釉质呈多个不规则的小结节和坑窝凹陷，散在于近殆面处，故有桑椹状之称；牙尖向中央凑拢，牙横径最大处在牙颈部。

3. 蕾状磨牙

Henry Moon 于 1877 年第一次进行描述：第一恒磨牙较正常牙小，圆顶状；近中面观，牙尖聚拢，但冠部无沟隙或缺损环绕；除了外形畸形外，牙表面光滑。

因其形态的特异性，Jacobi 等和 Putkonen 将其称为蕾状磨牙。

1924 年，Pfluger 对此类牙又进行如下描述：牙尖处横径缩窄，殆面收缩，颈部为全牙横径最大处，他认为第一磨牙虽不似桑椹状，但牙尖向中央凑拢，致使殆面收缩，有如花蕾，因而得名。Moon 则称此类牙为圆屋顶式牙，这也是先天性梅毒牙特征之一。X 线检查示：先天性梅毒牙的第一磨牙，牙根较短。

另外，牙萌出过早或过迟，先天性无牙畸形，由口角向颊部的放射状瘢痕，前额隆突而鼻梁塌陷等都可用作辅助诊断的标志，更有力的证据应是血清学检查。

（四）防治

在妊娠早期治疗梅毒，是预防先天性梅毒的有效方法。若在妊娠后 4 个月内用抗生素行抗梅毒治疗，95% 的婴儿可免得先天性梅毒，这样也就可以防止梅毒牙的发生。对梅毒牙可用修复学方法或光固化复合树脂修复。

四、着色牙

（一）概述

着色牙是口腔中常见的疾病，各个年龄组人群均可发生；既可以发生在乳牙，也可以发生在恒牙。根据病因的不同，又可以分为内源性着色牙和外源性着色牙两大类。

内源性着色牙指的是由于受到疾病或药物的影响，牙内部结构包括釉质、牙本质等均发生着色，常伴有牙发育的异常，活髓牙和无髓牙均可以受累。外源性着色牙主要指由于药物、食物、饮料（如茶叶、咖啡、巧克力等）中的色素沉积在牙表面引起牙着色，牙内部组织结构完好，只影响牙的美观，不影响牙的功能。

1. 病因

着色牙的病因大致可分为外源性着色和内源性着色。

（1）外源性着色：由多种原因造成，包括附着在牙表面的菌斑、产色素细菌、饮料、食物等。

（2）内源性着色：病因根据牙萌出情况而有所不同。在牙未萌出前，影响牙胚胎发育及硬组织形成的原因包括系统性疾病，如婴幼儿高胆红素血症、血液系统疾病、四环素类药物的应用等；而在牙萌出后，由于化学物质、外伤、抗生素使用等也可引起内源性牙着色。

2. 临床表现

（1）外源性着色：主要表现为在牙的表面，如牙颈部、牙近远中邻面、下颌牙舌面和上颌牙腭面有条状、线状或者块状的色素沉着。根据着色原因不同，可有多种色素沉着，严重者覆盖整个牙面，极大地影响了美观。

（2）内源性着色：许多内源性着色均发生在牙萌出前牙冠形成时期，因此，通常为多个牙同时受累，且常伴有牙结构的发育缺陷，如四环素牙、氟斑牙。而外伤引起的牙着色主要是由于创伤时血管破裂，血细胞游离到髓腔，发生溶血，释放出血红蛋白及铁离子，与硫化氢结合形成硫酸铁进入牙本质小管而导致牙着色。

3. 治疗

（1）外源性着色牙：一般采用常规口腔卫生清洁措施，包括超声波洁牙、喷砂洁牙均可去除，严重者可能需经过多次反复清洁才能去除。

（2）内源性着色牙：内源性着色牙的治疗方法主要包括树脂修复、牙漂白、烤瓷冠修复等，可根据牙着色的程度不同而选择不同的治疗方法。

（二）氟牙症

氟牙症又称氟斑牙或斑釉，具有地区性分布特点，为慢性氟中毒早期最常见且突出的症状。氟牙症在世界各国均有报道。我国氟牙症流行区很多，如东北、内蒙古、宁夏、陕西、山西、甘肃、河北、山东、贵州、福建等地都有慢性氟中毒区。氟中毒除了影响牙外，严重者同时患氟骨症，应引起高度重视。

1. 病因

1931 年 Churchill 提出水中氟含量过高是本症的病因。同年 Smith 用氟化物做大鼠实验，证明氟含量过高可产生此症。一般认为水中含氟量以 1 ppm（1 mg/L）为宜，该浓度既能有效防龋，又不致发生氟牙症。但个体因素及其他生活条件，包括对氟的感受性也有一定差异。饮用水是摄入氟的一个最大来源，水氟摄入是按年龄、气候条件和饮食习惯综合决定的。水氟的最适浓度主要取决于当地的年平均最高气温，美国为 0.7~1.2 ppm，广州约为 0.7 ppm。我国地域辽阔，南北气温相差甚大，因此不能只有一个适宜浓度，故我国现行水质标准氟浓度为 0.5~1.0 ppm 应是适宜的。

食物中氟化物的吸收取决于食物中无机氟化物的溶解度以及钙的含量。如果加入钙的化合物，则氟的吸收就显著减少。动物实验证实，充足的维生素 A、维生素 D 和适量的钙、磷，可减轻氟对机体的损害。这说明氟含量过高并不是造成氟牙症的唯一原因，因为水中含氟量较高的地区，也不是人人罹患此症。

另外，是否发生氟牙症还取决于过多氟进入人体的时机。氟主要损害釉质发育期牙胚的成釉细胞，因此，过多的氟只有在牙发育矿化期进入机体，才能发生氟牙症。若在 6~7 岁之前，长期居住在饮水中含氟量高的流行区，即使日后迁往他处，也不能避免以后萌出的恒牙受累，反之，如 7 岁后才迁入高氟区者，则不出现氟牙症。

2. 发病机制

碱性磷酸酶可以水解多种磷酸酯，在骨、牙代谢中提供无机磷，作为骨盐形成的原料。氟浓度过高，可抑制碱性磷酸酶的活性，从而造成釉质发育不良、矿化不全和骨质变脆等骨骼疾病。

3. 病理

氟牙症的病理表现为柱间质矿化不良和釉柱的过度矿化。这种情况在表层的釉质更显著，表层釉质含氟量是深层釉质的 10 倍左右。由于氟牙症表层釉质呈多孔性，易于吸附外来色素（如锰、铁化合物）而产生氟斑。重型氟牙症的微孔量可达 10%～25%，位于釉柱间，并沿横纹分布。如果这种多孔性所占的体积大，釉质表面就会塌陷，形成窝状釉质发育不全。

4. 临床表现

（1）氟牙症临床表现的特点是在同一时期萌出牙的釉质上有白垩色到褐色的斑块，严重者还并发釉质的实质缺损。临床上常按其程度而分为白垩型（轻度）、着色型（中度）和缺损型（重度）3 种类型。

（2）多见于恒牙，发生在乳牙者甚少，程度也较轻。这是由于乳牙的发育分别在胚胎期和婴儿期，而胎盘对氟有一定的屏障作用。但如氟摄入量过多，超过胎盘筛除功能的限度时，也能不规则地表现在乳牙上。

（3）对摩擦的耐受性差，但对酸蚀的抵抗力强。

（4）严重的慢性氟中毒患者，可有骨骼的增殖性变化，骨膜、韧带等均可钙化，从而产生腰、腿和全身关节症状。急性中毒症状为恶心、呕吐、腹泻等。由于血钙与氟结合，形成不溶性的氟化钙，可引起肌痉挛、虚脱和呼吸困难，甚至死亡。

5. 鉴别诊断

本病主要应与釉质发育不全相鉴别。

（1）釉质发育不全白垩色斑的边界比较明确，而且其纹线与釉质的生长发育线相吻合；氟牙症为长期性的损伤，故其斑块呈散在的云雾状，边界不明确，并与生长发育线不相吻合。

（2）釉质发育不全可发生在单个牙或一组牙；而氟牙症发生在多数牙，尤以上颌前牙为多见。

（3）氟牙症患者有在高氟区的生活史。

6. 防治

理想的预防方法是选择新的、含氟量适宜的水源，或分别应用活性矾土（Al_2O_3）或药用炭（活性炭）去除水源中过量的氟，但后者费用昂贵，难以推广。对已形成的氟牙症可用磨除、酸蚀涂层法、复合树脂修复和烤瓷冠修复等方法处理。

（三）四环素牙

四环素是由金霉素催化脱卤生物合成的抗生素，早在 1948 年即开始用于临床。1950年，国外有报道四环素族药物引起牙着色，称为四环素牙；其后又陆续报道四环素沉积于牙、骨骼及指甲等，而且能引起釉质发育不全。国内直至 20 世纪 70 年代中期才引起注意。目前，随着四环素类药物使用的减少，这类疾病的发病已逐渐少见。

1. 发病机制

在牙的发育矿化期，服用的四环素族药物可被结合到牙组织内，使牙着色。初呈黄色，在阳光照射下则呈明亮的黄色荧光，以后逐渐由黄色变成棕褐色或深灰色。这种转变是缓慢的，并能被阳光促进，所以切牙的唇面最先变色。一般说来，前牙比后牙着色明显；乳牙着色又比恒牙明显，因为乳牙的釉质较薄、较透明，不易遮盖牙本质中四环素结合物的颜色。牙着色程度与四环素的种类、剂量和给药次数有关。一般认为，缩水四环素、地美环素、盐酸四环素引起的着色比土霉素、金霉素明显。在恒牙，着色程度与服用四环素的疗程长短呈正相关，但是短期内的大剂量服用比长期服相等总剂量的作用更大。

因为釉质和牙本质同时形成在同一基底膜的相对侧，所以同一次的剂量能在两种组织中形成黄色层，但在牙本质中的沉积比在釉质中高 4 倍，而且在釉质中仅为弥散性的非带状色素。这是由于牙本质磷灰石晶体小，总表面积比釉质磷灰石晶体大，因而使牙本质吸收四环素的量较釉质为多。又因为黄色层呈波浪形，似帽状，大致相似于牙的外形，所以一次剂量引起的着色能在一个牙的大部分表面看到。在牙着色的同时，还有骨组织的着色，但是后者可随骨组织的生理代谢活动而使着色逐渐去除，然而牙的着色却是永久的。此外，四环素还可在母体通过胎盘引起乳牙着色。

四环素对牙的影响主要是着色，有时也并发釉质发育不全。四环素分子有螯合性质，可与牙组织形成稳固的四环素正磷酸盐复合物，此物质能抑制矿化的 2 个相，即核化和晶体的生长。

2. 临床表现

四环素对牙着色和釉质发育不全的影响与下列因素有关。①四环素族药物本身的颜色，如地美环素呈镉黄色，土霉素呈柠檬黄色。②降解而呈现的色泽，四环素对光敏感，可以在紫外线或日光下变色。③四环素在牙本质内，因结合部位的深浅而使牙本质着色的程度有所不同，当着色带越靠近釉牙本质界时，越易着色。因而在婴儿早期，形成外层牙本质时，用药影响最大。④与釉质本身的结构有关，在严重釉质发育不全、釉质完全丧失时，着色的牙本质明显外露；如果轻度釉质发育不全，釉质丧失透明度而呈白垩色时，可遮盖着色的牙本质，反而使牙色接近正常。

根据四环素牙形成阶段、着色程度和范围，四环素牙可以分为以下 4 个阶段。

(1) 第一阶段（轻度四环素着色）：整个牙面呈现黄色或灰色，且分布均匀，没有带状着色。

(2) 第二阶段（中度四环素着色）：牙着色的颜色由黄色至黑灰色。

(3) 第三阶段（重度四环素着色）：牙表面可见到明显的带状着色，颜色呈黄—灰色或黑色。

(4) 第四阶段（极重度四环素着色）：牙表面着色深，严重者可呈灰褐色，任何漂白治疗均无效。

四环素牙引起牙着色和釉质发育不全，都只在牙发育期才能显现出来。一般说来，在 6~7 岁或以后再给药，不致引起令人注目的牙着色。

3. 防治

为预防四环素牙的发生，妊娠和哺乳的妇女及 8 岁以下的小儿不宜使用四环素类药物。

着色牙可通过光固化复合树脂修复、烤瓷冠修复或漂白等方法进行治疗。

着色牙的漂白治疗主要用于牙冠比较完整的轻、中度氟斑牙，四环素牙，变色无髓牙。漂白治疗的方法主要分为外漂白和内漂白两种。外漂白方法根据是在口腔诊室内完成还是在家中自行完成又可分为诊室内漂白治疗和家庭漂白治疗。目前最常用的漂白剂为过氧化氢，其他还有过氧化脲、过硼酸钠等。

过氧化氢是一种强氧化剂，着色牙漂白时最常用的剂量为30%的过氧化氢，其确切的漂白机制至今不很清楚，主要为一种氧化反应，当过氧化氢和牙接触时，形成具有巨大氧化能力的游离根，在这个反应过程中被漂白物质向漂白剂提供电子。过氧化氢的分子量与水相似，所以易被吸收进釉质从而氧化牙中的色素。漂白治疗的成功很大程度上取决于牙变色的程度、着色原因及色素进入牙组织中时间的长短。过氧化氢不仅对釉质产生作用，而且对牙本质、牙骨质也会产生作用，甚至对牙髓组织造成损害。

过氧化脲的漂白作用是利用它逐渐分解生成过氧化氢来实现的。过氧化脲分解后可生成过氧化氢、脲、二氧化碳、氨等。

（1）诊室内漂白术使用药物大多为强氧化剂，如30%的过氧化氢、10%~15%的过氧化脲素等药物，置于牙冠表面进行漂白。在放置药物的同时还可辅助加用激光照射、红外线照射等方法增加脱色效果。

1）适应证：诊室内漂白使用的药物由釉质表面向牙本质渗入，因此，药物的漂白作用是由外向内逐步深入，越到牙本质深层效果越不明显。对于重度的四环素牙等疗效就相对较差。一般适用于完整的氟斑牙，轻、中度四环素牙，外染色牙和其他原因引起的轻、中度变色牙，而且主要是活髓牙。

2）漂白方法：①漂白剂对牙龈及口腔软组织有烧伤，因此，在治疗前可先用凡士林涂布牙龈及软组织表面以保护牙龈及软组织；②在治疗前应去除牙表面附着的菌斑及色素，然后用小刷子蘸不含氟的漂白粉清洁牙面，冲洗后隔湿，上橡皮障；③在牙表面放置含过氧化氢漂白液的纱布或凝胶；④使用漂白灯或激光、红外线等加热装置照射，注意温度不要过高，以免引起组织损伤；⑤治疗结束后，冲洗牙面，移去橡皮障及凡士林；⑥询问患者是否有牙敏感症状或其他不适，给予适当处理；⑦治疗时间一般为每周1次，每次30~45分钟，根据治疗效果持续2~6次。

（2）家庭漂白术：又称夜间漂白技术或托盘漂白术，该技术采用托盘和10%~15%的过氧化脲进行治疗。它不仅大大缩短了患者的就诊时间和次数，而且可以同时对全口牙进行漂白。对于外源性着色、内源性着色和因增龄所致的颜色改变效果较好，对于氟斑牙也有不同程度的漂白效果，但对于四环素牙，尤其是中、重度四环素着色牙效果稍差。

操作步骤：①藻酸盐印模材料取模，灌制石膏模型；②在石膏模型上加工、修整托盘，托盘达龈下0.5 mm处；③经医师指导，在托盘内加入漂白凝胶，戴上后去除多余漂白剂；④治疗期间勿饮水及漱口，睡觉前戴入，第2天清晨取出，再用清水漱口，若在白天使用，平均每1.5~2.0小时更换1次漂白剂，但每天使用不超过12小时；⑤2~6周为1个疗程；⑥若有问题及不良反应出现，及时向医师汇报。

家庭漂白技术治疗的效果与漂白的时间和剂量有关，取决于每天戴托盘的时间长短、天数、患者本身的条件及内部颜色对漂白剂的敏感性等因素。根据目前的临床治疗效果分析，没有一种漂白术在所有情况都有效，尤其是四环素着色牙的治疗，因此，诊室内漂白术和家庭漂白术联合应用可能比单独使用一种方法效果更好。

（3）无髓牙漂白术：出现于1884年，又称内漂白术或诊间漂白术。主要是将漂白剂置于打开的牙髓腔内进行漂白治疗的一种方法，常用漂白剂有过氧化氢、过氧化脲等，其适应证主要是完成根管治疗术后的着色牙。

漂白时，首先去除根管充填材料至根管口下2~3 mm处，以光固化玻璃离子粘固剂封闭根管。把蘸有漂白药物的棉球封于髓腔内，隔2~3天复诊，4~7次为1个疗程。漂白结束后，冲洗髓腔，然后用复合树脂充填窝洞。

无髓牙漂白术的主要并发症为牙的再着色和牙颈部外吸收。

经随访发现，内漂白的远期效果与近期效果存在差别，1~5年或以后明显再着色的发生率为3%~7%，45%~60%的牙有染色，牙颈部外吸收发生率约为6.9%。牙颈部外吸收发生的确切机制尚不清楚，大多数学者认为与漂白剂渗出有关。过氧化氢可能通过牙本质小管进入牙颈部牙周膜，使之防御功能减弱，细菌在暴露的牙本质小管中繁殖，引起周围组织感染，继发牙颈部硬组织吸收，如果漂白后发生牙外吸收，只能拔除。

五、牙形态异常

（一）过小牙、过大牙、锥形牙

牙的大小若与骨骼和面部的比例失去协调，就有过大或过小之感。个别牙若偏离了解剖上正常值的范围，且与牙列中其他牙明显不相称时，称为过小牙或过大牙。过小牙多见于上颌侧切牙、第三磨牙和额外牙。如为圆锥形时则称锥形牙，即牙的切端比颈部狭窄。有时上颌中切牙牙冠过大，而牙根并不长，过大牙应和临床上更为常见的融合牙相区别。

全口牙都呈大或过小的情形极少，这种情形可能与遗传或内分泌有关，全口性过小牙，可发生于外胚层发育不良、唐氏综合征、先天性脑垂体功能减退的患者。单侧牙过大，可见于颜面偏侧肥大者。

前牙区的过小牙常影响美观，如有足够长度的牙根，可用复合树脂或冠修复，以改善美观。

过大牙冠而牙根小者，导致菌斑的积聚和牙周病的发生，加上又影响美观，可考虑拔牙后修复。

（二）融合牙、双生牙、结合牙

融合牙常由2个正常牙胚融合而成。在牙发育期，可以是完全融合，也可以是不完全融合。引起融合的原因，一般认为是压力所致。如果这种压力发生在2个牙钙化之前，则牙冠部融合，如果这种压力发生在牙冠发育完成之后，则形成根融合为一，而冠分为二的牙。牙本质总是相通连的。无论是乳牙还是恒牙均可发生融合牙，最常见于下颌乳切牙。此外，正常牙与额外牙有时也可发生融合。

双生牙系由一个内向的凹陷将一个牙胚不完全分开而形成不完全的双生牙。通常双生牙为完全或不完全分开的牙冠，有一个共同的牙根和根管。双生牙在乳牙列与恒牙列皆可发生。双生乳牙常伴有其继承恒牙的先天性缺失。

结合牙为2个牙的牙根发育完全以后发生粘连的牙。在这种情况下，牙借助增生的牙骨质结合在一起。引起结合的原因据认为是由于创伤或牙拥挤，以致牙间骨吸收，使两邻牙靠拢，以后增生的牙骨质将两牙粘连在一起。结合牙偶见于上颌第二磨牙和第三磨牙区，这种牙形成时间较晚，而且牙本质是各自分开的，所以结合牙容易与融合牙或双生牙相区别。

乳牙列的融合牙或双生牙，有时可延缓牙根的生理性吸收，从而阻碍其继承牙的萌出。因此，若已确定有继承恒牙，应定期观察，及时拔除。发生在上颌前牙区的恒牙双生牙或融合牙，由于牙大且在联合处有深沟，对美观有影响。对这种病例应用复合树脂处理，既可改善外观，再则可消除菌斑滞留区。此外，又可做适当调磨，使牙略微变小，以促进美观。

（三）畸形中央尖

畸形中央尖多见于下颌前磨牙，尤以第二前磨牙最多见，偶见于上颌前磨牙。常为对称性发生。一般位于殆面中央窝处，呈圆锥形突起，故称中央尖。此外，该尖也可出现在颊嵴、舌嵴、近中窝和远中窝。形态可为圆锥形、圆柱形或半球形等，高度 1~3 mm。半数的中央尖有髓角伸入。

1. 病因

一般认为发生此种畸形是由于牙发育期，牙乳头组织向成釉器突起，在此基础上形成釉质和牙本质。

2. 临床表现

中央尖折断或被磨损后，临床上表现为圆形或椭圆形黑环，中央有浅黄色或褐色的牙本质轴，在轴中央有时可见到黑色小点，此点就是髓角，但在此处即使用极细的探针也不能探入。圆锥形中央尖，萌出后不久与对颌牙接触，即遭折断，使牙髓感染、坏死，影响根尖的继续发育。这种终止发育的根尖呈喇叭形，但也有一些中央尖逐渐被磨损，修复性牙本质逐渐形成，或属无髓角伸入型。这类牙有正常的活力，牙根可继续发育。因此，发现畸形中央尖时，应根据不同情况，给予及时相应的处理。

3. 治疗

（1）对圆钝而无妨碍的中央尖可不做处理。

（2）尖而长的中央尖容易折断或被磨损而露髓。牙刚萌出时若发现这种牙尖，一种方法是在麻醉和严格的消毒下，将此尖一次磨除，然后制备洞形，按常规进行盖髓治疗；另一种方法是在适当调整对殆牙的同时，多次少量调磨此尖，这样可避免中央尖折断或过度磨损，且可在髓角部形成足够的修复性牙本质而免于露髓。

（3）中央尖折断，已引起牙髓或根尖周病变时，为保存患牙并促使牙根继续发育完成，可采用根尖发育形成术或根尖诱导形成术。

（四）牙内陷

牙内陷为牙发育时期，成釉器过度卷叠或局部过度增殖，深入牙乳头中所致。牙萌出后，在牙面可出现一囊状深陷的窝洞。常见于上颌侧切牙，偶发于上颌中切牙或尖牙。根据牙内陷的深浅程度及其形态变异，临床上可分为畸形舌侧窝、畸形根面沟、畸形舌侧尖和牙中牙。

1. 畸形舌侧窝

这是牙内陷最轻的一种。舌侧窝呈囊状深陷，容易滞留食物残渣，利于细菌滋生，再加上囊底存在发育上的缺陷，常引起牙髓的感染、坏死及根尖周病变。

2. 畸形根面沟

可与畸形舌侧窝同时出现。畸形根面沟为一条纵形裂沟，向舌侧越过舌隆突，并向根方延伸，严重者可达根尖部，甚至有时将根一分为二，形成一个额外根。畸形根面沟尚未引起病变时，一般很难被诊断。有时在X线片上显示线样透射影，易被误认为副根管或双根管。畸形根面沟使龈沟底封闭不良，上皮在该处呈病理性附着，并形成骨下袋，成为细菌、毒素入侵的途径，易导致牙周组织的破坏。

3. 畸形舌侧尖

除舌侧窝内陷外，舌隆突呈圆锥形突起，有时突起成一牙尖。牙髓组织也随之进入舌侧尖内，形成纤细髓角，易遭磨损而引起牙髓及根尖周组织病变。

4. 牙中牙

牙中牙是牙内陷最严重的一种。牙呈圆锥状，且较其固有形态稍大，X线检查示其深入凹陷部，好似包含在牙中的1个小牙，其实陷入部分的中央不是牙髓，而是含有残余成釉器的空腔。

对牙内陷的治疗，应视其牙髓是否遭受感染而定。早期应按深龋处理，将空腔内软化组织去净，形成洞形，行间接盖髓术。若去腐质时露髓，应将内陷处钻开，然后根据牙髓状态和牙根发育情况，选择进一步处理的方法。若牙外形也有异常，在进行上述治疗后酌情进行冠修复，以恢复牙原来的形态和美观。

对畸形根面沟的治疗，应根据沟的深浅、长短以及对牙髓、牙周波及的情况，采取相应的措施。①如牙髓活力正常，但腭侧有牙周袋者，先做翻瓣术，暴露牙患侧根面，沟浅可磨除，修整外形；沟深制备固位形，常规玻璃离子粘固剂或复合树脂粘结修复，生理盐水清洗创面，缝合，上牙周塞治剂，7天后拆线。②如牙髓无活力伴腭侧牙周袋者，可在根管治疗术后，即刻进行翻瓣术兼裂沟的处理。若裂沟已达根尖部，由于相互交通造成了牙周组织广泛破坏，则预后不佳，应予拔除。

（五）釉珠

釉珠是牢固附着于牙骨质表面的釉质小块，大小似粟粒，呈球形。其多位于磨牙根分叉内或其附近，或见于釉牙骨质界附近的根面上。

釉珠的发生起因于一小团错位的成釉细胞或者由于上皮根鞘的一小团上皮异常分化，再度出现成釉功能而形成釉珠。在显微镜下观察，常见的釉珠完全为釉质所构成，釉珠基底直接附丽在牙本质上。有的釉珠包含有牙本质，但含有牙髓者甚为罕见。釉珠能影响牙龈与牙体之间的良好附着关系，形成滞留区，引起龈炎。它还可能妨碍龈下刮治术。另外，釉珠在X线片上可被误为髓石或牙石，故应加以鉴别。釉珠一般不必治疗，必要时可将其磨去。

六、牙数目异常

牙数目异常主要是指额外牙和先天性缺额牙。正常牙数之外多生的是额外牙，而根本未曾发生的牙是先天性缺额牙。

额外牙的发生可能来自形成过多的牙蕾，也可能是牙胚分裂而成。额外牙可发生在颌骨任何部位，但最多见的是"正中牙"，位于上颌两中切牙之间，常为单个，但也可成对。"正中牙"体积小，牙冠呈圆锥形，根短。上颌第四磨牙也较常见，位于第三磨牙远中侧。此外，额外牙还可在下颌前磨牙或上颌侧切牙区出现。额外牙可萌出或阻生于颌骨内，如有阻生，常影响邻牙位置，甚至阻碍其正常萌出，也可导致牙列拥挤，成为牙周病和龋病的发病因素。乳牙的额外牙少见。

先天性缺额牙又可分为个别缺牙、多数缺牙和全部缺牙 3 种情况。个别缺牙多见于恒牙列，且多为对称性，最多见者为缺少第三磨牙。其次为上颌侧切牙或下颌第二前磨牙缺失。缺额牙也可为非对称性，在下颌切牙区内缺少个别牙。缺额牙在乳牙列很少见。个别缺额牙的原因尚不清楚，但一般认为有家族遗传倾向。

全口多数牙缺额或全口缺额牙，称为无牙畸形，常为全身性发育畸形的局部表现。无牙畸形常伴有外胚叶发育不全，如缺少毛发、指甲、皮脂腺、汗腺等，如追溯家族史，可能找到遗传关系。

部分无牙畸形比全口无牙畸形多见。

七、牙萌出异常

牙发育到一定程度，每组牙都在一定的年龄萌出，牙萌出异常有早萌、迟萌等现象。

早萌即萌出过早，多见于下颌乳切牙。在出生时或出生后不久即萌出，如系正常乳牙，因牙胚距口腔黏膜过近所致，也可能为多生牙。早萌的牙根常发育不全，甚至无牙根，因而附着松弛，常自行脱落，也可尽早拔除。

个别恒牙早萌，多为乳牙早脱所致。多数或全部恒牙早萌极为罕见。在脑垂体、甲状腺及生殖腺功能亢进的患者，可出现恒牙过早萌出。

萌出过迟、异位和萌出困难：全口牙迟萌多为系统病或遗传因素的影响，个别乳牙迟萌可能与外伤或感染有关。一般乳牙很少有异位或萌出困难。恒牙迟萌或异位，往往因乳牙滞留，占据恒牙位置或乳牙过早脱落，造成邻牙移位，以致间隙不够。恒牙萌出困难，常见于上颌切牙，因乳切牙过早脱落，长期用牙龈咀嚼，使局部黏膜角化增强，龈质坚韧、肥厚所致，必要时需切去部分龈组织，露出切缘，以利萌出。

（樊卜熙）

第二节　牙慢性损伤

一、磨损

（一）病因

单纯机械摩擦作用而造成的牙体硬组织慢性磨耗称为磨损。如果磨损是在正常咀嚼过程中造成的，这种生理性磨损称为咀嚼磨损。其他不是由于正常咀嚼过程所致的牙磨损，为一种病理现象，统称为非咀嚼磨损。

（二）临床表现

1. 咀嚼磨损

咀嚼磨损又称咀嚼磨耗，一般发生在𬌗面或切缘，但在牙列紊乱时，也可发生在其他牙面。由于乳牙的存留时间比恒牙短，因此其咀嚼磨损的程度不如恒牙。恒牙萌出数年至数十年后，后牙𬌗面和前牙切缘就有明显的咀嚼磨损。开始在牙尖或嵴上出现光滑的小平面，切缘稍变平，随着年龄的增长，咀嚼磨损也更加明显，牙高度降低，𬌗斜面变平，同时牙近远中径变小。在牙的某些区域，釉质完全被磨耗成锐利的边缘，牙本质暴露。咀嚼时由于每个牙均有轻微的动度，相邻牙的接触点互相摩擦，也会发生磨损，使原来的点状接触成为面状接触，很容易造成食物嵌塞、邻面龋及牙周疾病。

磨损的程度取决于牙的硬度、食物的硬度、咀嚼习惯和咀嚼肌的张力等。磨损程度与患者年龄、食物的摩擦力和咀嚼力成正比，而与牙的硬度成反比。

2. 非咀嚼磨损

由异常的机械摩擦作用造成的牙硬组织损耗，是一种病理现象。不良的习惯和某些职业是造成这类磨损的原因。如妇女用牙撑开发夹，木匠、鞋匠、成衣工常用牙夹住钉、针或用牙咬线。磨牙症也会导致严重的磨损。

（三）病理

在牙本质暴露部分形成死区或透明层，髓腔内相当于牙本质露出的部分形成修复性牙本质，牙髓发生营养不良性变化。修复性牙本质形成的量取决于暴露牙本质的面积、时间和牙髓的反应。随着修复性牙本质的形成，牙髓腔的体积可逐渐缩小。

（四）生理意义

均匀、适宜的磨损对牙周组织的健康有重要意义。例如，由于牙尖被磨损，减少了咀嚼时来自侧方的压力，保持冠根长度的协调，从而不至于由于杠杆作用而使牙周组织负担过重。

（五）并发症

磨损也可引起各种并发症或成为致病的因素。

1. 牙本质过敏症

这种酸痛的症状有时可以在数月内逐渐减轻而消失，有时可持续更长的时间而不见好转。敏感的程度常因人而异，一般说来磨损的过程越快，暴露面积越大，则酸痛越明显。

2. 食物嵌塞

咀嚼食物时，由于有边缘嵴和发育沟所确立的𬌗面外形，通常有利于食物偏离牙间隙。牙被磨损后，平面代替了正常凸面，从而增加了牙尖向对颌牙间隙楔入食物的作用，因磨损牙冠变短及邻面磨损都可引起食物嵌塞，并促使牙周病和邻面龋的发生。

3. 牙髓和根尖周病

由于过度磨损使髓腔暴露所致。

4. 颞颌关节功能紊乱综合征

严重的𬌗面磨损可导致颌间垂直距离过短，从而引起颞颌关节病损。

5. 咬合创伤

不均匀的磨损能遗留高陡牙尖，从而造成咬合创伤。

6. 创伤性溃疡

不均匀磨损遗留的过锐牙尖和边缘能刺激颊、舌黏膜，可引起局部溃疡。

（六）治疗

（1）生理性磨损，若无症状无须处理。

（2）去除和改正引起病理性磨损的原因。

（3）有牙本质过敏症时，应做脱敏处理。

（4）对不均匀的磨损需做适当的调𬌗，磨除尖锐牙尖和边缘。

（5）有牙髓和根尖周病时，按常规进行牙髓病、根尖周病治疗。

（6）有食物嵌塞者，应恢复正常的接触关系和重建殆面溢出沟。磨损过重且有颞颌关节综合征时，应做殆垫或覆盖义齿修复，以恢复颌间垂直距离。

二、磨牙症

睡眠时有习惯性磨牙或白昼也有无意识地磨牙习惯者，称为磨牙症。磨牙症是咀嚼系统的一种功能异常运动。上、下颌牙接触时间长，用力大，对牙体、牙周、颞颌关节、咀嚼肌等组织均可引起损害。

（一）病因

1. 心理因素

情绪紧张是磨牙症最常见的发病因素。患者的惧怕、愤怒、抵触及其他各种情绪难以及时发泄时，这些情绪便被隐藏在潜意识中，但能周期性地通过各种方式表现出来，磨牙症就是这种表现方式之一。据观察，在精神病患者中，磨牙症是常见的现象。小儿的磨牙症可能与长期咬玩具有关。

2. 殆不协调

被认为是磨牙症的另一个主要因素。正中关系与正中殆之间的早接触是最常见的磨牙症始动因素，平衡侧接触则为另一始动因素。有时调磨这两种殆干扰可以治愈磨牙症。

3. 全身因素

磨牙症的全身因素已列举于早期文献，如与寄生虫有关、与血压改变有关、与遗传因素有关、与缺钙有关及与胃肠功能紊乱有关等。

4. 职业

有的职业类型易于发生磨牙症。运动员常有磨牙症，要求精确性很高的工作如钟表工，也有发生磨牙症的倾向。

（二）临床表现

磨牙症可分为3型：①磨牙型，常在夜间入睡之后磨牙，又称夜磨牙，常为别人所听见而被告之，患者本人多不知晓；②紧咬型，常在白天注意力集中时不自觉地将牙咬紧，但没有上、下磨动的现象；③混合型，兼有夜磨牙和白昼紧咬牙的现象。3型中以夜磨牙较受重视，因常影响他人，特别是配偶。

睡眠时患者做典型的磨牙或紧咬牙动作，并可伴有"嘎嘎"响声。当磨损超出生理运动范围时，则磨损面较大，全口牙的磨损均严重，前牙又更明显。磨损导致牙冠变短，有的仅为正常牙冠长度的1/2。此时可出现牙本质过敏症、牙髓病、根尖周病及牙折等。牙周组织受到异常殆力，常引起殆创伤而出现牙松动、食物嵌塞。此外，磨牙症还可引起颌骨或咀嚼肌的疼痛或疲劳感、下颌运动受限、颞颌关节弹响等症状。

（三）治疗

1. 去除致病因素

特别是消除心理因素和局部因素，以减少紧张情绪。施行自我暗示，以进行放松肌肉的锻炼。

2. 殆板的应用

其目的有隔断殆干扰始动因素，降低颌骨肌张力和肌电活动，保护牙免受磨损。目的不同，殆板的设计也不尽一样。

3. 调磨咬合

戴用殆板显效之后，可以检查咬合，分次调磨。

4. 修复治疗

为磨牙症者做修复时，不仅要使殆关系良好，而且要达到理想殆，使正中殆与正中关系一致，前伸和侧向殆有平衡接触。

5. 肌电反馈治疗

对磨牙症患者应分两期训练，第 1 期通过肌电反馈学会松弛肌肉，第 2 期用听觉反馈，在一级睡眠期间可告诫磨牙症的发生。

6. 其他

治疗因过度磨损引起的各种并发症。

三、楔状缺损

楔状缺损是牙唇、颊侧颈部硬组织发生缓慢消耗所致的缺损，由于这种缺损常呈楔形因而得名。

（一）病因

1. 刷牙

曾经一直认为这是发生楔状缺损的主要原因，因此有学者将楔状缺损称为刷牙磨损。其理由是：①不刷牙的人很少发生典型的楔状缺损，而刷牙的人，特别是用力横刷的人，常有典型和严重的楔状缺损；②不发生在牙的舌面；③唇向错位的牙楔状缺损常比较严重；④楔状缺损的牙常伴有牙龈退缩。

还有试验证明，横刷法刷牙作为单一因素，即可发生牙颈部缺损。

2. 牙颈部的结构

牙颈部釉牙骨质界处的结构比较薄弱，易被磨去，有利于缺损的发生。

3. 酸的作用

龈沟内的酸性渗出物与缺损有关。临床上有时见到龈缘下硬组织的缺损，就是这种关系的提示。

4. 牙体组织的疲劳

研究表明，颊侧牙颈部是殆力应力集中区。长期的咀嚼殆力，使牙体组织疲劳，于应力集中区出现破坏。在上述病因中，目前认为牙殆部的结构特点、咬殆力量的分布以及牙体组织的疲劳也是重要的原因。

（二）临床表现

（1）典型楔状缺损，由 2 个平面相交而成，有的由 3 个平面组成。缺损边缘整齐，表面坚硬、光滑，一般为牙组织本色，有时可有程度不等的着色。

（2）根据缺损程度，可分浅形、深形和穿髓形 3 型。浅形和深形可无症状，也可发生牙本质过敏症。深度和症状不一定成正比，关键是个体差异性。穿髓可有牙髓病、根尖周病症状，甚至发生牙横折。

（3）好发于前磨牙，尤其是第一前磨牙，位于牙弓弧度最突出处，刷牙时受力大，次数多，一般有牙龈退缩。

（4）随年龄增长，楔状缺损有增加的趋势，年龄越大，楔状缺损越严重。

（三）防治

（1）改正刷牙方法，避免横刷，并选用较软的牙刷和磨料较细的牙膏。

（2）组织缺损少，且无牙本质过敏症者，无须做特别处理。

（3）有牙本质过敏症者，应用脱敏疗法。

（4）缺损较大者可用充填法，用玻璃离子体粘固剂或复合树脂充填，洞深或有敏感症状者，充填前应先垫底。

（5）有牙髓感染或根尖周病时，可做牙髓病治疗或根管治疗术。

（6）如缺损已导致牙横折，可根据病情和条件，行根管治疗术后，给予桩核冠修复。无保留价值者则拔除。

四、酸蚀症

酸雾或酸酐作用于牙而造成的牙硬组织损害称为酸蚀症，是制酸工人和常接触酸人员的一种职业病。

（一）病因

酸蚀症主要由无机酸，如盐酸、硝酸等所致，其中以盐酸的危害最大。硫酸由于沸点较高，不易挥发，一般很少引起酸蚀。患严重胃酸上逆的患者，也可发生本症，但较少。此外，碳酸饮料的饮用如何导致酸蚀症的发生。

（二）临床表现

最初往往仅有感觉过敏，以后逐渐产生实质缺损。由于其来自直接接触酸雾或酸酐，因此，多发生在前牙唇面。酸蚀的形式因酸而异：由盐酸所致者，常表现为自切缘向唇面形成刀削状的光滑斜面，硬而无变色，因切端变薄而易折断；由硝酸所致者，因二氧化氮难溶于水，故主要发生在牙颈部或口唇与牙面接触易于形成滞留的地方，表现为白垩状，染色黄褐或灰色的脱矿斑块，质地松软，易崩碎而逐渐形成实质缺损；由硫酸所致者，不易引起酸蚀，因二氧化硫气体溶于水后所形成的亚硫酸是弱酸，因此，通常只使口腔有酸涩感，对牙影响甚少；胃酸经常反流的患者，可引起牙舌面或后牙殆面的损害。

（三）防治

（1）改善劳动条件，消除和减少空气中的酸雾，是预防酸蚀症的根本方法。戴口罩，定期用2%苏打液漱口，避免用口呼吸等对预防本症的发生也有一定作用。

（2）积极治疗相关疾病如反流性食管炎，减少碳酸饮料的摄入等。

（3）局部用药物脱敏处理。

（4）缺损严重者可根据情况采用充填法、修复法处理。并发牙髓病变者，应先做牙髓病治疗，然后做充填或修复处理。

五、牙隐裂

牙隐裂又称不全牙裂或牙微裂，指牙冠表面的非生理性细小裂纹，常不易被发现。牙隐裂的裂纹常渗入牙本质结构，是引起牙痛的原因之一。由于临床上比较多见，而裂纹又容易被忽略，故临床医师应重视。

隐裂牙发生于上颌磨牙最多，其次是下颌磨牙和上颌前磨牙。上颌第一磨牙又明显多于上颌第二磨牙，尤其近中腭尖更易发生，此乃上下颌咀嚼运动时主要的工作尖，承担着最大的𬌗力，且与下颌磨牙中央窝有最合适的尖窝对位关系。上颌磨牙虽有斜嵴，由于磨耗不均匀的高陡牙尖和紧密的咬合关系，也易在𬌗面的近中或远中窝沟处，两颊尖或两舌尖之间的沟裂处发生隐裂。

（一）病因

（1）牙结构的薄弱环节是隐裂牙发生的易感因素。这些薄弱环节不仅本身抗裂强度低，而且是牙承受正常𬌗力时应力集中的部位。

（2）牙尖斜度越大，所产生的水平分力越大，隐裂发生的机会也越多。

（3）创伤性𬌗力，当病理性磨损出现高陡牙尖时，牙尖斜度也明显增大。正常咬合时所产生的水平分力也增加，形成创伤性𬌗力，使窝沟底部的釉板向牙本质方向加深、加宽，这就是隐裂纹的开始。在𬌗力的继续作用下，裂纹逐渐向牙髓方向加深，所以创伤性𬌗力是牙隐裂的重要致裂因素。

（二）临床表现

隐裂位置皆与𬌗面某些窝沟的位置重叠并向一侧或两侧边缘嵴伸延。上颌磨牙隐裂常与𬌗面近中舌沟重叠，下颌磨牙隐裂线常与𬌗面近远中发育沟重叠，并越过边缘嵴到达邻面。但也有与𬌗面颊舌沟重叠的颊舌隐裂，前磨牙隐裂常呈近远中向。

表浅的隐裂常无明显症状，较深时则遇冷、热刺激敏感，或有咬合不适感。深的隐裂因已达牙本质深层，多有慢性牙髓炎症状，有时也可急性发作，并出现定点性咀嚼剧痛。凡出现上述症状而未能发现患牙有深的龋洞或深的牙周袋，牙面上探不到过敏点时，应考虑牙隐裂存在的可能性。一般可用尖锐的探针检查，如隐裂不明显，可涂以碘酊，使渗入隐裂染色而将其显示清楚。有时将探针置于裂隙处加压，可有疼痛感。沿裂隙磨除，可见裂纹已达牙本质深层。将棉签置于可疑牙的牙尖上，嘱患者咬合，如出现短暂的撕裂样疼痛，则可能该牙已有隐裂。

（三）治疗

1. 调𬌗

排除𬌗干扰，减小牙尖斜度以减小劈裂力量。患牙的𬌗调整需多次复诊、分期进行，当调𬌗与保存生活牙髓发生矛盾时，可以酌情处理牙髓后再调𬌗。

2. 均衡全口𬌗力负担、治疗和（或）拔除全口其他患牙、修复缺失牙

这项工作常被医师们忽略，只注重个别主诉牙的治疗而不考虑全口牙的检查和处理，故治疗后常达不到预期效果。

3. 隐裂牙的处理

隐裂仅达釉牙本质界，着色浅而无继发龋损者，可采用复合树脂为粘接剂进行修复，有继发龋或裂纹着色深、已达牙本质浅层、中层者，沿裂纹备洞，氢氧化钙糊剂覆盖，玻璃离子粘固剂暂封，2周后无症状则换光固化复合树脂。较深的裂纹或已有牙髓病变者，在牙髓治疗的同时大量调整牙尖斜面，彻底去除患牙承受的致裂力量和治疗后及时用全冠修复是至关重要的。在牙髓病治疗过程中，𬌗面备洞后，裂纹对𬌗力的耐受降低，尽管在治疗时已

降低咬合，然而在疗程中由于咀嚼等原因，极易发生牙体自裂纹处劈裂开。因此，牙髓病治疗开始时可做带环粘上以保护牙冠，牙髓病治疗完毕应及时行冠修复。

六、牙根纵裂

牙根纵裂是指发生在牙根的纵裂，未波及牙冠者。由于肉眼不能发现，诊断比较困难。患者多为中、老年人。

（一）病因

1. 慢性持续性的创伤𬌗力，对本病发生起着重要作用

在全口牙中，以承受𬌗力最大的第一磨牙发生率最高，其中下颌第一磨牙又高于上颌第一磨牙。侧方𬌗创伤，牙尖高耸，磨耗不均，根分叉暴露皆与患牙承受𬌗力过大有关。

2. 牙根裂可能与牙根发育上的缺陷有关

磨牙近中根发生牙根纵裂的比例明显超过其他牙根，估计与近中根在解剖结构方面的弱点有关。有学者通过立体显微镜观察 30 例牙根纵裂牙，均为扁根，裂缝通过根管腔，贯穿颊舌径，均未波及牙冠，除 1 例外，全为双根管。

3. 无髓牙是牙根纵裂的又一因素

无髓牙致牙根裂的内因是牙本质脱水，失去弹性，牙变脆，致使牙抗折力降低，其外因则主要是牙胶侧压充填力过大。Meister 分析了牙根纵裂的病例，约 84% 是牙胶根充时侧向压力过大造成的。根管充填完成后，不合适的桩是造成牙根纵裂的又一因素，锥形桩比平行桩更易引起牙根纵裂，其原因是前者在就位、粘固，特别是受力时产生应力集中，后者产生的应力分布比较均匀。Cooney 指出，锥形桩不仅使固位能力降低，而且在近根尖处产生楔力更明显。此外，桩的直径越大，产生应力越大，致根纵折的可能性越大。

（二）临床表现

（1）创伤𬌗力引起的牙根纵裂早期有冷、热刺激痛，咀嚼痛，晚期出现自发痛、咀嚼痛，并有牙龈反复肿胀，有叩痛和松动。绝大多数有牙周袋和牙槽骨破坏，牙周袋较深，甚至达根尖，容易探及，也有不少患牙的牙周袋窄而深，位于牙根裂缝相应的部位，须仔细检查才能发现。

（2）根管充填后引起的牙根纵裂无牙髓症状，早期也无牙周袋或牙槽骨的破坏，随着病程延长，感染通过根裂损伤牙周组织，可使牙周病变加重，骨质吸收。

X 线检查对诊断牙根纵裂有重要意义。X 线检查显示管腔的下段、中下段甚至全长增宽，边缘整齐。这种根管腔影像的变化，不论其长度如何，均通过根尖孔，且在根尖处变宽。根裂方向与根管长轴一致。源于牙周病者，X 线片上可见牙槽骨的吸收，而源于根管治疗后者，早期无牙槽骨的破坏，晚期方有牙槽骨的病变。

（三）治疗

（1）对于松动明显，牙周袋宽而深或单根牙根管治疗后发生的牙根纵裂，非手术治疗无效，均应拔除。

（2）对于牙周病损局限于裂缝处且牙稳固的磨牙，可在根管治疗后行牙半切除术或截根术。

（曹　欢）

第三节　牙本质过敏症

牙本质过敏症又称过敏性牙本质，是牙在受到生理性范围内的外界刺激，如温度（冷、热）、化学物质（酸、甜）及机械作用（摩擦或咬硬物）等引起的酸痛症状。其特点为发作迅速，疼痛尖锐，时间短暂，一般可累及数个牙或全口牙及磨牙，以前磨牙为多见。牙本质过敏不是一种独立的疾病，而是各种牙体疾病共有的症状，发病的高峰年龄在 40 岁左右。

一、病因

凡能使釉质完整性受到破坏、牙本质暴露的各种牙体疾病，如磨耗、楔状缺损、牙折、龋病及牙周萎缩致牙颈部暴露等均可发生牙本质过敏症。但并不是所有牙本质暴露的牙都出现症状，通常与牙本质暴露的时间、修复性牙本质形成的快慢有关。虽然临床上多数情况是由牙本质暴露所引起，但这不能解释所有的临床表现，如敏感症状可随健康和气候的变化而经历着从无到有和从有到无的过程。个别釉质完整的牙也能产生敏感。有学者称本症为"釉质和牙本质感觉性的增高"，故又有"牙感觉过敏"之称。

二、临床表现及诊断

牙本质过敏症的主要表现为刺激痛，刷牙，吃硬物，以及酸、甜、冷、热等刺激均可发生酸痛，尤其对机械刺激最敏感。检测牙本质过敏症的手段有以下 3 种。

1. 探诊

探诊是临床检查牙敏感症最常用的方法之一。最简单的探诊方法是用尖探针轻轻划过牙的敏感部位，将患者的主观反应分成 4 度：0 度，无不适；1 度，轻微不适或疼痛；2 度，中度痛；3 度，重度疼痛且持续。为了定量测量，学者们采用了各种更为复杂的探诊手段。Smith 等发明了一种探诊装置，该装置有一可弯曲的 15 mm 长不锈钢丝接触牙面，可沿牙面曲度划动，用螺旋钮调节钢丝尖端接近和远离牙面，从而改变探诊压力，直到患者感到疼痛，此时的力值定为敏感阈值。为了保证每次测定位置的重复性，可用牙科材料将该装置固定在数个邻牙上。另外一种探针是手持式的，它的尖探针与压力应变片相联结，并通过显示器来反应探诊的力量。这种探针很容易用来探诊牙的敏感面，在探诊过程中力量可连续地逐渐增加，直到有疼痛感觉，该值定为患牙的敏感阈值。当力量达到 80 g 时仍无反应，该牙被认为不敏感。

2. 温度试验

简单的温度测定方法是通过牙科椅的三用气枪将室温的空气吹向敏感牙面，该方法在临床上很常用。空气刺激方法目前已被标准化，气温为 18~21 ℃，气压为 60 kPa，刺激时间为 1 秒。检查时用手指或棉卷隔离邻牙，患者的反应分成 4 级。接触式金属探头温度测定仪的探头温度可在 12~82 ℃变动，由探头内的热敏电偶测定并显示。检测初始温度为 37.5 ℃，做冷测时，温度每次降低 1 ℃，直到患者感觉不适，热测法与冷测相似，温度从 37.5 ℃按 1 ℃阶梯逐渐增加，用温度的高低来判断牙的敏感程度。

3. 主观评价

在临床上，学者们也常用患者的主观评价方法来判断牙的敏感程度，包括疼痛 3 级评判法（VRS）和数字化疼痛评判法（VAS）。VRS 系患者将其日常生活中对冷空气，冷、热、酸、甜食物，刷牙等刺激的敏感进行综合和评价，每次复诊时均采用问卷方式，好转定为（-1），无改变为（0），加重为（+1）。3 级评判所提供的描述词语有时不足以反映患者的真实感受。VAS 是用一条 10 cm 长的直线，一端标有"无不适或无疼痛"，另一端标有"严重不适或剧烈疼痛"，要求患者在直线上做一标记来代表当时的牙敏感程度。只要适当地向患者解释，VAS 法很容易被掌握和使用。学者们认为用 VAS 比 VRS 重复性更好，既能连续地评价疼痛的程度，又能满足对敏感刺激不同感受的评价，因此，更适于测定牙的敏感性。

牙本质过敏症可能只对一种刺激敏感，也可能对多种刺激敏感，因此，多数学者认为在临床研究过程中要使用多种手段来测定，其中至少有一种可定量的试验。

三、治疗

牙本质过敏症的发病机制中，流体动力学说被广为接受。根据这个理论，对过敏的有效治疗是必须封闭牙本质小管，以减少或避免牙本质内的液体流动，由于本症存在着自发性的脱敏过程，对任何药物疗效的评价都是极其困难的。常用治疗方法如下。

1. 氟化物

有多种形式的氟化物可用来处理牙本质过敏症。氟离子能减少牙本质小管的直径，从而减少液压传导。体外试验也证明，酸性氟化钠液或 2% 中性氟化钠液能分别减少 24.5%、17.9% 的液压传导，用氟化钠电离子透入法减少的液压传导则高达 33%。

（1）0.76% 单氟磷酸钠凝胶（pH = 6）可保持有效氟浓度，为当前氟化物中效果最好者。

（2）用 75% 氟化钠甘油反复涂搽敏感区 1~2 分钟，也可用橘木尖蘸该药摩擦患处 1~2 分钟。

（3）2% 氟化钠液离子透入法：①用直流电疗器，正极握于患者手中，负极以氟化钠液润湿，接触过敏区，电流强度为 0.5~1.0 mA，以患者无不适感觉为限度，通电时间 10 分钟；②电解牙刷导入药物离子，在牙刷柄末端安装 1 节干电池（1.5V），刷柄为阳极（手握刷柄），刷端为阴极，供透入药物用，用这种牙刷每天刷 2~3 次，每次 3~5 分钟即可，应注意经常检查电流的通路是否正常，电池是否耗电将尽。

2. 氯化锶

氯化锶为中性盐，高度水溶性，毒性很低。放入牙膏内使用，方便安全。10% 氯化锶牙膏在国外应用较广泛，国内也有制品。局部涂搽用 75% 氯化锶甘油或 25% 氯化锶液。在被广泛研究的各种药物中，锶显示了对所有钙化组织、包括牙本质在内，具有强大的吸附性。锶对牙本质过敏的作用被认为是通过钙化锶磷灰石的形式，阻塞了张开的牙本质小管所致。

3. 氟化氨银

隔湿，38% 氟化氨银饱和小棉球涂搽患处 2 分钟，同法反复 1 次，共 4 分钟，擦去药液后漱口。该药有阻塞牙本质小管的作用，同时还能与牙中的羟基磷灰石发生反应，促使牙的再矿化，提高牙的耐脱矿性，防止牙本质小管的再次开放，并使药效持久。经临床观察表明，其稳定性为氨硝酸银的 3 倍左右。

4. 碘化银

隔湿，涂 3% 碘酊 0.5 分钟后，再以 10%~30% 硝酸银液涂搽，可见灰白色沉淀附着于过敏区，0.5分钟后，同法再涂搽1~2次即可。这是利用硝酸银能使牙硬组织内蛋白质凝固而形成保护层，碘酊与硝酸银作用产生新生碘化银沉积于牙本质小管内，从而阻断了传导。

5. 树脂类脱敏剂

主要由甲基丙烯酸羟（基）乙基酯（HEMA）和GA构成，也有的由二、三甲基丙烯酸甲基和二季戊四醇—五异丁烯酸磷酸单酯构成。其主要作用机制是使牙本质小管内蛋白质沉淀，阻塞牙本质小管，从而减少牙本质小管通透性而起到脱敏作用。使用时可先用橡皮轮等去除表面食物残渣等，以清洁水冲洗过敏区后隔湿，有条件最好上橡皮障，轻轻吹干，用蘸有脱敏剂的小毛刷涂搽脱敏区，等候30秒，然后用气枪吹至表面液体较干为止，最后以大量流水冲洗。如果疗效不够显著，可反复多次进行，也有些使用光固化灯进行照射。

6. 激光

Nd：YAG激光，功率15W。照射过敏区，每次0.5秒，10~20次为1个疗程，是治疗牙本质过敏的安全阈值。作用机制可能是该激光的热效应作用于牙本质小管，可在瞬间使暴露的小管热凝封闭，从而达到脱敏治愈的目的。

7. 其他药物

4%硫酸镁液、5%硝酸钾液、30%草酸钾液均可用于牙本质过敏的治疗。

8. 修复治疗

对反复药物脱敏无效者，可考虑做充填术或人工冠修复。个别磨损严重而接近牙髓者，必要时，可考虑牙髓病治疗。

（刘　超）

第四章

牙龈病

第一节 慢性龈炎

在 1999 年的分类法中，慢性龈炎属于"仅与牙菌斑有关的龈炎"。本病又称慢性边缘性龈炎和慢性单纯性龈炎，牙龈的炎症主要位于游离龈和龈乳头，是最常见的牙龈病。慢性龈炎的患病率高，涉及的人群广，世界各地区、各种族、各年龄段的人都可以发生，几乎每个人在其一生中的某个时间段都可发生不同程度和不同范围的慢性龈炎。该病的诊断和治疗并不复杂，但因其患病率高，治愈后仍可复发，且一部分慢性龈炎的患者可发展成为牙周炎，口腔医务工作者面临的治疗任务相当繁重；预防其发生和复发尤为重要。

一、流行病学特点

慢性龈炎是一种极为普遍的牙龈疾病，尤其是在儿童和青少年中患病率高。调查资料显示，人群中慢性龈炎的患病率在 60%～90%，儿童在 3～5 岁时就可能患龈炎，随着年龄增长，患病率和严重程度也逐步增加，到青春期时达高峰，17 岁以后，患病率逐渐下降。随着人们口腔卫生保健措施的实施和口腔卫生习惯的改善，龈炎的患病率呈缓慢下降趋势。

二、病因

龈缘附近牙面上堆积的牙菌斑是慢性龈炎的始动因子，其他如牙石、食物嵌塞、不良修复体、牙错位拥挤、口呼吸等因素均可促进菌斑的积聚，引发或加重牙龈的炎症。

龈炎时，龈缘附近一般有较多的菌斑堆积，菌斑中细菌的量也较牙周健康时多，种类也较复杂，此时菌斑中球菌的比例较健康时下降，而革兰阴性菌明显增多，产黑色素类杆菌、梭形杆菌和螺旋体比例增高，虽然仍低于深牙周袋中此类细菌的比例，但已明显高于牙周健康时菌斑中此类细菌的比例。

三、临床表现

患慢性龈炎时，牙龈的炎症一般局限于游离龈和龈乳头，严重时也可波及附着龈。牙龈的炎症一般以前牙区为主，尤其下颌前牙区最为显著。临床上有一部分患者以牙龈组织的炎性肿胀为主要表现，同时伴有细胞和胶原纤维的增生，曾被称为"增生性龈炎"。

1. 自觉症状

慢性龈炎的患者常在刷牙或咬硬物时牙龈出血，这也是龈炎患者就诊的主要原因。但慢性龈炎患者一般无自发性出血，这有助于与血液系统疾病及其他疾病引起的牙龈出血相鉴别。有些患者可感到牙龈局部痒、胀、不适，有口臭等症状。近年来，随着社会交往的不断增加，口腔异味（口臭）也是患者就诊的重要原因和常见的主诉症状。

2. 牙龈色泽

正常牙龈呈粉红色。患慢性龈炎时，游离龈和龈乳头变为鲜红或暗红色，这是由于牙龈结缔组织内血管增生、充血所致。炎性水肿明显的患者，牙龈表面光亮，尤以龈乳头处明显。病变较重时，炎症充血范围可波及附着龈。

3. 牙龈外形

正常牙龈的龈缘菲薄，呈扇贝状紧贴于牙颈部，龈乳头充满牙间隙，附着龈有点彩，点彩的多少或明显与否因人而异。患慢性龈炎时，由于组织水肿，龈缘变厚，不再紧贴牙面，龈乳头变圆钝肥大，有时可呈球状增生，甚至可覆盖部分牙面。附着龈水肿时，点彩也可消失，表面光滑发亮。少数患者的牙龈炎症严重时，可出现龈缘糜烂或肉芽增生。

4. 牙龈质地

正常牙龈的质地致密而坚韧，尤其是附着龈处的上皮下方具有丰富的胶原纤维，使其牢固地附着于牙槽骨表面。患龈炎时，由于结缔组织水肿和胶原的破坏，牙龈可变得松软脆弱，缺乏弹性。但当炎症较轻且局限于龈沟壁一侧时，牙龈表面仍可保持一定的致密度，点彩仍可存在。当牙龈以增生性反应为主时，龈乳头和龈缘呈坚韧的实质性肥大，质地较硬而有弹性。

5. 龈沟深度

健康的龈沟探诊深度一般不超过 3 mm。当牙龈有炎症时，由于组织的水肿或增生，龈沟的探诊深度可达 3 mm 以上，此时结合上皮虽可有向根方或侧方的增殖，但上皮附着（龈沟底）的位置仍在釉牙骨质界处，临床上不能探到釉牙骨质界，也就是说，此时尚无附着丧失，也无牙槽骨吸收，形成的是假性牙周袋。是否有附着丧失是区别龈炎和牙周炎的关键指征。有些牙周炎患者经过彻底治疗后，炎症消退、牙龈退缩、牙周支持组织的高度降低，此时若发生由菌斑引起的龈缘的炎症，但不发生进一步的附着丧失，此种情况也可诊断为慢性龈炎，其治疗原则及转归与单纯的慢性龈炎一样。但应明确原发的龈炎应是指发生在没有附着丧失的牙龈组织的慢性炎症。

6. 龈沟探诊出血

健康的牙龈在刷牙或轻探龈沟时均不引起出血。患龈炎时，用钝头探针轻探龈沟即可引起出血，即探诊出血（BOP）。在龈炎的早期或患牙的炎症主要局限于龈沟壁上皮一侧时，牙龈表面炎症不明显，但探诊后仍有出血，这对龈炎的早期诊断很有意义。

7. 龈沟液量增多

健康牙龈有极少量的龈沟液，牙龈有炎症时，龈沟液量增多，其中的炎症细胞也明显增多，有些患者还可出现龈沟溢脓现象，这是由于龈袋内壁的化脓性炎症所致。龈沟液量的增加可作为评估牙龈炎症的一个客观指标。

四、诊断与鉴别诊断

1. 诊断

根据上述主要临床表现，龈缘附近牙面有明显的菌斑、牙石堆积以及存在其他菌斑滞留因素等，即可诊断。

2. 鉴别诊断

（1）早期牙周炎：部分长期存在的龈炎可逐渐发展成为牙周炎，出现附着丧失和牙槽骨的吸收。牙周炎的治疗比龈炎复杂，疗程长，维护治疗要求高，若治疗不及时，将导致牙周支持组织的继续破坏。因此，对长时间的、较重的慢性龈炎患者，应仔细检查有无附着丧失和牙槽骨的吸收，必要时可拍摄 X 线片以确定诊断，并及早治疗。

（2）血液病引起的牙龈出血：白血病、血小板减少性紫癜、血友病、再生障碍性贫血等血液系统疾病，均可引起牙龈出血。故对以牙龈出血为主诉且有牙龈炎症的患者，应注意与上述血液系统疾病相鉴别。有关的血液学检查有助于排除上述疾病。

（3）坏死性溃疡性龈炎：除了具有牙龈自发性出血的临床表现外，还有其特征性的损害——龈乳头和龈缘的坏死，且该病患者的疼痛症状也较明显，而慢性龈炎是没有自发痛的。

（4）HIV 相关性龈炎（HIV-G）：是 HIV 感染者较早出现的相关症状之一。临床可见，游离龈缘呈明显的火红色线状充血带，称为线形牙龈红斑（LGE），附着龈可有点状红斑，患者自述有刷牙后出血或自发性出血。在去除局部刺激因素后，牙龈的充血仍不消退。目前认为 LGE 与白念珠菌感染有关。艾滋病患者的口腔内还可出现毛状白斑、卡波西肉瘤等，血清学检测有助于确诊。

（5）对于以牙龈增生为主要表现的慢性龈炎患者，尚需与以下疾病相鉴别。

1）药物性牙龈肥大。

2）牙龈纤维瘤病。

3）白血病引起的牙龈肥大。

4）浆细胞性龈炎：又称牙龈浆细胞增多症，本病比较少见，病因不明，有学者提出与局部接触过敏原有关。主要发生于牙龈，可累及附着龈，唇、舌侧牙龈均可受累，也有学者报道可发生于口角和舌。临床表现为多个牙或全口牙的牙龈鲜红、肿大、松软而脆弱，表面呈结节状或分叶状，上皮菲薄，呈半透明状，极易出血。可有牙齿松动、移位，一般不发生附着丧失。有时可合并不同程度的感染，有溢脓和口臭。病理变化主要特点是上皮不全角化，结缔组织内有密集浸润的、形态正常的浆细胞呈片状集聚，也可表现为肉芽肿，即有大量血管和其他炎症细胞存在。根据典型的牙龈症状以及典型的病理变化，不难鉴别。手术切除是主要的治疗方法，但较易复发。

五、治疗

1. 去除病因

慢性龈炎是最常见的牙龈病，其病因明确且无深层牙周组织的破坏，通过洁治术彻底清除菌斑、牙石，消除造成菌斑滞留和局部刺激牙龈的因素，1 周左右，牙龈的炎症即可消退，结缔组织中胶原纤维新生，牙龈的色、形、质可完全恢复正常。对于牙龈炎症较重的患者，可配合局部药物治疗。常用的局部药物有 1%～3% 的过氧化氢溶液、0.12%～0.20% 的氯己定液以及碘制剂。对于不伴有全身疾病的慢性龈炎患者，不应全身使用抗菌药物。

2. 手术治疗

大多数慢性龈炎的患者在去除病因后炎症消退，牙龈形态恢复正常；对于少数牙龈纤维增生明显、炎症消退后牙龈形态仍不能恢复正常的患者，可施行牙龈成形术，以恢复牙龈的生理外形。

3. 防止复发

慢性龈炎治疗并不难，疗效也较理想，重要的是要防止疾病的复发。积极开展椅旁口腔卫生宣教工作，指导并教会患者控制菌斑的方法，持之以恒地保持良好的口腔卫生状况，并定期（每 6～12 个月 1 次）进行复查和维护，才能保持疗效，防止复发。

六、预后及预防

1. 预后

慢性龈炎的病变局限于牙龈，无深部牙周组织的破坏，在去除局部刺激因素后，牙龈的炎症一般在 1 周后消退，破坏了的胶原纤维可新生，牙龈的色、形、质及功能均能完全恢复正常，因此慢性龈炎是一种可复性病变，预后良好。但如果患者不能有效地控制菌斑和定期复查，导致菌斑再次大量堆积，龈炎是很容易复发的。

2. 预防

慢性龈炎的预防，最关键的是要坚持做好菌斑控制工作。口腔医务工作者有责任开展广泛的口腔卫生宣教工作，推广正确的刷牙方法和正确使用牙线、牙签的方法，有效地预防龈炎。WHO 曾提出牙周疾病的三级预防，对慢性龈炎的预防属于一级预防，提高对龈炎的预防效率，也有助于牙周炎的预防。

（李恩洪）

第二节　青春期龈炎

菌斑引起的慢性龈炎在某些全身或局部因素的影响下，其临床表现、组织病理学改变以及疾病转归等可以有所变化。1999 年的牙周病分类法将菌斑引起的牙龈病分为"仅与菌斑有关的"和"受全身因素影响的牙龈病"。全身因素包括内分泌、血液病、药物和营养等。

青春期龈炎是受内分泌影响的龈炎之一。男女均可患病，但女性患者稍多于男性。

一、病因

1. 局部因素

菌斑是青春期龈炎的主要病因。这一年龄段的人群，由于乳恒牙的更替、牙齿排列不齐、口呼吸及戴矫治器等，造成牙齿不易清洁，加之该年龄段患者不易保持良好的口腔卫生习惯，如刷牙、用牙线等，易造成菌斑的滞留，引起龈炎，而牙石一般较少。

2. 全身因素

青春期体内性激素水平的变化，是青春期龈炎发生的全身因素。牙龈是性激素的靶组织，由于内分泌的改变，牙龈组织对菌斑等局部刺激物的反应性增强，产生较明显的炎症反应，或使原有的慢性龈炎加重。

二、临床表现

本病好发于前牙唇侧的龈乳头和龈缘，舌侧牙龈较少发生。唇侧牙龈肿胀较明显，龈乳头常呈球状突起，颜色暗红或鲜红，光亮，质地软，探诊出血明显。龈沟可加深，形成龈袋，但附着水平无变化，也无牙槽骨吸收。患者的主诉症状常为刷牙或咬硬物时出血、口臭等。

三、诊断

患者处于青春期，且牙龈的炎症反应超过了局部刺激物所能引起的程度，即牙龈组织的炎症反应较强。据此，诊断并不困难。

四、防治

青春期龈炎反映了性激素对牙龈炎症的暂时性增强，青春期过后，牙龈炎症可有部分消退，但原有的龈炎不会自然消退。因此，去除局部刺激因素仍是青春期龈炎治疗的关键。通过洁治术去除菌斑、牙石，必要时可配合局部的药物治疗，如龈袋冲洗、局部上药及含漱等。多数患者经基础治疗后可痊愈。对于个别病程长且牙龈过度肥大增生的患者，必要时可采用牙龈切除术。完成治疗后应定期复查，必须教会患者正确刷牙和控制菌斑的方法，养成良好的口腔卫生习惯，以防止复发。对于准备接受正畸治疗的青少年，应先治愈原有的龈炎，并教会他们正确的控制菌斑的方法。在正畸治疗过程中，定期做牙周检查和预防性的洁治。正畸矫治器的设计和制作应有利于菌斑控制，避免造成对牙周组织的刺激和损伤。

（高雪峰）

第三节　妊娠期龈炎

妊娠期龈炎指妇女在妊娠期间，由于女性激素水平升高，原有的牙龈慢性炎症加重，使牙龈肿胀或形成龈瘤样的改变，分娩后病损可自行减轻或消退。妊娠期龈炎的发生率报道不一，在 30%～100%，有文献报道，孕期妇女的龈炎发生率及严重程度均高于产后妇女，虽然两组的菌斑指数无差异。

一、病因

1. 局部因素

菌斑微生物仍是妊娠期龈炎的直接病因。妊娠期的妇女若不注意维护口腔卫生，致使牙菌斑、牙石在龈缘附近堆积，易引起牙龈炎症，若同时有食物嵌塞和不良修复体存在，更易加重牙龈的炎症。

2. 全身因素

妊娠不是引起龈炎的直接原因，如果没有菌斑的存在，妊娠并不会引起牙龈的炎症。妊娠期龈炎的发生，只是由于妊娠时性激素水平的改变，牙龈对局部刺激的反应增强，使原有的牙龈慢性炎症加重或改变了特性。牙龈是女性激素的靶组织，妊娠时血液中的女性激素

（特别是黄体酮）水平增高，妊娠 6 个月以后可达平时的 10 倍，这使牙龈毛细血管扩张、充血，血管通透性增加，炎症细胞和液体渗出增加，加重了牙菌斑所引起的炎症反应。有学者认为，内分泌的改变会影响组织的新陈代谢，从而改变牙龈对菌斑的反应。妊娠期龈炎患者的龈下菌斑中细菌的组成也发生了变化，中间普氏菌明显增多而成为龈下优势菌，该菌的数量、比例及妊娠期龈炎的临床症状随妊娠月份及血中黄体酮水平的升高而变化；分娩后，中间普氏菌的数量降至妊娠前水平，临床症状也随之减轻或消失。有学者认为，黄体酮在牙龈局部的增多为中间普氏菌的生长提供了丰富的营养物质。

二、病理

组织学表现为非特异性的、多血管的、大量炎症细胞浸润的炎症性肉芽组织。牙龈上皮增生，上皮钉突伸长，表面可有溃疡，基底细胞有细胞内和细胞间水肿，结缔组织内有大量散在分布的新生毛细血管扩张充血，血管周的纤维间质水肿，间有慢性炎症细胞浸润。有的龈乳头可呈瘤样生长，称为妊娠期龈瘤，实际并非真性肿瘤，而是发生在妊娠期的炎性血管性肉芽肿。病理特征为明显的毛细血管增生，其程度超过了一般情况下牙龈对慢性刺激的反应，致使龈乳头炎性过度增长而呈瘤样表现。

三、临床表现

妊娠期龈炎可表现为龈缘和龈乳头的炎症，也可表现为一个或多个龈乳头呈瘤样肥大。患者一般在妊娠前即有不同程度的慢性龈炎，从妊娠 2 个月后开始出现明显症状，至 8 个月时达到高峰，临床表现与血中黄体酮水平的升高相关联。分娩后约 2 个月时，龈炎可减轻至妊娠前水平。

妊娠期龈炎可发生于个别牙龈或全口的牙龈，以前牙区为重。龈缘和龈乳头呈鲜红或暗红色，松软而光亮。显著的炎性肿胀、肥大，有龈袋形成，轻触之即易出血，患者吮吸或进食时也易出血，此常为就诊时的主诉症状。一般无疼痛，严重时龈缘可有溃疡和假膜形成，此时可有轻度疼痛。

妊娠期龈瘤（也称孕瘤）发生于单个牙的龈乳头，前牙（尤其是下颌前牙）唇侧龈乳头较多见，据报道在妊娠妇女中发生率为 1.8%～5.0%，多发生于个别牙排列不齐的龈乳头。通常始发于妊娠第 3 个月，迅速增大，色泽鲜红、光亮或暗紫，表面光滑，质地松软，极易出血。瘤体常呈扁圆形向近远中扩延，有的呈小的分叶状，有蒂或无蒂。一般直径不超过 2 cm，但严重的病例可因瘤体较大而妨碍进食或被咬破而出血、感染。患者常因出血和妨碍进食而就诊。分娩后，妊娠期龈瘤能逐渐自行缩小，但必须去除局部刺激因素才能完全消失，有的患者还需手术切除。

四、诊断与鉴别诊断

1. 诊断

育龄妇女的牙龈出现鲜红色、高度水肿、肥大，且有明显出血倾向者，或有龈瘤样表征的患者，应询问其月经情况，了解是否妊娠。若已妊娠，便可诊断。另外，有些长期服用激素类避孕药的妇女也有类似的临床表现。

2. 鉴别诊断

本病应与化脓性肉芽肿相鉴别。妊娠期龈瘤的临床表现与化脓性肉芽肿十分相似，因此有学者将妊娠期龈瘤称为妊娠期化脓性肉芽肿。事实上，化脓性肉芽肿也可发生于非妊娠的妇女，临床表现为个别龈乳头的无痛性肿胀、突起的瘤样物，有蒂或无蒂，牙龈颜色鲜红或暗红，质地松软，极易出血。多数病变表面有溃疡和脓性渗出物，一般多可找到局部刺激因素。病理变化为血管瘤样的肉芽性病变，血管内皮细胞和新生毛细血管的大量增殖，并有炎症细胞浸润，上皮可萎缩或增厚，表面常有溃疡和渗出。本病的治疗为消除局部刺激因素，并切除病损。有时易复发。

五、治疗

治疗原则与慢性龈炎相似。但应注意，尽量避免使用全身药物治疗，以免影响胎儿发育。

（1）去除一切局部刺激因素，如菌斑、牙石、不良修复体等。由于牙龈易出血和患者处于妊娠期，故操作时应特别仔细，动作要轻柔，尽量减少出血和疼痛。

（2）进行认真细致的口腔卫生教育，在去除局部刺激因素后，患者一定要认真地做好菌斑控制和必要的维护治疗，严格控制菌斑。

（3）对于较严重的患者，如牙龈炎症肥大明显、龈袋有溢脓，可用3%过氧化氢液和生理盐水冲洗，也可使用刺激性小、不影响胎儿生长发育的含漱液，如1%过氧化氢液。

（4）手术治疗。

经上述治疗后，牙龈的炎症和肥大能明显减退或消失。对一些体积较大的妊娠期龈瘤，若已妨碍进食，则可在彻底清除局部刺激因素后考虑手术切除。手术时机应尽量选择在妊娠期的4~6个月内，以免引起流产或早产。术中应避免出血过多，术后应严格控制菌斑，以防复发。

六、预防

妊娠前及妊娠早期应及时治疗原有的慢性龈炎，整个妊娠期应严格控制菌斑，可大大减少妊娠期龈炎的发生。

（张　爽）

第四节　急性坏死性溃疡性龈炎

急性坏死性溃疡性龈炎（ANUG）是指发生于龈缘和龈乳头的急性炎症和坏死。此病由Vincent于1898年报道，故又称为Vincent（奋森）龈炎。因在本病患者的患处发现大量的梭形杆菌和螺旋体，故本病又被称为"梭杆菌螺旋体性龈炎"。第一次世界大战期间，在前线的战士中流行此病，故又称"战壕口"。目前，在经济发达的国家中，此病已鲜少见到；在我国也已逐渐减少。

一、病因

1. 微生物的作用

19 世纪末，Plaut 和 Vincent 就提出本病是由梭形杆菌和螺旋体引起的特殊感染。此后的大量研究对于该两种菌是否为 ANUG 的致病菌未有统一的结论。不少学者报道在 ANUG 病损处总能找到此两种菌。20 世纪 80 年代以后，发现中间普氏菌也是 NUG 的优势菌。患者的抗螺旋体和抗中间普氏菌的特异抗体 IgG 和 IgM 也增高。患者服用甲硝唑等抗厌氧菌药物能显著减少螺旋体、梭形杆菌和中间普氏菌的数量，临床症状也消失。以上这些研究支持这些细菌为主要致病菌。然而，这些微生物也广泛存在于慢性龈炎和牙周炎患者的菌斑中，一般情况下并不发生 ANUG。在健康人和动物口中接种上述微生物也不会形成本病。目前较普遍的看法是：ANUG 是一种由多种微生物引起的机会性感染，宿主机体和局部组织抵抗力降低时才能使这些微生物的毒力造成 ANUG 病损。

2. 慢性龈炎或牙周炎是本病发生的重要条件

深牙周袋内或冠周炎的牙龈适合螺旋体和厌氧菌的繁殖，当存在某些局部组织的创伤或全身因素时，细菌大量繁殖，并侵入牙龈组织，发生 ANUG。

3. 吸烟的影响

绝大多数急性坏死性溃疡性龈炎的患者有大量吸烟史。吸烟可能使牙龈小血管收缩，影响牙龈局部的血流。据报道，吸烟者白细胞的趋化功能和吞噬功能均有减弱，IgG_2 水平低于非吸烟者，唾液中 IgA 水平亦有下降。还有报道吸烟的牙周炎患者其龈沟液中的 TNF-α 和 PGE_2 水平均高于非吸烟的患者。这些因素都会加重牙龈的病变。

4. 心身因素

心身因素也与本病的发生密切相关。患者常诉说有精神紧张、睡眠不足、过度疲劳、工作繁忙等情况，甚至有的曾受到精神刺激。在上述各种因素的影响下，通过增强皮质激素的分泌和自主神经系统的影响而改变了牙龈的血液循环，使免疫力下降，局部组织抵抗力降低而引发本病。精神压力又可能使患者疏忽口腔卫生、吸烟增多等。

5. 使机体免疫功能降低的某些因素

如营养不良的儿童，特别是维生素 C 缺乏，某些全身性消耗性疾病（如恶性肿瘤、急性传染病、血液病、严重的消化功能紊乱等）易诱发本病。艾滋病患者也常有类似本病的损害，须引起高度重视。

二、病理

ANUG 的组织病理学表现为牙龈的非特异性急性坏死性炎症，病变由表及里分为 3 个区。

1. 坏死区

上皮坏死，表层由纤维素、坏死的白细胞和上皮细胞、细菌等构成的假膜，在坏死区与活组织之间可见大量梭形杆菌和螺旋体。附近的上皮有水肿、变性，细胞间有中性多形核白细胞浸润。

2. 坏死区下方的结缔组织中

有大量血管增生并扩张充血，多形核白细胞密集浸润。此区在临床上表现为坏死区下方的鲜红带状区。

3. 慢性炎症浸润区

更下方的结缔组织内有慢性炎症细胞浸润，主要为浆细胞和单核细胞，表明本病是在原有的慢性龈炎的基础上发生的。此区可有螺旋体侵入结缔组织深达 0.25 mm 处，主要为大型和中型螺旋体。

三、临床表现

1. 好发人群

ANUG 常发生于青壮年，以男性吸烟者多见。在不发达国家或贫困地区亦可发生于极度营养不良或患麻疹、黑热病等急性传染病的儿童。

2. 病程

本病起病急，病程较短，常为数天至 2 周。

3. 龈乳头和龈缘坏死

以龈乳头和龈缘坏死为其特征性损害，尤以下颌前牙多见。初起时龈乳头充血、水肿，在个别龈乳头的顶端发生坏死性溃疡，上覆有灰白色污秽的坏死物，去除坏死物后可见龈乳头的颊、舌侧尚存，而中央凹下如火山口状。

早期轻型患者应仔细检查龈乳头的中央，以免漏诊。病变迅速沿牙龈边缘向邻牙扩展，使龈缘如虫蚀状，坏死区出现灰褐色假膜，易于擦去，去除坏死组织后，其下为出血创面。龈乳头被破坏后与龈缘成一直线，如刀切状。病损一般不波及附着龈。

4. 患处牙龈极易出血

患者常诉晨起时枕头上有血迹，口中有血腥味，甚至有自发性出血。

5. 疼痛明显

患者常诉有明显疼痛感，或有牙齿撑开感或胀痛感。

6. 有典型的腐败性口臭

由于组织的坏死，患者常有特殊的腐败性恶臭。

7. 全身症状

轻症 ANUG 患者一般无明显的全身症状，重症患者可有低热、疲乏等全身症状，部分患者下颌下淋巴结可肿大，有压痛。

急性期如未能及时治疗且患者抵抗力低时，坏死还可波及与牙龈病损相对应的唇、颊侧黏膜，而成为坏死性龈口炎。机体抵抗力极度低下者还可合并感染产气荚膜杆菌，使面颊部组织迅速坏死，甚至穿孔，称为"走马牙疳"。此时患者有全身中毒症状，甚至导致死亡。目前，"走马牙疳"在我国已经基本绝迹。

ANUG 若治疗不彻底或反复发作，可转为慢性坏死性龈炎。其主要临床表现为龈乳头严重破坏甚至消失，乳头处的龈高度低于龈缘高度，呈反波浪状，龈乳头处颊舌侧牙龈分离，甚至可从牙面翻开，其下的牙面上有牙石和软垢，牙龈一般无坏死物。

NUG 患者若不及时治疗或存在某些免疫缺陷，病损可延及深层牙周组织，引起牙槽骨吸收、牙周袋形成和牙齿松动，称为坏死性溃疡性牙周炎（NUP）。关于 NUG 和 NUP 究竟是同一疾病的两个阶段，抑或为两个独立的疾病，目前尚无明确结论，有待进一步研究。1999 年的分类法中将两者合并为"坏死性牙周病"。在临床上，坏死性溃疡性牙周炎远少于急性坏死性溃疡性龈炎。

四、诊断与鉴别诊断

1. 诊断

根据上述临床表现，包括起病急、牙龈疼痛、自发性出血、有腐败性口臭以及龈乳头和龈缘坏死等特征，急性坏死性溃疡性龈炎的诊断并不困难。病变区的细菌学涂片检查可见大量梭形杆菌、螺旋体与坏死组织及其他细菌混杂，这有助于本病的诊断。慢性期的诊断主要根据反复发作的牙龈坏死、疼痛和出血、龈乳头消失、口臭等，细菌涂片检查无特殊细菌。

2. 鉴别诊断

（1）慢性龈炎：该病病程长，为慢性过程，无自发痛。虽可有龈乳头和龈缘的红肿，探之易出血和轻度口臭等，但一般无自发性出血，牙龈无坏死，无特殊的腐败性口臭。

（2）疱疹性龈（口）炎：为单纯疱疹病毒感染所致，好发于 6 岁以下儿童。起病急，开始有 1~2 天发热的前驱期。牙龈充血、水肿波及全部牙龈而不局限于龈缘和龈乳头。典型的病变表现为牙龈和口腔黏膜发生成簇状小水疱，溃破后形成多个小溃疡或溃疡互相融合。假膜不易擦去，无组织坏死，无腐败性口臭。病损可波及唇和口周皮肤。

（3）急性白血病：该病的牙龈组织中有大量不成熟的血细胞浸润，使牙龈有较大范围的明显肿胀、疼痛，并伴有坏死。有自发性出血和口臭，全身有贫血和衰竭表现。血常规检查白细胞计数明显升高并有幼稚血细胞，这是该病诊断的重要依据。当梭形杆菌和螺旋体大量繁殖时，可在白血病的基础上伴发 NUG。

（4）艾滋病：艾滋病患者由于细胞免疫和体液免疫功能低下，常由各种细菌引起机会性感染，可合并 NUG 和 NUP，后者也大多见于艾滋病患者。

五、治疗

1. 去除局部坏死组织

急性期应首先轻轻去除龈乳头及龈缘的坏死组织，并初步去除大块的龈上牙石。

2. 局部使用氧化剂

用 3% 过氧化氢溶液局部擦拭、冲洗和反复含漱，有助于去除残余的坏死组织。当过氧化氢遇到组织和坏死物中的过氧化氢酶时，能释放出大量的新生态氧，从而杀灭或抑制厌氧菌。必要时，在清洁后的局部可涂布或贴敷抗厌氧菌的制剂。

3. 全身药物治疗

全身给予维生素 C、蛋白质等支持疗法。重症患者可口服甲硝唑或替硝唑等抗厌氧菌药物 2~3 天，有助于疾病的控制。

4. 及时进行口腔卫生指导

立即更换牙刷，保持口腔清洁，指导患者建立良好的口腔卫生习惯，以防复发。

5. 去除全身性因素

对全身性因素进行矫正和治疗。

6. 急性期过后的治疗

急性期过后，对原已存在的慢性龈炎或牙周炎应及时治疗，通过洁治和刮治术去除菌斑、牙石等一切局部刺激因素，对外形异常的牙龈组织，可通过牙龈成形术等进行矫正，以利于局部菌斑控制和防止复发。

（朱兴国）

第五节　急性龈乳头炎

急性龈乳头炎是指病损局限于个别龈乳头的急性非特异性炎症，是一种较为常见的牙龈急性病损。

一、病因

龈乳头受到机械或化学的刺激，是引起急性龈乳头炎的直接原因。

（1）食物嵌塞造成龈乳头的压迫及食物发酵产物的刺激可引起龈乳头的急性炎症。

（2）不适当地使用牙签或其他器具剔牙，过硬、过锐的食物的刺伤，邻面龋尖锐边缘的刺激也可引起急性龈乳头炎。

（3）充填体的悬突、不良修复体的边缘、义齿的卡环尖以及不良的松牙固定等均可刺激龈乳头，造成龈乳头的急性炎症。

二、临床表现

龈乳头发红、肿胀，探触和吸吮时易出血，有自发性的胀痛和明显的探触痛。女性患者常因在月经期而疼痛感加重。有时疼痛可表现为明显的自发痛和中等程度的冷、热刺激痛，易与牙髓炎混淆。检查可见龈乳头鲜红、肿胀，探触痛明显，易出血，有时局部可查到刺激物，牙可有轻度叩痛，这是因为龈乳头下方的牙周膜也有炎症和水肿。

三、治疗

1. 去除局部刺激因素

经仔细检查，常可发现有明显的局部刺激因素存在，应首先去除，如嵌塞的食物、充填体的悬突、鱼刺、折断的牙签等。

2. 消除急性炎症

去除邻面的菌斑、牙石，以消除或缓解龈乳头的急性炎症。

3. 局部使用抗菌消炎药物

如3%的过氧化氢液冲洗等。

4. 彻底去除病因

待龈乳头的急性炎症消退后，应彻底去除病因，如消除食物嵌塞的原因，治疗邻面龋和修改不良修复体等。

四、预防

消除可能引起急性龈乳头炎的各种潜在因素，如矫正食物嵌塞，及时治疗邻面龋等。作为口腔医师，在进行口腔治疗时，应注意防止对龈乳头的刺激，以防发生急性龈乳头炎。

（张　敏）

第五章

牙周炎

定植在龈牙结合部的牙菌斑可引起宿主的免疫炎症反应，导致菌斑性龈炎，若不及时治疗，则有一部分人的牙龈炎症可向牙周深部组织发展，导致牙齿支持组织（牙龈、牙周膜、牙槽骨和牙骨质）的进行性破坏，临床表现为牙周袋形成并有出血、附着丧失和牙槽骨吸收。随着病变逐渐向根方发展加重，会出现牙松动、移位，牙龈退缩，咀嚼困难，急性肿胀、疼痛等症状，最终可导致牙齿丧失。

牙周炎是成人牙丧失的首要原因。牙周炎和龈炎都是由牙菌斑生物膜所引起的慢性感染性疾病，中度以上的牙周炎诊断并不困难，但早期牙周炎与龈炎的区别不明显（表5-1），常易被患者甚至医师忽略，须通过仔细检查而及时诊断，以免延误治疗。

表5-1　龈炎和早期牙周炎的区别

疾病	牙龈炎症	牙周袋	附着丧失	牙槽骨吸收	治疗结果
龈炎	有	假性牙周袋	无*	无	恰当治疗后牙龈恢复正常
早期牙周炎	有	真性牙周袋	有，附着丧失 1~2 mm	骨嵴顶吸收或硬骨板消失	炎症消退，病变静止，但已破坏的支持组织难以完全恢复正常

注　*1999年分类法对龈炎的定义是在一定条件下可有附着丧失。

龈炎和牙周炎的主要区别在于龈炎不侵犯支持组织（没有附着丧失和牙槽骨吸收），经过正规治疗后，牙周组织可完全恢复正常状态（无牙周组织丧失，无探诊出血），是可逆性病变。但是，若维护不良，仍较易复发。而牙周炎则有牙周支持组织的破坏（附着丧失、牙周袋形成和牙槽骨吸收），若不及时治疗，病变一般呈缓慢加重，直至牙松动、脱落。牙周炎经过规范的治疗可以控制病情，但已破坏的软、硬组织难以恢复到正常的完好状态。因此，有学者把牙周炎冠名为破坏性牙周病。预防和治疗龈炎，对于牙周炎的预防有着重要意义。Lang等报道，对挪威565名16~34岁的健康男性（他们自幼接受良好的口腔保健）进行了26年的牙周状况随访（共检查6次），结果表明，26年中每次检查都有牙龈炎症（探诊后出血）的牙齿比始终无炎症的牙有更多的附着丧失，且失牙的概率更大。他们的结论是："牙周炎只发生于长期存在龈炎的部位""牙龈的炎症不仅是牙周炎的前驱，还是病情加重和导致失牙的临床重要的危险因素。"然而也不是所有龈炎患者都必然发展成牙周炎。Loe等对480名无口腔保健措施的人进行15年的纵向观察，发现81%个体的牙周病情缓慢加重，8%快速加重，而11%的个体则病情稳定，不发展为牙周炎。这种疾病进展的个体差异与各自菌斑的量并无关联。目前的共识是由于机体本身的先天和后天免疫机制以及遗传背景的差异，对菌斑微生物的挑战可呈现不同方式和不同程度的反应，对牙周组织所造成的作用也不同，因而在临床上呈现不同的病情和类型。一些环境因素如吸烟、心理压力等也对牙周炎的发生和发展起着一定作用。

各型牙周炎的基本病理变化和主要表征基本一致，但也可以看到有不同类型的临床表现、转归、对治疗的不同反应以及有不同的全身背景等。因此，1999 年在美国召开的牙周病分类临床研讨会上，学者们将牙周炎分为慢性牙周炎（CP）、侵袭性牙周炎（AgP）、反映全身疾病的牙周炎等类型。

第一节　慢性牙周炎

慢性牙周炎（CP）是最为常见的一类牙周炎，约占牙周炎患者的 95%。1999 年以前称此类牙周炎为成人牙周炎，实际上它也偶可发生于青少年和儿童，且病情进展较平缓，因此学者们主张将其更名为慢性牙周炎。从我国人口的流行病学调查结果来看，轻、中度牙周炎较普遍存在，而重度牙周炎则主要集中在少数人和少数牙，因此早期诊断和早期治疗牙周炎就显得特别重要和有意义。

一、临床表现

1. 年龄和性别

本病可发生于任何年龄，但大多数患者为成年人，35 岁以后患病率明显增加，男女不同性别间的发病率无差异。慢性牙周炎的起病和发展非常缓慢，加之其是由慢性龈炎发展而来，患者往往不能明确说出它的起病时间，其早期症状也常被忽视，多在中、晚期症状明显时才就诊。随着年龄增长，患病率和疾病的严重程度也增加，这也可能是由于多年的病情积累加重或新增加了患牙所致。

2. 牙周袋的炎症和附着丧失

患者可有刷牙或进食时的牙龈出血或口内异味，牙龈呈鲜红或暗红色，水肿松软，并可有不同程度的肿大甚至增生。患牙探诊有 >3 mm 的牙周袋，并有探诊后出血，甚至溢脓。炎症程度一般与菌斑牙石的量以及局部刺激因素相一致。少数患者病程较长或曾经接受过不彻底的治疗（例如只做龈上洁治，未除去龈下牙石），其牙龈可能相对致密，颜色较浅，但用探针可探到袋内有龈下牙石，并可引发出血，这是因为受龈下菌斑和牙石的刺激，牙周袋内壁常有上皮溃疡和结缔组织的炎症，严重的炎症导致牙龈结缔组织中的胶原纤维降解、结合上皮向根方增殖以及牙槽骨吸收，造成附着丧失。严重的附着丧失可使牙松动和病理性移位，多根牙发生根分叉病变。

3. 分型和分度

根据附着丧失和牙槽骨吸收波及的范围（患牙数），可将慢性牙周炎分为局限型和广泛型。全口牙中有附着丧失和骨吸收的位点数 ≤30% 者为局限型，若 >30% 的位点受累，则为广泛型。也可根据牙周袋深度、结缔组织附着丧失和骨吸收的程度来分为轻、中、重度。上述指标中以附着丧失为重点，因为附着丧失较为准确地反映了牙周组织的破坏程度。附着水平与炎症的程度大多一致，但也可不完全一致。

（1）轻度：牙龈有炎症和探诊出血，牙周袋≤4 mm，附着丧失1~2 mm，X线检查显示牙槽骨吸收不超过根长的1/3。可有或无口臭。

（2）中度：牙周袋≤6 mm，附着丧失3~4 mm，X线检查显示牙槽骨水平型或角型吸收超过根长的1/3，但不超过根长的1/2。牙齿可能有轻度松动，多根牙的根分叉区可能有轻度病变，牙龈有炎症和探诊出血，也可有溢脓。

（3）重度：牙周袋>6 mm，附着丧失≥5 mm，X线检查显示牙槽骨吸收超过根长的1/2甚至根长的2/3，多根牙有根分叉病变，牙多有松动。炎症较明显时或可发生牙周脓肿（图5-1）。

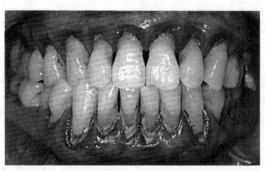

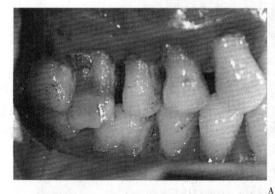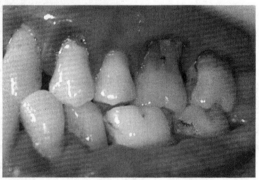

A

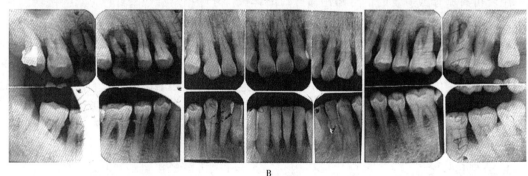

B

图5-1　重度慢性牙周炎

注　A. 患者男，59岁，牙龈肿痛2周伴牙龈出血40年。口内像可见全口大量牙石菌斑，牙龈红肿伴有明显退缩，普遍溢脓和出血，探诊深度5~9 mm；B. 同一患者的X线片示全口牙槽骨水平型吸收达根长的1/2~2/3，16和26骨吸收达到或超过根尖区，磨牙根分叉区见骨低密度影像或透射影像。

慢性牙周炎患者除有上述主要特征（牙周袋形成、牙龈炎症、牙周附着丧失、牙槽骨吸收）外，晚期常可出现其他伴发病变和症状：①牙齿移位、倾斜；②由于牙松动、移位和龈乳头退缩，造成食物嵌塞；③由于牙周支持组织减少，造成继发性殆创伤；④牙龈退缩，使牙根暴露，对温度刺激敏感，还可发生根面龋；⑤深牙周袋内脓液引流不畅或身体抵抗力降低时，可发生急性牙周脓肿；⑥深牙周袋接近根尖时，可引起逆行性牙髓炎；⑦牙周袋溢脓和牙间隙内食物嵌塞，可引起口臭等。

牙周炎一般同时侵犯口腔内多个牙，且有一定的对称性。各部位的牙齿患病概率和进展速度也不一致。磨牙和下颌前牙以及牙齿邻面因为菌斑牙石容易堆积，较易发病，且病情较重。因此，牙周炎具有牙位特异性和位点特异性。

4. 病程进展

慢性牙周炎的病程是个缓慢的过程。常起始于菌斑性龈炎缓慢隐匿地发展而来，患者就诊时多已在 30 岁以后，且不能明确叙述起病时间。若不治疗，本病可以延续十多年甚至数十年，病变缓慢，持续加重，直至失牙。在疾病过程中有些个体的有些牙齿或牙位（例如邻面、根分叉处、不良修复体、错殆等菌斑滞留区）可能发生不规则、间段性加快的附着丧失，使疾病在短时间内进入活动期，随后又回归静止或缓慢进展的状态。

二、诊断

牙周炎的特征是附着丧失（CAL），而未经治疗的牙周炎通常都并存牙周袋和炎症。2018 年牙周病新分类中，对于牙周炎病例的临床诊断标准定义为：2 个或 2 个以上不相邻牙齿的邻面有附着丧失（CAL）或有 ≥2 个牙的颊（舌）面出现 ≥3 mm 的附着丧失，并有 > 3 mm 的牙周袋。

需要强调的是除了附着丧失外，牙周袋和炎症也是诊断牙周炎的必要条件。如果只有附着丧失而无牙周袋，则可能是：①因机械因素，如刷、不良习惯等导致牙龈退缩；②原有的牙周炎经过治疗后牙龈退缩而无牙周袋及炎症，此时可诊断为"健康但降低了的牙周支持组织"。

慢性牙周炎多见于成人，一般有较明显的菌斑牙石和牙龈炎症。而出现牙周附着丧失和牙槽骨吸收则是其区别于龈炎的重要标志。根据罹患牙数（范围）和牙周支持组织破坏的程度可以确定病变的轻、中、重。还应寻找局部和全身的危险因素，如牙解剖异常、吸烟、精神因素、系统性疾病等，以便在治疗计划中加以调整和控制。

三、治疗

在确诊为慢性牙周炎后，还应根据病情确定其全口和每个患牙的严重程度、目前是否为活动期等；还要通过问诊、仔细的口腔和全身检查等，尽量找出与牙周病或全身病有关的易感因素，如吸烟、不良生活习惯、解剖因素、全身健康状况等，以利判断预后和制定相应的治疗计划。

慢性牙周炎的治疗目标应是彻底清除菌斑、牙石等病原刺激物，消除牙龈的炎症，使牙周袋变浅和改善牙周附着水平，并尽可能争取一定程度的牙周组织再生。应把消除易感因素列入治疗计划中，而且要取得患者的合作以及定期复查，使这些疗效能长期稳定地保持。由于口腔内各个牙的患病程度、解剖条件、局部刺激因子的多少各异，因此还须针对各个患牙的具体情况，制订适合于总体病情及个别牙的治疗计划。而且在治疗过程中和维护期间，应根据患者的反应和病情变化及时对治疗计划进行调整和补充。

经过积极规范的治疗和维护，虽然牙周支持组织不可能恢复到完全正常的状态和水平，但多数慢性牙周炎患者病情可以达到稳定，即牙周袋<3 mm、没有探诊后出血、临床附着水平和牙槽骨水平保持稳定，即"健康但降低了的牙周组织"。对于一些重症牙周炎或伴有一些难以掌控的易感因素者（如糖尿病等全身疾病、牙解剖畸形等），牙周治疗效果可能不易达到完全稳定，但也应采用其他疗法或加强维护（SPT），使患者处于牙周炎低活跃期，减缓病情的进展，即"缓解/控制"。

1. 清除牙菌斑生物膜，控制感染

牙菌斑及其矿化后形成的牙石是导致牙周感染的根本原因，因此清除牙面的细菌生物膜和牙石是控制牙周感染的第一步，也是最基础的治疗。用机械方法清除牙石和菌斑仍是目前最有效的基础治疗手段。除了清除龈上牙石外，最重要的是通过龈下刮治术清除龈下牙石和菌斑，同时将暴露在牙周袋内的含有细菌内毒素的病变牙骨质刮除，使根面符合生物学要求，有利于牙周支持组织重新附着于根面，又称为根面平整术。有研究表明，单纯做龈上洁治而不做龈下刮治，其远期疗效不佳。近年来的研究强调了龈下深部刮治的主要目的是尽量清除牙石、搅乱牙菌斑生物膜和减少细菌数量，以利于机体的免疫防御系统来消灭残余细菌，并防止或延缓龈下菌斑的重新形成，而清除内毒素则是相对容易的。因此，在深部刮治时不需过度刮削根面牙骨质，也不过分强调根面的光滑平整，以免发生牙齿敏感。为此提出将龈下刮治术称为龈下清创术。

经过彻底的龈下清创术后，临床上可见牙龈的炎症和肿胀消退，出血和溢脓停止，牙周袋变浅、变紧，这是由于牙龈退缩以及袋壁结缔组织中胶原纤维的新生使牙龈变得致密，探针不再穿透结合上皮进入结缔组织内，也可能有新的结缔组织或上皮组织附着于根面。洁治术和刮治术已有数百年的历史，迄今大量的临床研究和系统性回顾都证明其有效性。2015年美国牙医协会关于慢性牙周炎非手术治疗的临床指南指出，洁治术和刮治术是慢性牙周炎的非手术基础治疗，其他治疗手段如药物、激光等只能作为洁治术和刮治术的辅助手段，且效果也不甚确切。2017年，国内大样本研究也显示慢性牙周炎患者非手术治疗后深牙周袋和出血指数均有明显改善。

此外，凡是能促进菌斑堆积的因素，例如粗糙的牙石或修复体表面、不合理的修复体、牙齿解剖异常、未充填的龋病等均是牙周炎发生和复发的危险因素，在治疗过程中应尽量消除或纠正这些因素。基础治疗后，若有残存的探诊深度≥5 mm并有出血的患牙，也是复发的危险部位。基础治疗对大多数牙周炎患者的效果是肯定的，但它不是一劳永逸的，需要定期复查和必要的维护治疗，基础治疗一结束就应进入维护期。

2. 牙周手术

基础治疗后6~12周，应复查疗效，若仍有5 mm以上的牙周袋，且探诊仍有出血，或有些部位的牙石难以彻底清除，则可视情况决定再次龈下刮治，或需进行牙周翻瓣手术。手术可在直视下彻底刮除根面或根分叉处的牙石及不健康的肉芽组织，还可修整牙龈和牙槽骨的外形，植骨，或截除病情严重的患根等，通过手术改正牙周软、硬组织的外形，形成一种有利于患者控制菌斑的生理外形。近年来，通过牙周组织引导性再生手术能使病变区的牙根面形成新的牙骨质、牙周膜和牙槽骨的正常附着关系。利用组织工程学原理，进行了大量研究来促进牙周组织的再生，使牙周炎的治疗达到了一个更高的层次。

3. 建立平衡的殆关系

可通过松动牙的结扎或粘接固定、各种夹板、调殆等治疗使患牙消除继发性或原发性咬合创伤而减轻松动度、改善咀嚼功能并有利于组织修复。但夹板的设计和制作绝不能妨碍菌斑控制。对于有缺失牙需要修复的患者，可利用固定式或可摘式修复体上的附加装置，使松动牙得到固定。有些患者还可通过正畸治疗来矫正错殆或病理移位的牙齿，以建立合理的咬合关系。咬合创伤曾被认为是牙周炎的致病原因或协同破坏因素，但20世纪后期以来，调殆在牙周炎的预防和治疗中的意义未得到重视。近年来有学者报道，在基线时无咬合创伤或虽有咬合创伤但已经调殆治疗的牙周炎患者，在牙周治疗后的远期，发生病情加重的概率仅为有创伤而未加调殆者的60%。因此，在治疗计划中仍应考虑对咬合创伤进行干预和治疗。咬合治疗应在牙周基础治疗后、炎症控制后开始进行。

4. 药物治疗

大多数患者在规范的龈下清创术后，牙周组织能顺利恢复健康状态，不需使用抗菌药物。少数患者对基础治疗反应不佳，或仍有个别深牙周袋以及器械不易到达的解剖部位，刮治难以彻底，残留的炎症得不到控制或有急性发作等，则可适当地局部或全身应用抗菌药物。但药物治疗只能作为机械清除菌斑牙石的辅助治疗，一般只在龈下刮治后视需要才用药，抗菌药物绝不能取代除石治疗，因为只有刮治后，龈下生物膜被搅乱，细菌量大大减少的状态下，药物才得以接触微生物并杀灭之。

对于一些有全身疾病的牙周炎患者，如某些心血管疾病、未控制的糖尿病等，在牙周治疗过程中也需要给予特殊处理，如在进行牙周全面检查和治疗（尤其是手术）前后需给予抗生素，以预防和控制全身和局部的感染，一般使用全身给药。同时应积极治疗并控制全身病，以利牙周组织愈合。

吸烟者对牙周治疗的反应较差，应劝患者戒烟。在戒烟的初期，牙龈的炎症可能有一过性的"加重"，探诊后出血有所增加。这是由于烟草使小血管收缩，使牙龈角化加重的作用被消除的结果。经过戒烟和彻底的牙周治疗后，将出现良好的疗效。

5. 拔除患牙

对于有深牙周袋、过于松动的严重患牙，如确已无保留价值者，应尽早拔除，这样可以：①消除微生物聚集部位；②有利于邻牙的彻底治疗；③避免患处牙槽骨的继续吸收，保留牙槽嵴的高度和宽度，以利义齿或种植义齿修复；④避免牙周脓肿反复发作；⑤避免因患牙松动而使患者只用另一侧咀嚼。拔牙后，最好在第一阶段治疗结束、第三阶段永久修复之前，制作暂时性修复体，以达到改善咀嚼功能、松牙固定和美观的要求。

6. 疗效维护和防止复发

研究表明，菌斑在牙面上不断快速地形成着，在刚清洁过的牙面上数秒钟内即可有新的细菌黏附，若停止刷牙，8小时后细菌数即可达到 $10^3 \sim 10^4/mm^2$，24小时后可增加 $100 \sim 1\,000$ 倍。因此不能单靠医师的治疗，必须向患者仔细讲明菌斑的危害，教会其如何发现菌斑并有效地清除之；使患者充分理解坚持不懈地清除菌斑的重要性，并掌握正确的方法。此种健康教育应贯穿于治疗的全过程。患者每次就诊时，医师应检查和记录其菌斑控制的程度，并反馈给患者。尽量使有菌斑的牙面只占全部牙面的20%以下。只有患者的积极配合才能使治疗效果长久保持。

大多数慢性牙周炎在经过恰当的治疗后，炎症消退，病情得到控制。为了防止病情的复发，应在基础治疗结束时即进入维护期。维护期的监测内容包括口腔卫生情况、牙周袋探诊深度、牙龈炎症及探诊后出血情况、根分叉病变、牙槽骨情况、修复体情况等，并对新发现的病情进行相应的、必要的治疗。复查的间隔期可根据病情和患者控制菌斑的程度来确定。

简而言之，牙周炎维护治疗（SPT）包括两个方面：一方面是患者具有持续地自我控制菌斑以及定期复查的良好依从性；另一方面是医师对治疗后病情的长期监控和后续治疗。只有两者完美的结合才能使疗效长期维持。近期一项对 19 个长期临床研究的综述报告表明，在 3 年和 12 年中能坚持牙周复查、复治者，失牙率仅分别为 0.15 牙/年和 0.09 牙/年。不能坚持维护治疗者，5 年内失牙率高于依从性好者（1.8 牙/年 vs. 0.6 牙/年）。因此，鼓励和动员患者坚持维护期治疗是使牙周炎疗效长期保持的关键条件之一。只要坚持消除和控制菌斑感染，牙周炎是可防、可治、可控的疾病。

（李　蕾）

第二节　侵袭性牙周炎

牙周炎被认为是一组有不同临床表现、对治疗反应有差异、进展速度不同、实验室所见不尽相同的牙周破坏性疾病。临床上可见一类牙周炎，发生在全身健康的年轻人，疾病进展快速，有家族聚集性。在 1999 年的国际分类研讨会上，学者们提出将其命名为侵袭性牙周炎（AgP），它包含了 1989 年分类中称为早发性牙周炎（EOP）的 3 个类型，即青少年牙周炎（JP）、快速进展性牙周炎（RPP）和青春前期牙周炎（PPP）。该分类还将侵袭性牙周炎分为局限型和广泛型。

一、局限型侵袭性牙周炎

（一）历史背景

Gottlieb 于 1923 年报道了 1 例死于流感的年轻男性，其牙周组织有严重的变性和牙槽骨吸收。他认为这是不同于单纯性牙周炎的一种疾病，将其命名为弥漫性牙槽萎缩。1928 年他又提出牙骨质的先天发育不良可能为本病的病因。Wannenmacher 于 1938 年描述本病的特点为切牙和第一磨牙受累。Orban 和 Weinmann 于 1942 年提出牙周变性的命名，并根据 1 例尸体解剖的结果，提出该病首先发生牙周膜主纤维的变性，导致牙骨质停止新生和牙槽骨吸收，然后才发生结合上皮的增生和炎症。此后一段时期内普遍认为本病是由于某种全身因素引起的牙周组织变性，而炎症是继发的。但大量的临床观察和动物实验未能找到变性的证据。1966 年世界牙周病专题讨论会提出摒弃牙周变性的名词，但同时也指出的确在青少年中存在着一种与成人型不同的牙周炎。1969 年 Butler 引用 Chaput 等在 1967 年提出的法文名称，将本病命名为青少年牙周炎。Baer 在 1971 年仍坚持牙周变性的名称，提出本病的定义为"发生于全身健康的青少年，有 1 个以上恒牙的牙槽骨快速破坏。牙周破坏的程度与局部刺激物的量不一致"，并提出 7 条长期被引用的诊断标准。20 世纪 70 年代后期，普遍认为该病是由微生物感染所致，清除菌斑能获良好疗效。1989 年世界牙周病研讨会将其定名为局限型青少年牙周炎（LJP），并归入早发性牙周炎。1999 年的国际分类法则进一步明确了局限型侵袭性牙周炎的定义："牙周病变局限于切牙和第一恒磨牙，至少 2 颗恒牙有邻面附着丧失，其中一颗是第一磨牙，非第一磨牙和切牙不超过 2 个。"

（二）流行病学特点

关于侵袭性牙周炎的流行病学调查资料大多来自对青少年牙周炎（早发性牙周炎）的调查。由于诊断标准不统一和不准确、调查对象的条件不同，各项调查的结果差异很大，资料可比性差。既往有报道在 10~19 岁青少年中患病率为 0.1%~3.4%。本病患病率似有较明显的种族和地域差异。1987 年 Saxbv 报道 7 266 名 15~19 岁英国学生中总患病率为 0.1%，但其中不同种族之间有区别：白种人为 0.02%，非洲裔为 0.80%，亚裔人为 0.20%。近十余年来的流行病学调查资料显示，非洲和中东地区后裔的患病率相对较高，而白种人相对较低。这提示可能种族和社会经济因素均与该病的易感性有关。国内相关资料较少，20 世纪 3 项局部地区的调查报告显示，在 11~20 岁的青少年中，青少年牙周炎的患病率为 0.12%~0.47%。能够按照严格定义诊断的局限型侵袭性牙周炎（LAgP）患者在我国很少见。近年来，北京大学口腔医学院牙周科收集了来自全国各地近 300 例侵袭性牙周炎患者的临床资料，其中仅有数例被诊断为典型的局限型侵袭性牙周炎，但病变以切牙和第一磨牙为重的广泛型侵袭性牙周炎（GAgP）则相对较多见，约占总 AgP 患者的 25%。

（三）病因

侵袭性牙周炎的病因虽未完全明了，但某些高毒力的特定微生物的感染以及宿主免疫应答反应的特点可能是引起本病的两个主要因素。

1. 微生物

20 世纪中期以来，国外大量的研究表明伴放线聚集杆菌（Aa）是侵袭性牙周炎的主要致病菌，其主要依据如下。

（1）从青少年牙周炎（相当于侵袭性牙周炎）患者的龈下菌斑中，Aa 的检出率明显高于慢性牙周炎和健康牙。经过有效的牙周治疗后，该菌消失或极度减少；当病变复发时，该菌又复出现。Aa 能产生可杀伤白细胞的外毒素及其他毒性产物，造成牙周组织的损伤。Aa 不同的血清株具有不同的毒性，其中主要为 b 型的 JP_2 毒性最大，能产生 10~20 倍多的白细胞毒素。有研究表明，携带该型 Aa 者发生 LAgP 的概率与携带非 JP_2 型者的 OR 值为 18.0 vs. 3.0。但是亚洲地区（包括中国）的许多研究表明，Aa 在中国、日本和韩国 AgP 患者中的检出率明显低于欧美国家，且检出的 Aa 多为低毒性的血清株 c，而牙龈卟啉单胞菌 Pg 在这些患者中则相对较多见。2017 年研讨会的与会专家们提出，需要研究在 AgP 发病前、病程中以及治疗后的 Aa 检出情况，才能确定该菌为致病菌，而这种研究是十分困难的。由于致病因子的不确定，2018 年牙周病分类否决了侵袭性牙周炎作为独立疾病。

（2）Aa 引发宿主的免疫反应而致病：微生物主要是通过激惹宿主，引发免疫炎症反应。适度的反应起保护作用，而中性粒细胞和单核（吞噬）细胞对细菌的过度反应，产生过量的细胞因子、炎症介质，则可能导致严重的牙周炎症和破坏。有研究显示，AgP 患者龈沟液（GCF）内多种炎症介质增高，如巨噬细胞炎症蛋白（MIP1a）、IL-6、IL-1b、TNF-α等，可促进局部的免疫反应。局限型 AgP 患者的血清中有明显升高的抗 Aa 抗体，牙龈局部也产生大量的特异抗体，并进入牙周袋内，使龈沟液内特异抗体水平高于血清的水平。有研究称抗体反应强的局限性患者不会发展为广泛型。研究还表明，对 Aa 的糖类抗原发生反应的主要是 IgG_2 亚类，起保护组织的作用。但有学者认为也可能 Aa 的毒素抑制了宿主的反应，或与其他细菌所产生相似的毒性因子（LPS，白细胞毒素，细胞凋亡因子等）联合起破坏作用。

2. 全身背景

有一些早期研究表明，本病患者有外周血的中性粒细胞和（或）单核细胞的趋化功能降低，有学者报道白细胞的吞噬功能也有障碍，这种缺陷带有家族性，患者的同胞中有的也可患 LAgP，或虽未患牙周炎，却也有白细胞功能缺陷。然而，这些异常主要集中在美国的黑种人 LJP 患者。英国学者对欧洲白种人患者的研究未发现白细胞趋化异常。我国较大样本的研究也未发现外周血的中性粒细胞和单核细胞趋化功能的异常。

LAgP 存在家族聚集性。有家系研究显示，AgP 先证者的家属中患 AgP 的概率明显增高，可能和遗传基因有关。近年来对 LAgP 患者的基因多态性有大量研究，但由于样本量和对照不足、诊断标准不统一、检测方法不同等原因，尚缺乏一致的科学结论。正像很多慢性病一样，AgP 是多因素、多基因的复杂疾病，不可能用某单一危险因素概括所有 AgP 的病例，而每一个病例可能是不同的基因与环境、生活方式、局部因素等共同作用的结果。宿主自身的易感因素可降低宿主对致病菌的防御力和组织修复力，也可加重牙周组织的炎症反应和破坏。

Gottlieb 曾提出本病的原因是牙骨质的不断形成受到抑制，妨碍了牙周膜纤维附着于牙体。此后有少量报道发现局限型青少年牙周炎患者的牙根尖而细，牙骨质发育不良，甚至无牙骨质，不仅已暴露于牙周袋内的牙根如此，在其根方尚有牙周膜附着的、未暴露于牙周袋内的牙根也有牙骨质发育不良，说明这种缺陷不是疾病的结果，而是发育中的问题。国内也有研究显示，AgP 患者有较多的牙根形态异常（如锥形根、弯曲根、冠根比过大和融合根等），且牙根形态异常的牙齿其牙槽骨吸收程度重，牙根形态异常的牙数与重度骨吸收牙数呈正相关。

（四）病理

局限型侵袭性牙周炎的组织病理及免疫病理学变化与慢性牙周炎无明显区别，均以慢性炎症为主，只是患者的易感度不同。免疫组织化学研究发现本病牙龈结缔组织内仍以浆细胞浸润为主，但其中产生 IgA 的细胞少于慢性牙周炎者，游走到袋上皮内的中性粒细胞数目也较少。电镜观察到在袋壁上皮、牙龈结缔组织甚至牙槽骨的表面可有细菌入侵，主要为革兰阴性菌及螺旋体。

（五）临床特点

1. 年龄和性别

发病一般开始于青春期前后（有文献报道 11~13 岁），因早期无明显症状，患者就诊时常已 20 岁左右，所以本病难以确定始发年龄。女性多于男性，但也有学者报道性别间无差异。本病也可发生在青春期前的乳牙列。

2. 牙周组织破坏程度与局部刺激物的量不成比例

这是本病一个突出的表现。患者的菌斑、牙石量很少，牙龈表面的炎症轻微，但却已有深牙周袋和牙槽骨破坏。牙周袋内有菌斑牙石，而且有探诊后出血，晚期还可以发生牙周脓肿。

3. 好发牙位

典型的 LAgP 患牙局限于第一恒磨牙和上、下颌切牙，多为左右对称。但早期的患者不一定波及所有的切牙和第一磨牙。1999 年分类法规定，LAgP 的特征是 "局限于第一恒磨牙或切牙的邻面有附着丧失，至少波及两个恒牙，其中一个为第一磨牙。其他患牙（非第一磨牙和切牙）不超过 2 个"。

4. X 线表现

牙槽骨吸收局限于第一恒磨牙和切牙。第一磨牙的邻面有垂直型骨吸收，若近远中均有垂直型骨吸收，则形成 "弧形吸收"，在切牙区由于牙槽间隔窄，一般表现为水平型骨吸收（图 5-2）。

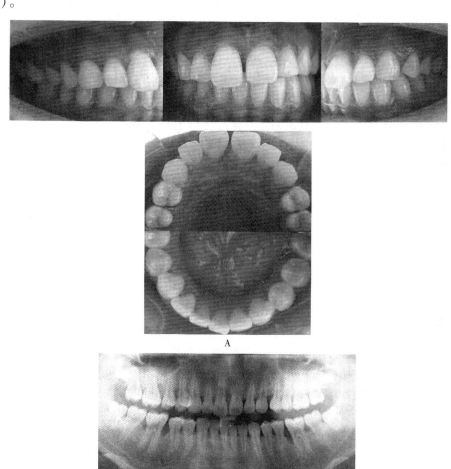

图 5-2　局限型侵袭性牙周炎

注　A. 患者女，16 岁，前牙出现间隙并伸长、后牙咬硬物无力 6 个月，口腔卫生良好，仅在 11 探及龈下牙石，牙龈粉红，形态未见异常，11、16、36、46 探诊深度 6~8 mm，牙菌斑 3~4，其余探诊深度<3 mm；B. 16、36、46 牙槽骨角型吸收达根长的 1/3~1/2，11 牙槽骨吸收达根长 1/3。

5. 病程进展快

本病发展很快，Baer 估计本型患者的牙周破坏速度比慢性牙周炎快 3~4 倍，在 4~5 年内，牙周附着破坏可达 50%～70%，患者常在 20 岁左右即已须拔牙或牙已自行脱落。但真正确定病变是否快速进展，需要根据患者不同时期连续的检查记录才能确定。一部分患者牙周破坏的进展可自限。

6. 早期出现牙齿松动和移位

在炎症不明显的情况下，患牙可出现松动，咀嚼无力。切牙可向唇侧远中移位，呈扇形散开排列，出现牙间隙，多见于上颌切牙。后牙可出现不同程度的食物嵌塞。

7. 家族聚集性

患者健康，无全身疾病，家族中可有多代、多人患本病，患者的同胞有 50% 的患病概率，说明有较强的遗传背景。有学者认为是 X 连锁性遗传或常染色体显性遗传（隐性遗传）等。但也有一些学者认为可能是由于牙周致病菌在家庭成员中的传播所致。符合上述标准的、典型的局限型侵袭性牙周炎诊断不难，但临床上此型很少见。

LAgP 患者并非每人都具备上述全部特征。2018 年牙周病新分类虽然否定其作为独立疾病，但还是指出有一些患者具有发病早、患牙位置局限及快速进展的特点，还有 PMN 和巨噬细胞的高活性、抗体反应增强、特殊菌群存在于龈下很薄的生物膜中、家族聚集倾向、种族倾向等特点。目前虽不足以将其定为独立疾患，但值得深入研究。

二、广泛型侵袭性牙周炎

广泛型侵袭性牙周炎（GAgP）主要发生于 30 岁以下的年轻人，但也可见于 30 岁以上者。其受累的患牙广泛，1999 年分类法规定其特征为"广泛的邻面附着丧失，侵犯第一磨牙和切牙以外的牙数在 3 颗以上"。广泛型和局限型究竟是两个独立的类型，抑或前者是局限型发展和加重的结果，尚不能肯定。但有一些研究结果支持二者为同一疾病不同阶段的观点。①局限型以年幼、围青春期者较多，而广泛型多为 30 岁左右的青年人，患牙数目增多而呈广泛型。②局限型患者血清中的抗 Aa 特异抗体水平明显地高于广泛型患者，起保护作用的 IgG_2 亚类水平也高于广泛型。可能机体对致病菌所产生的免疫反应使 LAgP 的感染局限，而 GAgP 患者的特异抗体反应较弱，使病变扩大。③有些广泛型侵袭性牙周炎患者的第一磨牙和切牙病情较其他患牙为重，且有典型的"弧形吸收"表现，提示这些患者可能由局限型病变发展而来。然而，1999 年分类法提出的"对病原菌的血清抗体反应较弱是 GAgP 的特异性表现"在国内的数项研究中并未得到证实。国内近期的研究显示，切牙—磨牙型 AgP 患者抗 Aa 血清 c 型抗体滴度与非切—磨牙型 AgP 患者无显著性差异。这可能与 Aa 不是中国人的主要致病菌有关。近来有学者提出局限型和广泛型可能是同一疾病的不同表型，或者说不同类型的 AgP 具有共同的临床表征。

（一）临床特点

（1）GAgP 通常发生于 30 岁以下者，但也可见于年龄更大者。

（2）1999 分类法的定义为"广泛的邻面附着丧失，累及除切牙和第一磨牙以外的恒牙至少 3 颗"，实际上 GAgP 通常累及全口大多数牙。

（3）有严重而快速的附着丧失和牙槽骨破坏，牙龈有明显的炎症，呈鲜红色，并可伴有龈缘区肉芽性增殖，易出血，可有溢脓。但某些病例可有阵发的静止期。

（4）多数患者有大量的菌斑和牙石，也可较少。

（5）一般患者对常规治疗如刮治和全身药物治疗有明显的疗效，但也有少数患者经任何治疗都效果不佳，病情迅速加重直至牙齿丧失（图5-3）。

临床上常以年龄（35岁以下）和全口大多数牙的重度牙周破坏作为诊断广泛型侵袭性牙周炎的标准，也就是说牙周破坏程度与年龄不相称。但必须明确的是，并非所有年轻患者的重度牙周炎均可诊断为本病，应先排除一些明显的局部和全身因素，如：①是否有严重的错殆导致咬合创伤，加速了牙周炎的病程；②是否曾接受过不正规的正畸治疗，或在正畸治疗前未认真治疗已存在的牙周病；③有无食物嵌塞、邻面龋、牙髓及根尖周病、不良修复体等局部促进因素，加重了菌斑堆积和牙龈的炎症；④有无伴随的全身疾病，如糖尿病、白细胞功能缺陷、HIV感染等。上述①~③的存在可以加速和加重慢性牙周炎的牙槽骨吸收和附着丧失；如有④则应列入反映全身疾病的牙周炎中，其治疗也不仅限于口腔科。如有条件检测患者周缘血的中性粒细胞和单核细胞的趋化、吞噬功能，血清特异 IgG_2 水平，或微生物学检测，则有助于诊断。阳性家族聚集史也有助于诊断本病。

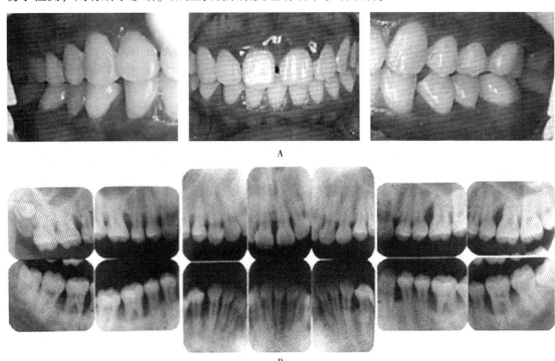

A

B

图5-3 广泛型侵袭性牙周炎

注 A. 患者女，18岁，刷牙出血3年，牙龈红肿，邻面深袋6~10 mm，多个牙松动，上颌中切牙有间隙，父母均有重度牙周炎；B. 牙槽骨不同程度广泛吸收，以第一磨牙和切牙为重，除此以外的患牙超过3颗。

（二）诊断

牙周炎是一组病理变化相似而临床表现有不同特点的疾病。各类型之间的共同点是，它们都是由牙菌斑生物膜（虽然菌斑中的微生物构成和它们的致病机制很不同）激惹起那些易感的个体（虽然易感的因素不尽相同）的免疫炎症反应，导致牙周软、硬组织的破坏（机制和背景不同）所形成的复杂疾病。至今对各型牙周炎的发生和发展机制仍不完全清楚，1999 年的分类标准又有相当部分的重叠和自相矛盾之处，因此 2017 年研讨会认为，从病理生理角度来看，慢性牙周炎和侵袭性牙周炎均由牙菌斑生物膜引起炎症，其结局也相同，即导致骨吸收和附着丧失。在现阶段，建议取消侵袭性和慢性的名称，而将其归并为单一的牙周炎，进一步根据病情严重程度以及治疗复杂度来分期和根据病情加重的风险以及对治疗的反应来分级。临床诊断在很大程度上还有赖于对患者病史的了解以及各种常规检查和特异检查的综合分析和判断。

在使用 1999 年分类法时，要注意：典型的局限型侵袭性牙周炎虽然罕见，但相对容易诊断，而广泛型侵袭性牙周炎则临床表现多变，有时难以和重症广泛型慢性牙周炎相鉴别。应根据具体患者的综合情况来分析。例如：①青少年患者诊断为侵袭性牙周炎时，应排除明显的局部或全身因素的影响；②我国独生子女家庭中，判断家族聚集性的难度增加；③有些广泛的重度牙周病变，虽然年龄超过 30 岁，但若伴有切牙—磨牙区加重的表现，则也支持 GAgP 的诊断，因为它可能由 LAgP 发展而来。有学者主张，在作出广泛型侵袭性牙周炎的诊断前，应先排除重症广泛型慢性牙周炎。实际上两者的治疗原则和基本手段都相差不多，而对于侵袭性患者应采取更为积极和彻底的综合治疗手段，例如辅用抗生素以提高疗效，更严格的维护治疗等。主要应针对每例患者的病情来制订个性化的治疗计划。

总之，不管各种牙周病分类法如何变更病名，各型牙周炎的基本病理生理学改变是基本相似和不会随着命名而改变的。临床上对年轻的重度牙周炎患者应抓住早期诊断这一环，以免延误治疗。如果 1 例年轻患者的菌斑牙石等刺激物不多，炎症不明显，但发现有少数牙松动、移位或邻面深袋，局部刺激因子与病变程度不一致等，则应引起高度重视。重点检查其切牙及第一磨牙邻面，并拍摄 X 线片，𬌗翼片有助于发现早期病变。有条件时，可做微生物学检查发现牙周致病菌，或检查中性粒细胞有无趋化和吞噬功能的异常，有助于本病的诊断。早期诊断及治疗对保留患牙极为重要。对于年轻牙周炎患者的同胞进行牙周筛查，也有助于早期发现其他病例。

（三）治疗

1. 首要的治疗是彻底消除感染

牙周炎是牙菌斑生物膜引起的牙周支持组织慢性炎症和持续破坏。虽然临床表现存在差异，但洁治和龈下刮治是各型牙周炎必不可少的基础治疗。大多数患者在规范的基础治疗后有较好的疗效，Aa、Pg 等主要致病菌明显减少，病变可转入静止期。但有些深牙周袋不易清除菌斑，加上伴放线聚集杆菌可入侵牙周组织，在基础治疗结束后 4~12 周复查时，根据检查所见和需要，可以再次行龈下刮治或翻瓣手术以清除入侵组织的微生物。

2. 抗菌药物的应用

AgP 病原微生物的控制，不只是减少菌斑的数量，更重要的是改变龈下菌群的组成。一些学者报告，刮治术后一些入侵牙龈中的细菌仍然残留，它们容易重新在牙面定植，使病变复发。此时，在洁治和刮治后辅助服用抗菌药物可能取得优于单纯刮治的效果。Guerreto 等报道，AgP 患者在全口龈下清创后即刻口服甲硝唑和阿莫西林 7 天，与只接受龈下清创者对照，6 个月后服药组的深牙周袋效果好于不服药的对照组，而对浅牙周袋的效果则不明显。2008 年第 6 次欧洲牙周研讨会共识报告也表明单独服用抗菌药的效果不如龈下刮治。考虑到牙菌斑生物膜对细菌有保护作用，在需要辅助用药时，建议在机械治疗或手术治疗后立即口服甲硝唑和阿莫西林，此时龈下菌斑的数量最少且生物膜也已被破坏，能发挥药物的最大疗效。理想的情况下，应先检查龈下菌斑中的微生物，有针对性地选用药物，在治疗后 1~3 个月时再复查龈下微生物，以判断药物的疗效。文献报道，在龈下清创术后的深牙周袋内放置缓释的抗菌制剂也可减少龈下菌斑的重新定植，减少病变的复发。须要强调的是，抗菌药物无论是全身或局部使用，无论在刮治后即时或以后应用，都只能是作为 SRP 的辅助治疗而不能替代之。

3. 调整机体防御功能

宿主对细菌感染的防御反应在侵袭性牙周炎的发生、发展方面起重要的作用。近年来人们试图通过调节机体的免疫和炎症反应过程来减轻或治疗牙周炎，例如，亚抗菌剂量的多西环素不具有抗菌作用，却可抑制胶原酶，减轻牙周支持组织的破坏；非甾体抗炎药可抑制花生四烯酸产生前列腺素，抑制骨吸收，这些均有良好的前景。中医学强调全身调理，国内有些学者报道用六味地黄丸为基础的补肾固齿丸（膏），在牙周基础治疗后服用数月，可明显减少复发率；服药后，患者的白细胞趋化和吞噬功能以及免疫功能也有所改善。吸烟是牙周炎的危险因素，应劝患者戒烟。还应努力发现有无其他全身因素及宿主防御反应方面的缺陷。

4. 正畸治疗

牙周炎病情不太重而有患牙移位、倾斜的患者，可在炎症控制后，用正畸方法将患牙复位排齐。但正畸过程中务必加强菌斑控制和牙周病情的监控，加力也宜轻缓。

5. 定期维护，防止复发

GAgP 治疗后较易复发（有学者报道复发率约为 1/4），疗效能否长期保持取决于患者自我控制菌斑的依从性和维护治疗的措施，也就是说定期的监测和必要的后续治疗是保持长期疗效的关键。根据每例患者菌斑和炎症的控制情况，确定个体化的复查间隔期。开始时每 1~2 个月 1 次，半年后若病情稳定，可逐渐延长。复查时若发现有复发或加重的牙位，应重新全面评价局部和全身的危险因素和促进因子，并制定相应的治疗措施，如必要的再刮治、手术或用药等。

（高雨蔚）

第三节 反映全身疾病的牙周炎

在 1989 年制定的牙周炎分类法中，有一项"伴有全身疾病的牙周炎"，是指一组伴有全身性疾病的、有严重而迅速破坏的牙周炎。1999 年和 2018 年的牙周病分类法基本保留了此范畴，而将名称改为"反映全身疾病的牙周炎"。这个改动似乎更强调了它所涵盖的是一组以牙周炎作为其突出表征之一的全身疾病，而不仅仅是"相伴"或牙周炎受某些全身因素的影响而改变病情，例如内分泌、药物等对牙周病的影响。现已知道，过去大多数被诊断为广泛型青春前期牙周炎的患儿实际上都患有某种全身疾病，这些疾病能影响患者对细菌的抵抗力，因而大大增加了牙周炎的易感性。这些全身疾病包括白细胞黏附缺陷、先天性原发性免疫缺陷、周期性中性粒细胞减少症、慢性中性粒细胞缺陷、掌跖角化—牙周破坏综合征、低磷酸酯酶症、朗格汉斯细胞组织细胞增生症（LCH）、粒细胞缺乏症、白血病、糖尿病、唐氏综合征、埃勒斯—当洛斯综合征和白细胞异常色素减退综合征等。新分类法将这些患者归类为"反映全身疾病的牙周炎"。

如上所述，属于本范畴的牙周炎主要有两大类，即血液疾病（白细胞数量和功能的异常等）和遗传性疾病。本节重点介绍一些重要的、相对常见的全身疾病在牙周组织的表现。

一、掌跖角化—牙周破坏综合征

掌跖角化—牙周破坏综合征又称 Papillon-Lefevre 综合征（PLS），由该两位学者于 1924 年报道本病。其特点是手掌和脚掌部位的皮肤过度角化、皲裂和脱屑，牙周组织严重破坏，故得名掌跖角化—牙周破坏综合征。有的病例还伴有硬脑膜的异位钙化。本病较罕见，人群中的患病率为 1/1 000 000~4/1 000 000。

（一）病因

1. 细菌学研究

对本病患者的龈下菌斑培养发现菌群与慢性牙周炎的龈下菌群相似，而不像青少年牙周炎。在牙周袋近根尖区域有极大量的螺旋体，在牙骨质上也黏附有螺旋体，也曾有学者报告发现有支原体的小集落形成。有学者报告患者血清中有抗伴放线聚集杆菌的抗体，袋内也分离出该菌。

2. 遗传学研究

本病为遗传性疾病，属于常染色体隐性遗传。父母不患该症，但可能为血缘婚姻（约占 23%），双亲必须均携带常染色体基因才使其子女患本病。患者的同胞也可患本病，男女患病概率均等。国内外均有学者报告本病患者的中性粒细胞趋化功能降低。有研究报道本病与角质素基因的突变有关。研究显示，组织蛋白酶 C（CTSC）基因的突变可能是 PLS 的致病基础。组织蛋白酶 C 是一种含半胱氨酸蛋白酶，它的主要功能是降解蛋白和活化一些酶原物质，如它对于来源于骨髓和淋巴系统的一些细胞中的丝氨酸蛋白酶的活化有着重要的作用，而这种蛋白酶包含在很多免疫和炎症反应过程中，包括细菌的吞噬破坏、局部细胞因子和其他炎症介质的活化和去活化。

（二）病理

与慢性牙周炎无明显区别。牙周袋壁有明显的慢性炎症，主要为浆细胞浸润，袋壁上皮内几乎见不到中性多形核白细胞。破骨活动明显，成骨活动很少。患牙根部的牙骨质非常薄，有时仅在根尖区存在较厚的、有细胞的牙骨质。X 线检查见牙根细而尖，表明牙骨质发育不佳。

（三）临床表现

皮损及牙周病变常在 4 岁前共同出现，有学者报道可早在出生后 11 个月发生。皮损包括手掌、足底、膝部及肘部局限性的过度角化及鳞屑、皲裂，有多汗和臭汗。约有 1/4 患者易有身体其他处感染。患儿智力及身体发育正常。

牙周病损在乳牙萌出不久即可发生，有深牙周袋，炎症严重，溢脓，口臭，牙槽骨迅速吸收，在 5~6 岁时乳牙即相继脱落，创口愈合正常。待恒牙萌出后又按萌出的顺序相继发生牙周破坏，常在 10 多岁时即自行脱落或拔除。有的患者第三磨牙也会在萌出后数年内脱落，有的患者第三磨牙不受侵犯（图 5-4、图 5-5）。

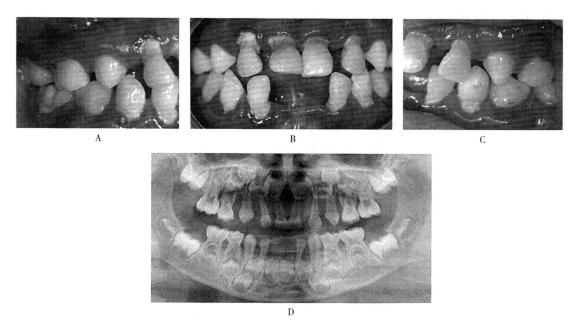

图 5-4 掌跖角化—牙周破坏综合征

注 A~C. 患儿女，4 岁，初诊时牙周情况临床照片示乳下前牙早失，余牙重度牙周炎表现；D. X 线片示几乎所有的乳牙都有牙槽骨中、重度骨吸收。

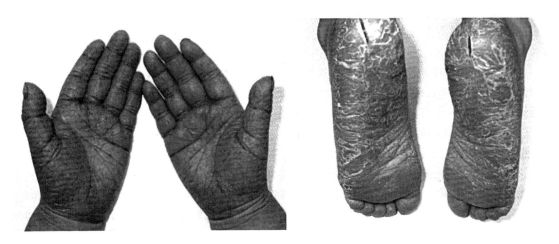

图 5-5 掌跖角化—牙周破坏综合征的皮肤损害

注 患儿女，4 岁。

（四）治疗

本病对常规的牙周治疗效果不佳，患牙的病情继续加重，往往导致全口拔牙。有学者报道，对幼儿可将其全部已患病的乳牙拔除，当恒切牙和第一恒磨牙萌出时，再口服 10~14 天抗生素，可防止恒牙发生牙周破坏。若患儿就诊时已有恒牙萌出或受累，则将严重患牙拔除（也有学者主张将已萌出的恒牙全部拔除），重复多疗程的口服抗生素，同时进行彻底的局部牙周治疗，每 2 周复查和洁治 1 次，保持良好的口腔卫生。在此情况下，有些患儿新萌出的恒牙可免于罹病。这种治疗原则的出发点是基于本病是伴放线聚集杆菌或其他致病微生物的感染，而且致病菌在牙齿刚萌出后即附着于牙面。在关键时期（如恒牙萌出前）消除一切患牙，形成不利于致病菌生存的环境，以防止新病变的发生。这种治疗原则取得了一定效果，但病例尚少，须长期观察，并辅以微生物学研究。患者的牙周病损控制或拔牙后，皮损仍不能痊愈，但可略减轻。曾有学者报道 1 例男性患儿，在 3 岁时就诊发现牙龈经常肿痛、溢脓、口臭、牙齿松动，随后 2 年内因乳牙松动先后拔除 11 颗，后经 12 年的牙周积极治疗即良好的菌斑控制贯穿于整个治疗过程；在牙周急性炎症期，及时给予有效的抗生素控制感染；长时间服用补肾固齿丸，调节免疫功能，提高抗病能力；服用低剂量非甾体抗炎药阿司匹林，减轻牙周炎症。患儿恒牙萌出后 16 岁时检查显示，除第一磨牙有轻度牙周附着丧失外，其他恒牙未见明显附着丧失。患者口腔卫生状况良好，牙龈色、质、形态正常，探诊无出血，牙齿无松动，咬合关系良好，咀嚼功能正常，但皮肤损害未见改善。

二、唐氏综合征

唐氏综合征又称先天愚型或 21-三体综合征，是一种由染色体异常引起的先天性疾病，分为标准型、易位型和嵌合型 3 型。唐氏综合征的发病率与母亲的年龄有关。据调查，母亲年龄越大发病率越高，究其原因可能是由于卵细胞在母体内减数分裂过程较长，卵子老化，且受环境因素的影响，易产生染色体的不分离。

1. 病因

患者的龈下菌斑细菌与一般牙周炎者并无明显区别，有学者报道产黑色素拟杆菌群增多。牙周病情的快速恶化可能与细胞介导和体液免疫缺陷以及吞噬系统缺陷有关，如中性多形核白细胞的趋化功能低下，也有学者报道白细胞的吞噬功能和细胞内杀菌作用也降低。

2. 临床表现

患者有发育迟缓和智力低下。约 1/2 的患者有先天性心脏病，约 15% 的患儿于 1 岁前夭折。面貌特征为面部扁平、眶距增宽、鼻梁低宽、颈部短粗。常有上颌发育不足、萌牙较迟、错𬌗畸形、牙间隙较大、系带附着位置过高等。几乎 100% 的患者均有严重的牙周炎，且其牙周破坏程度远超过菌斑、牙石等局部刺激的量。全口牙齿均有深牙周袋及炎症，下颌前牙较重，有时可有牙龈退缩，病情迅速加重，有时可伴坏死性龈炎。乳牙和恒牙均可受累。

3. 治疗

对本病的治疗无特殊。彻底的牙周基础治疗和认真控制菌斑，可减缓牙周破坏。但由于患儿智力低下，常难以坚持治疗。

三、家族性和周期性中性粒细胞减少症

家族性和周期性中性粒细胞减少症是一种罕见的血液系统疾病，美国医师 Leale 于 1910 年报道。这种疾病的特征是中性粒细胞周期性减少，粒细胞减少期一般持续 3~10 天，周期为 21 天左右。

（一）病因

本病病因不明，有学者报告此病具有家族性，为常染色体显性遗传；也有学者认为是常染色体隐性遗传，与基因的缺陷有关，但只有 1/3 的病例有家族史；此外，也有特发和散发的报告。大多数患者在婴幼儿期发病，但也有发病于成年期。患者的男女比例无明显差别。

（二）临床表现

在婴幼儿期就开始反复出现发热、食欲减退、咽炎、细菌感染等症状，几乎所有患者都有口腔表现，常伴有唇、舌、颊侧黏膜和牙龈反复发作的溃疡及皮肤、胃肠道和泌尿生殖系统的溃疡，症状的出现与粒细胞的减少相一致。患者的牙周病损可累及乳牙列和恒牙列。典型病例表现为快速破坏的牙周炎，牙龈红肿出血、牙周袋形成、牙槽骨广泛吸收、牙齿松动，最终导致牙齿早失。患者牙周组织破坏的程度高于因口腔卫生不良而导致组织破坏的慢性牙周炎患者，有时伴有乳牙和年轻恒牙牙龈的重度退缩。还有些患者可发生不典型的溃疡性龈炎，并伴有牙龈瘀斑。在两个粒细胞缺乏期之间，牙龈炎症减轻。

（三）辅助检查

1. 血常规检查

粒细胞计数呈慢性周期性波动，计数低谷为零至低于正常，且持续 3~10 天；在粒细胞减少期常伴有单核细胞、网织细胞的数目增高和血小板计数降低。

2. 骨髓穿刺

粒细胞减少和前骨髓晚幼粒细胞减少，不但表现为粒细胞增生低下，且有成熟停滞，但骨髓变化有时与外周血不一致。

（四）治疗

1. 牙周治疗

（1）口腔卫生指导：强化刷牙和建议每天使用牙线；在粒细胞减少期，由于口腔溃疡和牙龈的肿痛，可以暂时用 0.12%~0.20% 氯己定漱口水代替机械性菌斑控制。

（2）牙周基础治疗和定期维护：在粒细胞恢复期进行专业的菌斑清除比较理想；同时可局部应用米诺环素作为辅助治疗，尤其是在粒细胞减少期能取得较好的效果。

（3）一般不建议手术，因为易发生术后感染，但也有龈切术去除深牙周袋的报道。

2. 全身治疗

抗生素控制全身感染；请血液病专家提出治疗方案，如注射粒细胞集落刺激因子促进粒细胞的生成或脾切除以减少粒细胞在脾的滞留。

四、粒细胞缺乏症

粒细胞缺乏症又称恶性中性粒细胞减少症，是继发性粒细胞减少症。在儿童中少见，主要见于 25 岁以上成人，由循环粒细胞突然减少引起。

1. 病因

约 50% 的发病者有用药史，有些病因不明，也有先天性发生。中性粒细胞减少可能由骨髓中性粒细胞产生减少引起，或是脾或白细胞凝集引起周围中性粒细胞的破坏增加所致。不同的药物以不同的作用方式引起白细胞减少，如由免疫机制通过白细胞凝集引起周围白细胞的破坏，氯丙嗪以毒性剂量直接作用于骨髓。已知与粒细胞减少有关的药有镇痛药、吩噻嗪、磺胺、磺胺衍生物、抗甲状腺素药、抗癫痫药、抗组胺药、抗菌药、咪唑类等。其他因素如某些细菌、病毒、立克次体、原虫、支原体等感染，放射线照射，系统性红斑狼疮、类风湿关节炎等免疫性疾病，原发或继发脾大、脾功能亢进，造血系统疾病如白血病、再生障碍性贫血等，均可引起继发性粒细胞减少症。

2. 临床表现

口腔病损是粒细胞缺乏症的重要诊断症状。牙龈可出现多处溃疡或坏死病损。本病损与坏死性龈炎不同，并不局限于龈乳头尖或附着龈，可见于口腔其他部位如扁桃体和腭。口腔病损伴有剧烈疼痛，存在坏死组织时呼吸有恶臭。非特异性的系统反应有寒战、不适、高热、喉痛和头痛。

3. 辅助检查

白细胞总数<$2×10^9$/L，几乎无多形核白细胞。红细胞和血小板计数在正常范围。骨髓检查显示缺乏粒细胞和浆细胞，但淋巴细胞和网织细胞可增加。

4. 治疗

药物引起的本病虽然表现为急症，但预后较好，停药后大部分可恢复；牙周治疗和全身治疗同周期性白细胞缺乏症。

五、白细胞功能异常

龈炎和牙周炎的主要病因是微生物感染，机体完善的防御反应起着平衡和调节的作用，使个体免于发病或长期处于龈炎而不发展为牙周炎，或处于牙周炎的静止期。当菌斑中的微生物改变或机体的防御能力下降时，牙周炎便发生或进入活动进展期。中性多形核白细胞（PMN）是机体抵御细菌感染的第一道防线，在牙周炎的结缔组织、结合上皮、袋内壁上皮和牙周袋内均有大量的 PMN 以及其他防御细胞。因此，当 PMN 功能异常时，牙周炎的发生便不足为奇了。此类疾病多为遗传性疾病。

白细胞行使功能包括以下步骤：白细胞的贴壁及黏附于血管壁，移出管壁并趋化至感染部位，识别并吞噬细菌，最后在细胞内将细菌杀死和消化。上述任何功能的削弱均会妨碍对菌斑微生物的抵抗，从而增加牙周炎的发生和严重程度。

1. 白细胞黏附缺陷病

白细胞黏附缺陷病（LAD）是一种少见的遗传性疾病，目前记录在案的患者不足 100 例。患者常出现在近亲结婚的家族中。临床常表现为发生于皮肤、黏膜的反复性细菌性感染，无脓肿形成，组织愈合差，病变的严重程度取决于白细胞黏附分子的表达水平，表达越低，病变往往越严重，但除表面黏附分子与该病有关外，细胞活化通路有无缺陷也与该病有关。

LAD 分为两型：Ⅰ型为常染色体疾病（位于 21q22.3），特征为缺乏白细胞整合素、白细胞功能相关抗原-1（LFA-1）和 p150/95 的 β2 亚单位（CD18），此种缺陷非常明显，患者的白细胞整合素水平不足正常值的 6%。纯合子表现为弥漫型青春前期牙周炎，可影响乳牙列和恒牙列，而杂合子则青春前期的牙周状况正常。Ⅱ型为选择素—配体缺陷，如白细胞缺乏 sialo-lewis x 或 gp150-Lewis。此型患者易患复发性细菌感染、中性粒细胞增多症和重度早发性牙周炎。

2. 白细胞趋化和吞噬功能的异常

唐氏综合征的牙周组织破坏可能与中性多形核白细胞的趋化功能低下有关，也有学者报道该病白细胞的吞噬功能和细胞内杀菌作用也降低。掌跖角化—牙周破坏综合征患者牙周组织的严重破坏可能与中性粒细胞的趋化功能抑制有关。此外，非洲裔的侵袭性牙周炎患者中常有这些功能异常中的一种或数种。

六、糖尿病

糖尿病是与多种遗传因素有关的内分泌异常。由于胰岛素的生成不足、功能不足或细胞表面缺乏胰岛素受体等机制，引起患者的血糖水平升高，糖耐量降低。糖尿病与牙周病有着密切的关系，这是人们长期研究的课题。早期的研究由于研究对象的糖尿病类型及病情控制情况不一致、牙周诊断指标不统一等原因，使各研究的结论不易比较。近年来，由于有严格设计的、较大样本的临床及基础研究，得出较明确的结论。临床对照研究结果表明，在局部刺激因素相似的情况下，有糖尿病者的牙周病发生率及严重程度均大于无糖尿病者。有学者提出将牙周炎列为糖尿病的第 6 个并发症。糖尿病本身并不引起牙周炎，而是由于该病的基本病理变化，如小血管和大血管病变、免疫反应低下、中性多形核白细胞功能低下、胶原分解增加而合成减少等，在引起肾、视网膜和神经系统病变之外，也可使牙周组织对局部致病因子的抵抗力下降，因而破坏加重、加速。大量流行病学研究表明，糖尿病患者的牙周炎范围和程度均高于无糖尿病者。一项多因素分析的结果在校正了年龄、性别、口腔卫生等干扰因素后显示，糖尿病患者患牙周炎的危险性要比无糖尿病患者高 2.8~3.4 倍。2 型糖尿病是仅次于年龄、牙结石的第三位牙周炎危险因素。

在 1999 年的牙周病分类研讨会上，专家们认为糖尿病可以影响牙周组织对细菌的反应，把"伴糖尿病的龈炎"列入"受全身因素影响的菌斑性牙龈病"中，然而在"反映全身疾病的牙周炎"中却未列入糖尿病。事实上，在临床上看到糖尿病主要是影响牙周炎的发病和进程，尤其是血糖控制不良的患者，其牙周组织的炎症较重，龈缘红肿，呈肉芽状增生，易出血和发生牙周脓肿，牙槽骨破坏迅速，导致深袋和牙松动。血糖控制后，牙周炎的情况会有所好转。近年来，国内外均有报道，彻底有效的牙周治疗可使糖尿病患者的糖化血红蛋白显著降低，胰岛素的用量可减少。这从另一方面支持牙周炎与糖尿病的密切关系。2018年牙周病新分类将糖尿病明确列为 C 级（快速进展）和 B 级（中度进展）牙周炎的危险因素，血糖控制不佳的糖尿病将促使牙周炎快速进展。

七、艾滋病

艾滋病又称为获得性免疫缺陷综合征（AIDS），在受到人类免疫缺陷病毒（HIV）感染后，血清可以呈现 HIV 抗体阳性，但临床上尚无症状，此阶段为 HIV 携带者，从感染到发病的潜伏期可持续数年乃至 10 年。约有 30% 的艾滋病首先在口腔出现症状，其中不少症状位于牙周组织。关于牙周病变的发生率尚缺乏一致的报道。

（一）病因

HIV 感染者由于全身免疫功能的降低，容易发生口腔内的机会性感染，包括真菌、病毒、细菌等。研究表明，HIV 阳性者的龈炎或牙周炎处的微生物与 HIV 阴性者无明显差别，主要为伴放线聚集杆菌、牙龈卟啉单胞菌、中间普氏菌和具核梭杆菌等。龈下菌斑中白色念珠菌的检出率显著高于非 HIV 感染的牙周炎患者。对本病患者的牙周炎使用抗生素和龈下刮治有效，也支持微生物为主要病原。

（二）临床表现

Winkler 等在 1987 年报道 AIDS 患者的牙周炎，在 3~4 个月内牙周附着丧失可达 90%。

目前认为与 HIV 有关的牙周病损有 3 种。

1. 线形牙龈红斑（LGE）

在龈缘处有明显的、鲜红的、宽 2~3 mm 的红边，在附着龈上可呈瘀斑状，极易出血。对常规治疗反应不佳。此阶段一般无牙槽骨吸收。近年来已知 LGE 与口腔白念珠菌感染有关。对 LGE 的发生率报道不一，它有较高的诊断意义，可能为坏死性溃疡性牙周炎的前驱。但此种病损也偶见于非 HIV 感染者，需仔细鉴别。

2. 坏死性溃疡性龈炎（NUG）

AIDS 患者所发生的坏死性溃疡性龈炎临床表现与非 HIV 感染者十分相似，但病情较重，病势较凶。需结合血清学等检查来鉴别。

3. 坏死性溃疡性牙周炎（NUP）

它可以是由于患者抵抗力极度低下而从 NUG 迅速发展而成，也可能是在原有的慢性牙周炎基础上，NUG 加速和加重了病变。在 HIV 感染者中，NUP 的发生率为 4%~10%。NUP 患者的骨吸收和附着丧失特别重，有时甚至有死骨形成，但牙龈指数和菌斑指数并不一定相应的高，换言之，在局部因素和炎症并不太重，而牙周破坏迅速，且有坏死性龈病损的特征时，应引起警惕，注意寻找其全身背景。有学者报道 NUP 与机体免疫功能的极度降低有关，T 辅助细胞（CD4+）的计数与附着丧失程度呈负相关。正常人的 CD4+ 计数为 600~1 000/mm³，而 AIDS 合并 NUP 的患者则明显降低，可达 100/mm³ 以下，此种患者的短期病死率较高，严重者还可发展为坏死性溃疡性口炎。

AIDS 在口腔中的表现还有毛状白斑、白念珠菌感染、复发性溃疡等，晚期可发生卡波西肉瘤，其中约有 1/2 可发生在牙龈上，必要时可做病理检查证实。

如上所述，LGE、NUG、NUP、白念珠菌感染等均可发生于正常的无 HIV 感染者或其他免疫功能低下者。因此，不能仅凭上述临床症状就作出 AIDS 的诊断。口腔科医师的责任是提高必要的警惕，对可疑的病例进行恰当和必要的化验检查以及转诊。

（三）治疗

NUG 和 NUP 患者均可按常规进行牙周治疗，如局部清除牙石和菌斑，全身给以抗菌药，首选为甲硝唑 200 mg，每天 3~4 次，共服 5~7 天，它比较不容易引起继发的真菌感染。还需使用 0.12%~0.20% 氯己定含漱液，它对细菌、真菌和病毒均有杀灭作用。治疗后，疼痛常可在 24~36 小时内消失。LGE 对常规牙周治疗的反应较差，难以消失，常须全身使用抗生素。

（郭晓睿）

第六章

口腔黏膜疾病

第一节　复发性阿弗他溃疡

复发性阿弗他溃疡（RAU）指一类原因不明、反复发作但又有自限性的、孤立的、圆形或椭圆形溃疡。同义名有复发性口腔溃疡（ROU）、复发性口疮、复发性阿弗他口炎（RAS）等。"阿弗他"一词由 Hippocrates 在公元前 400 年提出，本是希腊文"烧灼痛"的译音，但现在已普遍把它译为"小溃疡"或"口疮"。临床上根据溃疡大小、深浅及数目不同又可分为轻型阿弗他溃疡、疱疹样阿弗他溃疡及重型阿弗他溃疡。

一、流行病学特点

复发性阿弗他溃疡是口腔黏膜病中最常见的疾病。有调查显示，人群中 RAU 的患病率为 10%～25%，在特定人群中，该病的患病率甚至可以达到 50%。性别方面多数报道女性患病稍高于男性。患病可为任何年龄，但以 10～30 岁年龄组多见。一般发病没有季节差别，但夏季发病相对稍少于其他季节。

二、病因

复发性阿弗他溃疡病因复杂，至今仍不很明确。无论从发病到治疗，个体差异均较大。有些患者临床表现相似，但其发病诱因却迥然不同，临床施以同样的治疗，效果也不尽相同。这说明本病发病是多种因素综合作用的结果。有关病因的研究及病因学说简述如下。

1. 病毒感染

临床上疱疹样阿弗他溃疡的表现与疱疹性龈口炎相似，所以有学者认为前者可能是单纯疱疹病毒感染所致。但在患者血清中未查到特异性抗单纯疱疹病毒抗体。近年来，有研究发现，RAU 患者的外周血单核细胞中人类疱疹病毒－6（HHV－6）、人类疱疹病毒－7（HHV－7）巨细胞病毒、EB 病毒 DNA 片段的阳性率高于正常人。但大部分研究未从 RAU 病变组织中直接检测出病毒，而对疱疹性口炎患者进行上述检查则能得出阳性结果。但一些学者仍认为不能排除病毒的致病作用，认为病毒寄生在细胞内，由细胞所产生的病毒抗原所致的免疫反应可引起宿主组织的病理变化而形成溃疡。

2. 细菌感染

有学者提出 L 型菌在复发性阿弗他溃疡中有致病作用。L 型菌是溶血性链球菌在抗生素的作用下转变为无细胞壁的滤过性原生质体。在复发性阿弗他溃疡患者体内，L型菌可在细胞内寄生而呈潜伏带菌状态。从病损部位取标本可以培养分离出L型菌。将这种培养液注入实验动物的口腔黏膜也能形成类似复发性阿弗他溃疡的病损。有学者认为L型菌与口腔黏膜有共同的抗原成分，可刺激机体产生自身抗体，使上皮损伤而形成溃疡。近年来，有学者采用分子生物学技术从RAU病损区检测出幽门螺杆菌，且经抗菌治疗后临床症状好转。有关感染因素在RAU发病中的作用仍值得进一步探讨。

3. 消化系统疾病及功能紊乱

流行病学调查及临床实践发现，复发性阿弗他溃疡与胃溃疡、十二指肠溃疡、溃疡性结肠炎、局限性肠炎、肝胆疾病以及寄生虫引起的各种消化道疾病或功能紊乱密切相关。约有10%的RAU患者有消化道疾病。消化道功能紊乱，如腹胀、腹泻或便秘，约占发病诱因的30%。

4. 内分泌变化

有些女性患者发病与月经周期有关。有研究发现，口腔黏膜上皮存在性激素受体，因此性激素紊乱可造成口腔黏膜上皮细胞的损伤。临床实践也发现RAU患者往往在月经期前发生口腔溃疡，而在妊娠期间及哺乳期病情好转。因为月经期前、黄体酮含量增高而雌激素下降，而妊娠时雌激素增加。这说明RAU的发生可能和内分泌变化有关。此外，有报道RAU患者服用黄体酮3个月后症状好转。

5. 环境因素

包括心理环境、生活工作环境和社会环境等。目前对RAU的研究已逐步向社会—心理—生物医学模式转化。RAU患者往往在精神紧张、情绪波动、睡眠不佳等情况下发病。人格问卷结果表明，RAU患者A型行为类型问卷得分高于正常人。临床上可见学生考试紧张或工作劳累时复发率明显上升。

6. 遗传因素

对RAU的单基因遗传、多基因遗传、遗传标志物和遗传物质的研究表明，RAU发病有遗传倾向。如父母均有RAU时，子女发病率为80%~90%；双亲之一有RAU时，子女至少也有50%发病。对RAU患者血液中HLA抗原的研究表明，患者HLA-A2、B5、B12、AW29.DR4抗原阳性率较对照组高。用单克隆抗体对RAU局部病损组织的上皮细胞中HLA-Ⅰ、Ⅱ类抗原表达研究显示，溃疡前期HLA-Ⅰ、Ⅱ类抗原仅存在于基底细胞层，溃疡期大量出现于整个上皮层，愈合后HLA在上皮层的表达大大减少，其规律与$CD8^+T$细胞的变化完全吻合。这些结果说明RAU在发病上可能有遗传因素的作用。

7. 免疫因素

许多研究发现，RAU的发病与机体免疫反应有密切的关系。

（1）体液免疫和自身免疫现象。

1）5%~10%的RAU患者血清中的免疫球蛋白IgG、IgA及IgM含量在异常范围。

2）27%~40%的患者血液循环中免疫复合物（IC）高于正常人。IC一般可被吞噬细胞清除，但当清除不够时则可沉积于血液循环中或血管壁的基底膜上，并可激活补体，吸引多形核白细胞集聚，释放溶酶体酶溶解组织，引起血管炎症及组织坏死而形成溃疡。

3）在RAU的活检标本中可见到血管周围有大量的淋巴细胞和单核细胞浸润。如用直接免疫荧光法检查，可见免疫球蛋白IgG和IgM抗体存在，说明其体液免疫功能的变化。

以上研究结果提示 RAU 患者存在一定程度的体液免疫异常和自身免疫反应现象。

（2）细胞免疫：研究证实，免疫因素是 RAU 最重要的发病机制，尤其是细胞免疫应答，与 RAU 的发作有着非常密切的关系。

1）用胎儿口腔黏膜组织匀浆作为特异抗原，刺激 RAU 患者外周血淋巴细胞，发现多半患者呈明显的阳性反应。再进行淋巴细胞转化试验，半数以上也为阳性结果。这说明在特异性抗原的刺激下激活了致敏淋巴细胞释放淋巴因子，对口腔黏膜上皮产生细胞毒作用，由此引起病理变化，使上皮发生损伤，形成溃疡。

2）不同学者检测了 RAU 患者发病不同阶段 T 细胞亚群的变化情况，结果显示溃疡前期以 $CD4^+T$ 淋巴细胞占多数，溃疡期则为 $CD8^+T$ 细胞为主，同时 CD4/CD8 比例明显下降甚至倒置，愈合期又恢复到以 $CD4^+T$ 淋巴细胞为主。

3）细胞因子检测显示，活动期 RAU 患者外周血肿瘤坏死因子-α（TNF-α）增高，白细胞介素-2（IL-2）降低，γ-IFN 分泌低下，IL-4 分泌亢进，这很可能是 RAU 溃疡反复发作的重要原因之一。用左旋咪唑治疗 RAU，随着血清中 TNF-α 的减少，患者病情也相应减轻，间歇期延长，推测这些细胞因子的异常可能参与 RAU 病损处白细胞的聚集和激活而造成黏膜的损害。

4）RAU 患者的临床特点符合免疫功能异常的表现：①发病无明显诱因；②病程迁延，反复发作，又可自行缓解；③有遗传倾向，家族中常有多数人患病；④应用糖皮质激素、左旋咪唑等调整免疫的药物进行治疗可收到一定的效果。

上述资料提示免疫因素是 RAU 最重要的发病机制之一。

8. 食物过敏

研究发现，部分 RAU 的发生与食入性过敏原，例如土豆、牛肉、芝麻、小麦面等和吸入性过敏原，例如尘土、花粉、兽毛等有关。避免与过敏原接触，进行必要的脱敏治疗有助于 RAU 病情的恢复。还有研究显示，血清中高水平的抗牛乳蛋白 IgA、IgG、IgE 抗体与 RAU 临床表现有很大的关系，但其免疫反应机制仍需进一步研究。

9. 其他因素

研究表明，食物中缺乏锌、铁、硒等元素，或维生素 B_1、B_2、B_{12} 及叶酸等摄入不足，均与 RAU 发病有关。但临床患者补充上述药物后疗效报道尚不一致。

对 RAU 患者的甲皱、舌尖、唇黏膜的微循环观察发现，患者毛细血管静脉端曲张、丛数减少、管袢形态异常、部分毛细血管闭塞、血流速度减慢、血流量减少。血流动力学研究显示血黏度增高、血细胞比容百分比增高等变化。

总之，RAU 致病因素复杂，近年来有关 RAU 的病因学研究虽取得一定进展，但其发病机制尚未完全明了，故无特效治疗。

三、临床表现

目前仍采用 Lehner 分类方法，将 RAU 分为轻型、重型和疱疹样（口炎型）溃疡。

（一）轻型阿弗他溃疡

轻型阿弗他溃疡为复发性阿弗他溃疡中最轻的一型，RAU 初发时一般均为轻型。此型最常见，在复发性阿弗他溃疡患者中约占 80%。

溃疡可出现在口腔黏膜的任何部位，但以无角化或角化较差的黏膜更好发，如唇、舌、颊、软腭等部位的黏膜。而附着龈、硬腭等角化良好的咀嚼黏膜却很少发病。

溃疡数目通常只有 1~5 个，圆形或椭圆形，散在分布。按病变的发展过程，可将溃疡分为 3 个阶段，但此 3 个阶段并不能截然分开。病变初起时黏膜充血、发红、水肿，出现针头大小的红色小点，有些患者称有"小疱"，局部有灼热不适感。接着病变很快发展成溃疡。溃疡表浅，直径 5~10 mm。溃疡表面微凹，被覆一层淡黄色假膜，溃疡周围有明显的红晕。溃疡基底柔软、无硬结。有比较剧烈的烧灼痛，冷、热、酸、甜等刺激都使疼痛加重。此种状况约维持 4~5 天即开始转向愈合期。愈合期时溃疡底逐渐平坦，因有肉芽组织修复，溃疡面亦逐渐缩小。黏膜充血减轻，炎症消退，疼痛也渐轻。再过 2~3 天即可自行愈合，不留瘢痕。从发病最初到溃疡愈合，如果没有继发感染或局部创伤，溃疡一般 7~14 天愈合。但溃疡愈合后往往在一定的间歇期后又复发。间歇期长短不定，可自数天至数月。但严重的病例，溃疡可此起彼伏，几乎没有间歇期。主要症状是口腔黏膜溃疡疼痛，一般并无明显的全身症状。

（二）疱疹样阿弗他溃疡

疱疹样阿弗他溃疡（HU）病情较复发性轻型阿弗他溃疡重，但较复发性坏死性黏膜腺周围炎轻。

溃疡表现、好发部位和病程等基本上都与轻型阿弗他溃疡相似，但溃疡面积可能稍小，而溃疡数目明显增多，常可达十几个或几十个，散在分布而成口炎或疱疹样形式。口腔黏膜有较广泛的充血发红及炎症反应。疼痛较轻型阿弗他溃疡明显，唾液增加，可伴有头痛、低热、全身不适等症状。如有继发感染，则局部淋巴结可肿大。病损愈合后又可复发。

（三）重型阿弗他溃疡

重型阿弗他溃疡也称复发性坏死性黏膜腺周围炎，简称腺周口疮，是复发性阿弗他溃疡中最严重的一型。因溃疡面积深大，故又称复发性巨型口疮。溃疡愈合后可形成瘢痕，又称复发性瘢痕性口疮。在 RAU 中较少见，占 RAU 患者中的 8%~10%。

溃疡开始时，其表现和轻型阿弗他溃疡相似。但溃疡很快扩大，损伤加深，直达黏膜下层的腺体或黏膜腺周围组织，故溃疡基底微硬或呈结节状。溃疡边缘不齐，高低不平，四周有炎症反应，表面覆盖灰黄色纤维素性渗出物，有时表面有灰白色坏死组织。溃疡面积较大，一般直径>1 cm。病程较长，一般数周至 1~2 个月溃疡才能愈合，个别患者可达数月，预后可遗留瘢痕组织。

大溃疡的数目通常为 1~2 个。但在大溃疡未愈合以前，往往在患者口腔内可以同时伴有数个小溃疡。

复发性坏死性黏膜腺周炎型患者往往有较长的口腔溃疡复发史，一般在 6 个月以上。早期溃疡多位于口腔前部，但在屡次复发以后，病损有向口腔后部移行的趋势。较常见的部位是颊黏膜、软腭、舌腭弓、悬雍垂等部位，但下唇内侧接触上颌尖牙的部位也常见大溃疡，可能与局部创伤有关。溃疡发生在悬雍垂时，因组织破坏、缺损而可变形，这在临床上并不罕见。自觉症状明显，有剧烈疼痛。因愈合的时间长，患者长期受病痛折磨，加上病损部位多在咽部，故可影响吞咽、进食、说话等功能。常伴全身不适。

溃疡愈合后经一段间歇期又可复发。临床可见各型溃疡在同一患者口腔中交替出现。

四、病理

组织病理变化为非特异性炎症。早期表现为上皮水肿，继之上皮破坏、脱落，形成溃疡。表面有纤维素性渗出物。固有层及黏膜下层有炎症细胞浸润，大多为淋巴细胞，还有浆细胞及中性多形核白细胞。胶原纤维分解断裂。毛细血管扩张、充血。小血管管壁增生，管腔可闭塞、坏死。其中疱疹样阿弗他溃疡急性炎症表现较明显。腺周口疮溃疡病变深达黏膜下层，黏膜腺泡可被炎症破坏，有许多淋巴细胞浸润。腺导管上皮增生、变性，且周围有小范围坏死。

五、诊断

溃疡发作具有周期性复发史，且病程有自限性。表现为散在分布的孤立圆形或椭圆形溃疡。轻型阿弗他溃疡数目不多，一般为 1 个或数个，灼痛明显。疱疹样阿弗他溃疡数目多，可达十几个至几十个，散在分布，不成簇，疼痛明显。腺周口疮表现为深而大的溃疡，愈合时间长，部分患者预后可有瘢痕形成。无身体其他部位的病损。

六、鉴别诊断

疱疹样阿弗他溃疡应与疱疹性口炎相鉴别。疱疹性口炎原发病损为成簇的疱疹，疱破溃后形成溃疡。腺周口疮应与癌性溃疡、结核性溃疡、压疮性溃疡等相鉴别。此外，还应注意与白塞病、粒细胞减少症、急性发热性嗜中性皮肤病、PFAPA 综合征（以周期性发热、阿弗他溃疡、咽炎和淋巴结炎为主要特征的一种综合征）和溃疡性结肠炎等系统病引起的溃疡相鉴别。

七、治疗

治疗原则是消除致病诱因，增进机体健康，减轻局部症状，促进溃疡愈合，延长溃疡的复发间歇期。目前治疗 RAU 的方法及所用药物虽然较多，但还没有特效药物。因此，治疗时应针对每个病例的致病诱因和对药物的反应有侧重地选用治疗方法和药物。治疗方法包括局部治疗和全身治疗。

（一）局部治疗

局部治疗的目的是保持口腔卫生，防止继发感染，抗炎、止痛及促进溃疡愈合。作为被推荐为第一线的治疗方法，局部应用糖皮质激素是治疗 RAU 常用的方法，可减轻 RAU 的症状，但在减少溃疡复发方面几乎无作用。

1. 抗炎类药物

①含漱剂：用 0.05% 氯己定含漱液或复方氯己定液，或用 0.1% 依沙吖啶液、0.1% 西吡氯铵液或 1% 聚维酮碘液等。②药膜：可用抗生素、激素、止痛药、中药或其他有抗炎抗菌作用的药膜贴于溃疡面，除有药物作用外，还能保护溃疡面。③激素软膏：有较好的抗炎、止痛作用。用于溃疡面可减轻疼痛，促进愈合，如曲安奈德、醋酸氟轻松或氯倍他索口腔软膏等。④中药散剂：常用养阴生肌散、锡类散、冰硼散等。除药物本身的清热生肌作用外，这些不溶解的细微粉末用于溃疡面还能吸附溃疡表面的渗出液，起到吸附剂的作用，可减少外界的刺激，减轻疼痛，促进愈合。⑤含片：西地碘片、地喹氯铵或西吡氯铵含片，具有广

谱杀菌收敛作用。⑥碱性成纤维细胞生长因子局部喷雾剂：在缓解疼痛和促进愈合方面疗效确切。⑦超声雾化治疗：将庆大霉素、地塞米松注射液加入生理盐水 500 mL 中制成雾化液，每次 15~20 分钟，可起到抗炎、促愈合作用。

2. 止痛类药物

在进食前或疼痛明显时，可选用 1%~2% 利多卡因或苯佐卡因液或凝胶，有良好的止痛作用。

3. 理疗

用激光、可见光或微波治疗仪照射溃疡，有减少渗出、促进愈合的作用。

4. 局部封闭

对长期不愈或疼痛明显的溃疡，如重型溃疡，可行黏膜下封闭注射。常用地塞米松 2 mg（1 mL）加等量 2% 利多卡因或曲安奈德，注射于溃疡基底下方的结缔组织内，有止痛、促愈合作用。方法为每周注射 1~2 次。一般注射数次即可，不宜长期使用。

（二）全身治疗

1. 维生素类药物

维生素可以维持上皮正常的代谢功能，促进病损愈合。水溶性维生素，如维生素 B_1、维生素 B_2、维生素 B_6、维生素 B_{12} 及维生素 C 等多是辅酶的组成部分，在身体的代谢功能中发挥重要的作用，所以给予适量的维生素可以提高机体的自愈能力，一般可给维生素 C，每次 0.1~0.2 g，每天 3 次。复合维生素 B，每次 1 片，每天 3 次，当溃疡发作时服用。

2. 抗生素类药

当 RAU 患者有继发感染时可全身使用抗生素，如青霉素类、头孢菌素类、大环内酯类、磺胺类药等广谱抗生素。但不同种类的抗生素具有不同程度的抗菌作用，其抗菌作用的强弱因微生物种属的不同而异。同时在应用上也存在不良反应、过敏反应、双重感染、细菌耐药性等问题。如四环素对正在发育中的儿童不宜使用，以免形成四环素牙；磺胺类药抗原性高，过敏者较多，使用时要详细询问用药过敏史。应根据药敏试验严格选用药物，不要滥用。用药过程中密切观察，避免不良反应。

3. 免疫制剂

（1）免疫抑制剂。

1）糖皮质激素：该药具有抗炎、抗过敏、免疫抑制等多种作用，长期应用有不良反应。胃溃疡、糖尿病、活动期肺结核等患者应禁用或局部慎用。糖皮质激素在 RAU 患者中使用能降低或抑制黏膜的炎症反应，因而减轻了溃疡急性期的组织破坏，从而使愈合期缩短。因此，对于溃疡数目多，特别是不断复发以致几乎没有间歇期的患者可以考虑全身或局部使用激素类药物。口服常用药物为泼尼松，局部使用的激素类药物有曲安奈德、氯倍他索、地塞米松等。一般用中小剂量，短疗程。根据病情考虑用药量，如泼尼松每天服 15~30 mg，分 3 次服用。一般按此剂量用药后约 5 天病情可得到控制，即旧病损渐愈合，无新溃疡发生。此时可开始减量，每天减量 5~10 mg。总疗程 7~10 天即可完全停药。

2）沙利度胺：原为一种镇静剂或抗麻风药，后因可致海豹肢畸形儿而退出市场，近年来，由于发现其具有免疫抑制等多种作用而被重新启用。

沙利度胺具有免疫调节、抗增殖效应，因此用于镇静、抗炎、免疫抑制、抗血管生成等方面。国内外临床研究显示，该药用于治疗口腔黏膜坏死性黏膜腺周围炎有较好效果。

用法及剂量：开始治疗时每天 50 mg，一次口服。根据病情变化可增至每天 100 mg。可连续用药 1~2 个月。

药物不良反应最严重的是可致畸胎，故孕妇及年轻人禁用。其他有口干、头晕、倦怠、恶心、腹痛、循环障碍及下肢水肿等不良反应。但每天剂量 100 mg 时，患者一般无不良反应。

（2）免疫调节剂。

1）左旋咪唑：原是一种驱虫药，现经研究证明，它对 T 淋巴细胞、吞噬细胞及抗体的形成均有调节作用。在治疗疾病时，主要是修复无反应性或低反应性患者的免疫功能，恢复外周血中低反应或无反应的 T 淋巴细胞和吞噬细胞的功能，并可启动淋巴母细胞成熟为功能性 T 细胞，所以能增强机体的抗感染能力和治疗反复发作性和炎症性疾病。据报道，左旋咪唑临床使用半数以上患者有效，能延长复发间歇期。

剂量及用法：左旋咪唑每片剂量为 25 mg，每次可服 50 mg，每天 3 次，每周服药 3 天。因左旋咪唑可使白细胞减少，故白细胞计数低者禁用。用药者每 1~2 周应复查白细胞计数，如低于 $4×10^9$/L 时应停药。1 个疗程为 2~3 个月。如用药已 1 个月但效果仍不明显或无效时可停药。

左旋咪唑的不良反应为在部分患者中有轻度肠胃道反应及神经系统不良反应，如有头痛、头晕、鼻出血、皮疹、白细胞减少等，极个别患者可出现心律失常。临床应用时应重点关注。

2）聚肌胞：为干扰素诱导剂，是一种糖蛋白。具有免疫佐剂作用，能刺激单核—吞噬细胞系统，增强巨噬细胞的吞噬功能，从而提高抵抗力。剂量为每次 1~2 mg 肌内注射，2~3 天 1 次。2~3 个月为 1 个疗程。

（3）免疫增强剂。

1）胸腺素：为一种细胞免疫增强剂，能促进和调节淋巴细胞（主要是 T 淋巴细胞）的发育，使之分化为成熟的淋巴细胞，从而起到调节机体细胞免疫功能的作用。

剂量及用法：每次 20~50 mg，肌内注射。隔天 1 次，可连续用药 1~6 个月。

2）胎盘球蛋白或丙种球蛋白：此两种球蛋白含有多种抗体，可增加机体对多种细菌和病毒的抵抗力，预防继发感染及促进愈合。

剂量及用法：用量为 3 mL，肌内注射。溃疡急性期时注射 1 次。必要时 1 周后可重复注射 3 mL。不宜长期使用，因使用过多可造成对人体免疫反应的抑制，称为反馈抑制。同时还需注意此两种药物均为异体蛋白，故可能产生过敏反应。有些人注射后可能很快发生面部发红、意识障碍等过敏现象。故对胎盘球蛋白和丙种球蛋白不宜盲目滥用。

3）转移因子：从人的白细胞、淋巴组织或脾脏中提出的因子。过去认为有种属特异性，人类只能用人的提取物。但现在普遍用动物（牛或猪）的脾脏提取转移因子应用于临床，也收到提高免疫功能的效果。其作用是能转移细胞的免疫功能，使没有致敏的淋巴细胞致敏，增加巨噬细胞的吞噬功能，可以抗细胞内感染。

剂量及用法：1 mL 中有 $5×10^8$ 的细胞透析液称为转移因子 1 U。每次注射 1 mL 于淋巴回流较丰富的腋下或腹股沟处，皮下注射，每周 1~2 次。10 次为 1 个疗程。一般用 1 个疗程即可。

4）厌氧棒菌菌苗：厌氧棒菌是健康人及动物皮肤、阴道及口腔尤其在牙周袋内等处的常驻菌。因血清中常有自然抗体，一般不致病。可从拔牙后的血液标本中培养分离出此种菌属，再制备成灭活菌苗应用于临床。它对免疫系统有激活功能，作用于单核细胞、巨噬细胞，增加吞噬功能。对于严重的腺周炎型口疮效果较好。

剂量及用法：开始每次用 0.5~1.0 mg（0.5~1.0 mL），皮下注射，每周 1 次。患者能耐受后用量可递增到每次 1 mg，最多不能超过 15 mg。超过 1 mg 时，可多点注射以减轻对局部皮肤的刺激。用药时间可 1~3 个月。

不良反应为少数人有低热，个别人有高热，持续 1~2 天，无须特殊处理，可自行消退。局部注射处肿痛或形成硬结，1 周左右可渐消退。

4. 雌性激素

妇女发病与月经周期有关者可考虑试用雌激素。如用己烯雌酚 0.1 mg，每晚服 1 次，自月经后第 5 天起连服 20 天。其作用可促进肌层蛋白质及核酸的合成。不良反应可使上皮增生、角化，血清三酰甘油及磷脂升高，引起水钠潴留及血栓形成等，故慎用。

5. 微量元素

有研究者发现有些患者血清锌含量降低，补锌后病情好转。用 1% 硫酸锌糖浆，每次服 10 mL，每天 3 次。硫酸锌片剂每片 0.1 g，每次服 1 片，每天 3 次。也可应用葡萄糖醛锌、甘草锌等制剂以补充缺锌。

维酶素为核黄素的衍生物，含有人体所必需的多种维生素、氨基酸、微量元素和一些辅酶，对患有复发性阿弗他溃疡且有胃肠道症状者有一定效果，可促进溃疡愈合。用法为每次服 1 g，每天 3 次。本药无不良反应，可长期服用。

6. 中医辨证

本病属口疮范畴，与口糜、口破等也有类似之处。发病主要与"火"因素有关。有"人之口破皆由于火，疮疡多由火毒生"之说。心、脾、肝、肾脏腑功能紊乱，皆可化火，上蒸于口，而致口疮。火有虚实之分。实火口疮可由心火上炎、脾胃伏火、心脾积热、肝郁化热和外感风热等引起。虚火口疮可由阴虚火旺、脾虚湿困、心肾不交、脾肾阳虚等引起。此外，如饮食不节、过食辛辣、肥腻厚味致内伤脾胃、湿浊停滞、蕴热化火、上蒸于口，也可引起口疮。

治疗应根据脏腑虚实辨证，全身与口腔综合分析辨证，内外兼治，标本结合，加以调理。另外，可采取针刺治疗、穴位封闭配合。

脾胃伏火型宜清热泻火、凉血通便，方用凉膈散、清胃散、玉女煎等。心火上炎型宜清心降火、凉血利尿，方用导赤散、泻心汤、小蓟子饮等加减。肝郁蕴热型宜清肝泻火、理气凉血，方用龙胆泻肝汤、小柴胡汤等。阴虚火旺型宜滋阴清热，方用六味地黄汤、杞菊地黄汤、甘露饮等。脾虚湿困型宜健脾化湿，方用健脾胜湿汤、五苓散、平胃散等。气血两虚型宜气血双补，方用补中益气汤、参苓白术散等。

此外，中成药可用昆明山海棠片，有良好的抗炎和抑制增生作用，可抑制毛细血管通透性，减少炎性渗出。但长期使用应注意血常规改变和类似糖皮质激素的不良反应。

外用药有养阴生肌散、锡类散、冰硼散、双料喉风散等。

轻型阿弗他溃疡数目少，病损浅，全身症状轻或无全身症状，故治疗偏重于局部用药。一般除支持治疗外，不用其他药物。以上局部用药可酌情选用 1~2 种，全身配合服用维生素 C 及复合维生素 B。一般数天即可愈合，相比自然愈合病期缩短。如间歇期短、溃疡发作频繁的病例，要全身用调整免疫药物或中药。

疱疹样阿弗他溃疡局部治疗与轻型基本相同，但因其溃疡散在多发、波及多个部位，因之可采用超声雾化方法治疗，使药物能够直接黏附于多数溃疡表面而发挥药效。可随疾病严重程度及治疗反应选择相应药物。炎症反应重者，局部含漱剂可采用 0.25% ~ 0.50% 金霉素溶液或复方氯己定含漱，也可短期使用抗生素，以达到控制炎症、防止继发感染的目的。全身可酌情给予支持疗法，以提高抗病能力，有利于溃疡愈合。

重型阿弗他溃疡局部治疗的药物与轻型也基本相同。但因溃疡面积大，病期较长，易有继发感染。特别是溃疡发作间歇期短又经久不愈时，局部用药可酌情局部使用糖皮质激素，如局部封闭治疗，有较好的抗炎作用，并可抑制淋巴细胞的浸润，促进溃疡愈合。局部进行紫外线照射也可促进溃疡愈合。氦氖激光、氧化碳激光也可用于局部照射，促进正常代谢，使溃疡易于愈合。此外，对此类患者进行全身治疗是非常必要的。

有学者根据溃疡发作的严重程度及间歇期将 RAU 分为简单型、复杂型或 A 型、B 型和 C 型而采取不同的治疗方案加以治疗。A 型溃疡是指 1 年仅复发几次，每次复发仅持续数天，疼痛可耐受。治疗以寻找相关诱因并加以控制为主要内容。帮助患者总结安全有效的治疗方式并在临床上连续使用。B 型 RAU 患者表现为溃疡每月发作，每次持续 3 ~ 10 天，疼痛明显，影响进食和日常口腔清洁。治疗此类患者应对发病的诱因加以控制，同时选用口腔含漱液或局部使用高效的糖皮质激素。严重患者可采用短期内全身应用糖皮质激素，剂量每天 <50 mg。C 型溃疡指溃疡疼痛明显，发作此起彼伏的患者，此类患者在治疗时可采用局部与全身治疗相结合的方法，局部选用强效的糖皮质激素涂抹或行皮质激素黏膜下注射的方法。全身用药包括口服糖皮质激素或加用硫唑嘌呤、氨苯砜、反应停等。此外，对口腔卫生差的患者进行口腔卫生指导，对溃疡的愈合及缓解症状有积极作用。

（刘　硕）

第二节　白塞病

白塞病（BD）又称白塞综合征、贝赫切特综合征或眼—口—生殖器综合征。1937 年，由土耳其皮肤科医师 Behcet 报道。该病是一种慢性、全身性血管炎症性疾病，主要症状有反复发作的口腔和生殖器阿弗他溃疡、虹膜睫状体炎及皮肤结节性红斑等，并且可使全身多个器官受累。目前普遍认为白塞病的病理基础是非特异性血管炎，可累及全身各大、中、小动、静脉。

由于各系统及器官病损发生的时间先后不同，有些患者先出现 1~2 种器官的病损，之后才有其他器官的病损，由此给诊断带来一定困难。目前本病的治疗尚缺乏有效的根治性药物，但药物治疗可减轻症状，控制病情及预防多系统受累，特别是降低病死率。

一、病因

白塞病的病因和发病机制尚未完全阐明，而从 BD 的发病过程及病理生理学改变分析，其与机体免疫有密切关系，最基本的病理表现为血管炎。推测可能的发病机制为一个或多个抗原（如细菌、病毒、热休克蛋白、S 抗原或其他自身抗原等）刺激巨噬细胞活化，活化的巨噬细胞激活 T 淋巴细胞和中性粒细胞，引起大量炎性因子、黏附因子的产生和释放，或直接造成组织器官损伤，引发该病。但其反复发作且迁延不愈的原因迄今不明。可能与免疫细胞凋亡或 BD 患者本身具有遗传易感性有关。

1. 感染因素

最初认为与病毒感染有关，也有认为与链球菌和其他细菌感染有关。有研究者通过原位杂交技术在 BD 患者的外周血淋巴细胞中发现有单纯疱疹病毒基因。在患者的血清中可以检测到抗单纯疱疹病毒抗体以及针对该病毒的循环免疫复合物。皮内注射链球菌抗原可以诱导 BD 患者口腔溃疡中有较高的链球菌检出率。但至今尚无有力的证据。

2. 免疫学异常

白塞病患者的细胞免疫和体液免疫均存有异常。体液免疫研究发现，BD 患者体内抗内皮细胞抗体（AECA）、抗磷脂抗体、抗淋巴细胞抗体增加，尤其是 IgA 表型 B 细胞增加，但产生自身抗体的 CD5$^+$、CD19$^+$ 细胞水平较低。细胞免疫研究方面，BD 患者的外周血及组织标本中均可见 T 细胞活性增加，伴有 Th1/Th2 细胞的失衡，CD4$^+$ 和 CD8$^+$T 细胞的改变。此外，在活动期的 BD 患者体内促炎症因子有明显的增加，并且与疾病的活动性有关，BD 患者体内的多种细胞因子水平如 IL-2、IL-4、IL-6、IL-10、IL-12、IFN-γ 均较健康对照组升高，IFN-γ/IL-4、IL-12/IL-4 的比例在活动期较缓解期增加，可作为活动期及伴有组织损伤的标志物。

3. 纤维蛋白溶解系统功能低下

有学者认为，本病发病可能与纤维蛋白溶解系统功能低下，造成微循环障碍而导致血流缓慢、红细胞聚集、血栓形成，致组织缺血坏死而形成病损。国内有学者曾观察白塞病患者手指甲皱、舌菌状乳头及眼球结膜的微循环变化，发现 2/3 的患者均有微循环障碍的表现。

4. 遗传因素

白塞病患者的发病有明显的地区性分布，临床也发现家族发病的倾向。BD 与 HLA-B5 及其亚型 HLA-B51 有相关性，国外一些研究发现白塞病患者 HLA-B5 及 HLA-B51 抗原阳性率增高，携带 HLA-B51 基因的人群更容易患 BD。

二、流行病学特点

世界各地均有白塞病的发病报道，但白塞病的发病主要集中于地中海、中东及东亚地区，具有较明显的地区性分布。由于该病分布与古丝绸之路非常巧合，故也称为"丝绸之路病"。该病发病率可达（13.5～380）：100 000，而北欧和美国的发病率则低于 1：100 000，男性多于女性，发病年龄以 20～40 岁青壮年多见。

三、临床表现

本病的基本特征为非特异性血管炎性病变。病损反复发作，有自限性。可同时或先后侵犯多个器官。其临床表现复杂多样。

1. 基本症状

（1）口腔溃疡：90% 以上的患者在病程中可发生复发性阿弗他溃疡，且常为疾病的初发症状。口腔的病损多数表现为反复发作的小溃疡，与复发性阿弗他溃疡基本相同，仅少数为深溃疡。溃疡可发生于唇、舌、颊、腭及龈等部位，一般 10 天左右可以愈合。

（2）眼部病损：发生率为 50%～85%。一般眼部损害发生较晚，大多发生于起病 1～5

年，男性受累较女性多见，且症状及预后也较重。损害可发生于眼球各部组织，眼球前段病损可表现为结膜炎、角膜炎，较严重的有虹膜睫状体炎和前房积脓；眼球后段病变包括脉络膜炎及视网膜炎，视神经炎和视神经萎缩等可导致视力减退，甚至失明。眼部损害为白塞病严重的并发症之一，因而对临床怀疑为本病的患者应及早进行眼科检查，并定期随访。

（3）生殖器溃疡：发生率约为75%。男性多见于阴囊、阴茎和龟头，少数发生于尿道，也可引起附睾炎。女性多在大、小阴唇常见，阴道及宫颈也可发生。此外，两性均可在肛门或直肠发生溃疡。与口腔溃疡相比，生殖器溃疡一般发生较晚，溃疡大小与口腔溃疡相似或较深，疼痛明显。复发率一般低于口腔溃疡，发作间隔期较长，为数月至数年。

（4）皮肤病损：为白塞病的常见症状之一。发生率仅次于口腔溃疡，为56%~97%。皮肤病损多种多样，以结节性红斑、毛囊炎、疖肿等较为常见。皮肤针刺反应阳性是临床诊断白塞病的指标之一，该反应是患者的皮肤对损伤的反应性增高而在皮肤损伤部位出现丘疹、脓疱或毛囊炎样损害。针刺反应阳性率在不同国家患者中有所不同，可从10%至75%。上述4种基本症状中，以口腔溃疡发作最多且其中半数以上为初发症状。口腔溃疡可与其他症状同时出现或交替出现，有口腔溃疡反复发作数年或10余年后再出现其他症状者，也有其他症状早于口腔溃疡出现者，如皮肤病损约有1/3为本病首发症状。

2. 特殊症状

（1）关节：以非侵蚀性、不对称性关节受累为特征，以大关节病变为主，多侵犯膝、腕、肘、踝等大关节，膝关节发生率最高。主要表现为关节疼痛，少数有红肿，但不形成化脓性关节炎，易复发。在BD患者中较为常见。

（2）心血管系统：白塞病的基本病变是动、静脉血管炎，动、静脉血管均可发生病变，引起身体各部位如肺、肾等相应的症状，如咯血、肾性高血压等；导致血管梗死或动脉瘤等。心血管损害也可发生于心脏，引起心脏扩大、心肌炎和心包炎等。

（3）消化系统：可发生非特异性消化道溃疡及消化道出血，有腹痛、腹泻、腹胀等症状。

（4）呼吸系统：由于血管的病变，可引起咳嗽、胸痛、肺间质纤维化，严重者可出现大量咯血而危及生命。肺部X线检查出现阴影等为肺梗死的表现。

（5）神经系统：发病率为5%~50%。中枢神经系统症状较周围神经多见，男性多于女性，预后较严重，临床应引起高度重视。中枢神经系统的大脑、脑干、小脑、脑神经和脊髓均可受累。其中脑干和脊髓病损是本病致残及致死的主要原因之一。主要表现为脑膜脑炎综合征、脑干综合征或器质性精神错乱综合征。其症状早期有头痛、头晕、记忆力减退，以后有语言障碍、共济失调、颈强直、偏瘫等发生，严重时引起呼吸麻痹而死亡。周围神经系统病变较少且症状较轻，表现为局部麻木不适等。

（6）发热：部分患者有反复发热病史，呈高热或低热。此类患者伴有结节性红斑或关节、肺部症状时，易被误诊为风湿病或结核等。

本病病程长，有的可达数十年，各种症状可能反复发作，又可自行缓解。口腔及皮肤病损预后无明显后遗症。眼部病损严重者有失明的危险。除少数因严重内脏或神经损害而死亡外，多数患者在屡次复发后可自然痊愈。

四、辅助检查

白塞病的实验室检查多为非特异性的。患者可出现白细胞总数升高、红细胞沉降率加快、C 反应蛋白阳性、球蛋白增高、细胞免疫功能低下等。少数患者血清中可查到抗口腔黏膜抗体。部分患者因血液呈高凝状态，血流动力学和甲皱、舌尖微循环测定显示血液黏滞性增加。

五、病理

白塞病的基本病理改变为血管炎，以小血管病变为主。

六、诊断

由于组织病理及实验室检查缺乏特异性，诊断主要依据临床表现进行综合分析。临床主要根据口、眼、生殖器及皮肤表现，如有 2 个以上的基本症状即可成立诊断。但如基本症状不全，特殊症状又先发时，则诊断比较困难。应仔细询问病史，是否曾经有各器官的患病史，并追踪随访。皮肤针刺反应阳性，白塞病患者可作为诊断的参考。此外，半数以上白塞病患者血清中 HLA-B5 阳性。故检查患者血清中 HLAB5 或亚型 B51 可作为诊断的参考资料。目前临床上以国际白塞病研究组于 1989 年制定的诊断标准及 2006 年白塞病国际诊断标准（ICBD）较为常用。

1. 国际白塞病研究组 1989 年制定的诊断标准

（1）复发性阿弗他溃疡：由医师观察到或患者自己确认的多个阿弗他溃疡，包括轻型、疱疹型、重型溃疡，1 年内至少发作 3 次。

（2）医师确诊：医师确认的外阴阿弗他溃疡或瘢痕。

（3）眼病变：包括前葡萄膜炎、后葡萄膜炎、裂隙灯检查时发现玻璃体内有细胞或由眼科医师确诊的视网膜血管炎。

（4）由医师确诊或患者自己确认的结节样红斑、假性毛囊炎或丘疹性脓疱疹，或是未用过糖皮质激素的青春期后患者出现痤疮样结节。

（5）针刺反应阳性：以无菌针头斜行刺入前臂皮内，试验后 24~48 小时由医师看结果。

诊断白塞病：必须具备复发性阿弗他溃疡，并且至少合并其余 4 项中的 2 项。根据上述指标诊断时需除外其他临床疾病。该诊断标准的敏感性是 91%，特异性是 96%。

2. 2006 年白塞病国际诊断标准

（1）反复发作的口腔溃疡（1 分）。

（2）生殖器溃疡（2 分）。

（3）眼损害（2 分）。

（4）皮肤针刺反应（1 分）。

（5）血管炎表现（1 分）。

具备第 1 条，其余 4 条出现 2 条即可诊断。如没有口腔溃疡，需具备 2~5 条中的 3 条方可诊断，即评分≥3 分可诊断 BD。

ICBD 标准的敏感性为 87.0%~96.5%，特异度为 73.7%~94.1%。

七、治疗

目前尚无有效的根治方法，但是只要接受正规治疗，是能够缓解症状、控制病情发展的。本病除局部对症治疗外，全身系统治疗及调理是非常必要的。

对于口腔病损除对少数病情较重的患者应用糖皮质激素外，采用中西医结合治疗仍是目前比较有效而不良反应较少的方法。局部治疗与复发性阿弗他溃疡基本相同。在病情缓解期，口腔内无病损时无须用药。溃疡发作时，局部用抗炎、对症及促进溃疡愈合的药物。全身应予支持治疗及调整免疫治疗。又因本病具有血管炎及微循环障碍的特点，故采用活血化瘀的中成药，如复方丹参等，对改善病情是有利的。对有各系统症状的患者应与各有关专科配合治疗。本病的全身治疗药物主要包括以下几种：糖皮质激素是本病的主要治疗药物，可以减轻各种症状，尤其能够改善黏膜溃疡和关节疼痛，对有眼部受损和中枢神经受损者宜及时应用较大剂量。可静脉应用大剂量甲泼尼龙冲击，每天 1 000 mg，3~5 天为 1 个疗程。

对于仅有口腔和外生殖器溃疡的 BD 患者，局部激素类药物可以作为一线治疗药物；眼角、结膜炎可应用激素眼膏或滴眼液，眼色素膜炎须用散瞳剂以防止炎症后粘连，重症眼炎者可在球结膜下注射糖皮质激素。

1. 免疫抑制剂

免疫抑制剂是治疗本病的一类重要药物，可以阻止疾病进展，与糖皮质激素有协同作用，并能减少糖皮质激素的用量。常用的有环磷酰胺、甲氨蝶呤、硫唑嘌呤等。此外还有环孢素 A，对眼病变有效，但停药后易复发。

2. 非甾体抗炎药

常用阿司匹林，有抗血小板聚集作用，可用于有血栓形成者；其他如布洛芬、吲哚美辛、萘普生、舒林酸、双氯芬酸也可选用，它们对关节痛、关节炎有效。

3. 其他药物

如秋水仙碱，可抑制白细胞趋化，减少刺激与炎症反应，对关节病变、结节红斑、口腔和生殖器溃疡、眼色素膜炎均有一定的治疗作用，常用剂量为 0.5 mg，每天 2~3 次。应注意肝、肾损害，粒细胞减少等不良反应。

沙利度胺用于治疗严重的口腔、生殖器溃疡，宜从小剂量开始，逐渐增加至 50 mg，每天 3 次。妊娠妇女禁用，以免引起胎儿畸形。

白塞病多数情况下不会危及生命。少数患者可能发生严重或致命的并发症，如脑膜脑炎等中枢神经系统病变。也可有胃肠道穿孔，引起急性腹膜炎；大血管病变，引起主动脉瘤，破裂后可立即致命等。

患者在日常生活中应当注意：生活应有规律，劳逸适度，症状显著时宜适当休息。少吃辛辣食物，保护口腔黏膜。不要戴隐形眼镜，防止角膜溃疡。

（白轶昕）

第三节　口腔念珠菌病

口腔念珠菌病是由念珠菌感染引起的急性、亚急性或慢性真菌病。现已知念珠菌属有200 余种，但对人类口腔致病的主要有 7 种。其中以白念珠菌致病性相对最强，临床最常见其引起感染。其次为热带念珠菌、高里念珠菌、乳酒念珠菌、近平滑念珠菌、克柔念珠菌及季也蒙念珠菌等。念珠菌是正常人口腔、胃肠道、呼吸道及阴道黏膜常见的寄生菌。其致病力弱，仅在一定条件下才会造成感染，故称为条件致病菌。近年来，随着广谱抗生素、糖皮质激素等药物的广泛应用，已使念珠菌感染日益增多。长期慢性口腔念珠菌病还有恶变的可能，故应给予重视。

一、病因

1. 病原菌

口腔黏膜念珠菌病的病原菌主要是白念珠菌。正常人中 25%～50% 的口腔中携带此菌，是以芽生孢子型存在，呈椭圆形酵母细胞样，并不致病。但在某些致病因素的影响下，白念珠菌孢子可生出嫩芽，并逐渐向顶端延长、分枝，长成新的菌丝体而繁殖，成为白念珠菌的菌丝型。因此，在病损涂片或切片中如见到菌丝，说明已有念珠菌感染。

2. 致病诱因

（1）念珠菌本身毒力增强：当白念珠菌由孢子型转为菌丝型时，菌丝可以抵抗宿主白细胞对它的吞噬。念珠菌本身毒性增强时所产生的毒性代谢产物如水解酶等，也可损伤宿主组织，引起急性毒性反应。

（2）宿主的防御功能降低：年老体弱或长期患病，特别是恶性疾病患者，或患者大手术后，身体抵抗力极度低下时易感染。新生儿体内的血清白念珠菌抑制因子（运铁蛋白）含量比母体低，到出生后 6～12 个月时才达到成人水平，故新生儿也易感染。

（3）药物的影响：大量应用免疫抑制剂如激素或抗代谢药物，可以减弱单核—吞噬细胞系统的吞噬功能，减少炎症反应，减少白细胞吞噬白念珠菌菌丝的作用，而使真菌毒性增强，使宿主易感染白念珠菌。大量应用抗生素，可破坏体内生态平衡，使菌群失调，促进白念珠菌的繁殖及增强其毒性。当感染念珠菌后再用抗生素时，往往使白念珠菌感染的病情加重。

（4）原发性或继发性免疫缺陷：原发性免疫缺陷是以细胞免疫缺陷为基础的少见综合征。往往在婴幼儿时期就反复出现各种感染。获得性免疫缺陷综合征（艾滋病）的患者也易感染。继发性免疫缺陷可以是在应用类固醇皮质激素或放疗等情况下所发生的暂时性细胞免疫功能低下，从而导致念珠菌感染。

（5）代谢性或内分泌疾病。

1）铁代谢异常：是引起念珠菌感染的重要因素。因血清中铁含量低，即可存在不饱和转铁素，可以使抑制念珠菌增殖的因子减少，从而使念珠菌增殖活跃，导致感染。此外，缺铁时肠道菌丛平衡失调，也可使白念珠菌增殖，导致感染。

2）糖尿病患者糖代谢异常：血糖量增加，皮肤表面 pH 低，也易感染白念珠菌。

内分泌功能变化：如妊娠期妇女因内分泌变化，从阴道培养出的白念珠菌明显多于非妊娠妇女。其他如甲状腺、甲状旁腺、肾上腺皮质功能低下者，均易感染白念珠菌。

（6）维生素 A 缺乏：慢性皮肤黏膜念珠菌病患者血液中的维生素 A 含量低。因维生素 A 参与组织间质中黏多糖的合成，对细胞起黏合和保护作用。如维生素 A 缺乏，则上皮细胞角化变性，角层增厚。而白念珠菌有嗜角质性，常在角质层增厚处繁殖，使毒性加强，导致感染。

（7）维生素 B_{12} 及叶酸缺乏：维生素 B_{12} 及叶酸缺乏，可引起黏膜的退行性变而使白念珠菌易于侵入，导致感染。

（8）局部因素：当口腔内有义齿或插有鼻咽管等情况下易有白念珠菌感染。因白念珠菌对树脂材料构成的义齿基托有一定的亲和性，又因义齿可妨碍唾液在口腔中的冲洗作用，故白念珠菌能在义齿组织面及口腔黏膜间繁殖增多，致宿主易于感染。其他因素，如常在潮湿环境中工作，皮肤经常浸泡在水中，使皮肤抵抗力降低，容易导致感染。

二、临床分型

由于念珠菌病患病诱因、临床症状、体征及病程长短不同，表现多种多样，无论全身或口腔念珠菌病均易与其他疾病混淆。为了利于诊断和治疗，应进行分型、分类。

1. 口腔念珠菌病分型

国际上曾公认的分型是按 Lehner 提出的分型法。我们根据临床情况将 Lehner 分型与易感因素结合进行分型，发现更有利于疾病的诊治和预防。

（1）原发性口腔念珠菌病：发病无任何全身疾病和口腔黏膜病的影响，仅与局部因素，如义齿、吸烟及短期用抗生素有关。此型治疗效果好，不易复发。

（2）继发性口腔念珠菌病：在有全身性疾病及其他口腔黏膜病的基础上发生的念珠菌感染。此型治疗较困难，易复发。

原发及继发性念珠菌病均再分 4 型：①急性假膜型念珠菌病（鹅口疮、雪口）；②急性萎缩（红斑）型念珠菌病；③慢性萎缩（红斑）型念珠菌病；④慢性增殖性念珠菌病，有念珠菌性白斑、念珠菌性肉芽肿。

2. 全身念珠菌病分类

（1）急性黏膜皮肤念珠菌病：此类是由于全身大量应用抗生素、激素，久病后全身抵抗力降低，或因局部创伤、皮肤潮湿使局部抵抗力降低等引起的局部或全身的黏膜和皮肤的念珠菌病。口腔念珠菌病中的急性假膜型和急性萎缩型均属此类。此类仅为表层感染，一般并不发展为播散性的内脏器官感染。

（2）急性全身性念珠菌病：此类是由于全身严重的疾病，如白血病、恶性肿瘤等，使全身极度衰竭，导致抵抗力低下而引起的致命性内脏器官的感染。一般表层的感染并不严重。在口腔科临床上很少见。

（3）慢性黏膜皮肤念珠菌病：此类病因复杂，除常见引起念珠菌病的易感因素外，还可能有遗传因素。可以是家族性，有些患者一家几代数人有病。该病临床较少见，但口腔症状为其典型表现之一。

三、临床表现

总体上讲，口腔念珠菌病的临床症状主要为口干、发黏、口腔黏膜烧灼感、疼痛、味觉减退等，主要体征为舌背乳头萎缩、口腔黏膜任何部位的白色凝乳状斑膜、口腔黏膜发红、口角湿白潮红、白色不规则增厚、斑块及结节状增生等。

1. 急性假膜型念珠菌病

又称鹅口疮或雪口，多见于婴儿。可因母亲阴道有念珠菌感染，出生时被传染。成人较少见，但久病体弱者也可发生。病程为急性或亚急性。病损可发生于口腔黏膜的任何部位，表现为口腔黏膜上出现乳白色绒状膜，为白念珠菌的菌丝及坏死脱落的上皮汇集而成。轻时，病变周围的黏膜无明显变化，重则四周黏膜充血发红。这些绒状膜紧贴在黏膜上不易剥离，如强行剥离则发生渗血，且不久又有新的绒膜形成。自觉症状为口干、烧灼不适、轻微疼痛。小儿哭闹不安。艾滋病患者常见有口腔黏膜急性假膜型念珠菌感染，有些可呈慢性假膜型。

2. 急性红斑型（萎缩型）念珠菌病

此型又称抗生素性口炎，多见于大量应用抗生素或激素的患者。临床表现为黏膜上出现外形弥散的红斑，以舌黏膜多见，严重时舌背黏膜呈鲜红色并有舌乳头萎缩，但两颊、上腭及口角也可发生红斑。往往白念珠菌菌丝已穿透到上皮层内且多在上皮浅层，故涂片时不易发现菌丝。但有时同急性假膜型同时发生，如取假膜做涂片，则可见大量菌丝。自觉症状主要为口干，也可有烧灼感及疼痛。少数人有发木不适等。

3. 慢性红斑型（萎缩型）念珠菌病

此型又称义齿性口炎，因其多发生于戴义齿的患者。临床表现为义齿的承托区黏膜广泛发红，形成鲜红色界限弥散的红斑。基托组织面和承托区黏膜不密合时，可见红斑表面有颗粒形成。患者大多数晚上没有摘下义齿的习惯，但无明显的全身性疾病或免疫缺陷。有些患者并发铁质缺乏或贫血。绝大多数伴有口角炎。义齿性口炎按其原因及表现又可分为3型。

（1）Ⅰ型义齿性口炎：由于局部创伤或对牙托材料过敏引起的病变，与白念珠菌感染关系不大。其表现为黏膜有点状充血或有出血点，或为局限性的小范围红斑。

（2）Ⅱ型义齿性口炎：表现为广泛的红斑，整个基托相应黏膜区均发红，形成的红斑表面光滑。患者有口干、烧灼痛症状，与白念珠菌感染有关。

（3）Ⅲ型义齿性口炎：为基托面与黏膜组织不贴合时在红斑基础上有颗粒形成。患者有口干及烧灼痛症状，该型与念珠菌感染及义齿不合适有关。

有些患者有完整的牙列，未戴义齿，也可发生慢性萎缩性白念珠菌感染。在舌、腭、颊等处黏膜上同时有萎缩性红斑，也可伴有口角炎及唇炎，有的学者称此类病例为慢性多灶性念珠菌病。患者的自觉症状有口干、烧灼感及刺激性痛。病程可数月至数年，病变反复发作，时好时坏。

4. 慢性增殖性念珠菌病

慢性增殖性念珠菌病由于临床表现不同，又可分为两种亚型。

（1）念珠菌性白斑：临床表现为黏膜上有白色斑块，为白斑样增生及角化病变，黏膜上也间断有红色斑块。严重时白斑表面有颗粒增生，黏膜失去弹性，与其他原因引起的白斑不易区别。病变常见部位为颊黏膜，口角内侧的三角区最多见，腭部、舌背等也可发生，约半数患者伴有口角炎。自觉症状为口干、烧灼感及轻微疼痛。

（2）念珠菌性肉芽肿：临床表现为口腔黏膜上发生结节状或肉芽肿样增生，以舌背、上腭多见，有时颊黏膜也可见到，颜色较红，在各型中比较少见。常与红斑同时存在，有时也可同时伴发念珠菌性白斑。

5. 慢性黏膜皮肤念珠菌病

通常在婴幼儿期发病，偶见于成人期发病。其临床表现多样化，可以有组织萎缩或组织增生。在黏膜、皮肤、指（趾）甲等部位有慢性或反复发作性念珠菌感染。有些患者还可发生内分泌障碍，常见甲状腺、甲状旁腺、肾上腺皮质等功能减退，称为念珠菌内分泌病综合征。口腔的慢性萎缩型和慢性增殖型念珠菌病属于此类。

以上所述各型口腔念珠菌病的临床表现，主要特点为形成白色绒膜及红斑，其次为白斑及结节状增生。糜烂较少见，仅在口角，极少数在唇红部偶有糜烂。口角及唇红部仍以红斑病损为主，多在红斑的基础上出现皲裂及糜烂。发病部位主要在舌背、上腭及口角，约占80%，颊部约占10%，唇及龈发病较少，约在10%。

四、病理

念珠菌感染的病理特征是念珠菌能侵入组织内部引起上皮增生，且成为一种细胞内寄生物，在上皮细胞的胞质内生长。此种现象已在实验动物上得到证实。急性念珠菌感染，如急性假膜型病损，表面有大量菌丝。可见上皮以增生为主，有时增生与萎缩同时存在。有急性或亚急性炎症反应，可见明显的炎症性水肿，上皮细胞之间有广泛的炎性渗出液潴留，且可见细胞分离。有菌丝穿过上皮，停留在上皮浅层，并见白细胞移出，中性多形核白细胞在上皮浅层聚集，形成微小脓肿，使表层上皮与深层剥离，形成裂缝。临床所见白色绒膜即为坏死脱落的上皮及念珠菌菌丝和孢子。当表层上皮剥脱时，深层上皮仍在不断增长，所以临床上将白色绒膜撕脱后很快又能形成新的绒膜。但增殖的上皮不能抵偿表层细胞的脱落，故而上皮总厚度仍见降低。念珠菌菌丝和孢子含有大量多糖类物质，因此 PAS 染色呈阳性反应。上皮下结缔组织中毛细血管充血，炎症细胞浸润，为中性多形核白细胞、淋巴细胞及浆细胞。

慢性增殖型的病理变化基本上与急性念珠菌感染相同，可见菌丝侵入上皮浅层，出现微小脓肿。主要的不同点为上皮有增生或异常增生，很少有上皮萎缩。上皮向下增殖，上皮钉突，呈圆形或球根状突起，与急性假膜型的上皮钉突为细长形不同。基底膜可能有少数部位被炎症细胞浸润破坏，炎症细胞以淋巴细胞及浆细胞为主，在固有层最密集。结缔组织中也有慢性炎症细胞浸润，可见血管扩张、增生，胶原纤维水肿、断裂等表现。

五、诊断

1. 根据各型口腔念珠菌病的临床特点

应仔细询问用药史，是否曾大量应用抗生素、激素等，有无潜在疾病，了解可能引起念珠菌感染的诱因，为诊断提供线索。

2. 涂片法

在病损处或义齿的组织面做直接涂片，滴加 10%氢氧化钾或用 PAS 染色法或革兰染色法染色，在镜下查看菌丝和孢子，如为阳性，可以诊断为感染。义齿性口炎者在义齿的组织面取标本做涂片比在黏膜上取标本阳性率更高。使用染色法可提高诊断的敏感性。

3. 培养法

收集患者非刺激性混合唾液 1~2 mL，接种于 Sabouraud 培养基，分离培养可得阳性结果。对口干患者可选用含漱浓缩培养法。也可用分子生物学方法或动物接种等鉴定其致病性，并进行抗真菌药物敏感试验，为临床选择药物治疗提供依据。

4. 免疫法

这类方法是用间接免疫荧光法测定血清和非刺激性混合唾液中的抗念珠菌荧光抗体，如血清抗念珠菌荧光抗体滴度>1：16，唾液抗念珠菌荧光抗体滴度>1：1，可以作为念珠菌感染的辅助诊断依据。该法敏感、快速，但因存在较强的免疫交叉反应，故假阳性率较高。

5. 活检法

对于慢性增殖性念珠菌病应进行活检。用 PAS 染色法寻找白色念珠菌菌丝，并观察上皮有无异常增生。这类方法能直观地了解患者的病损程度，结果可靠，但需切取病损部位作为标本，属于损伤性检查。镜下所见的病理特征为：菌丝垂直地侵入角化层，其基底处有大量炎症细胞聚集，并能形成微脓肿。

6. 生化检验法

这类方法是在"培养法"的基础上加以改进的，可用柯玛嘉念珠菌显色培养基、API 生化鉴定试剂盒鉴定念珠菌菌种。因 CHROMagar 显色培养基中含有一种特殊的色素物质，不同念珠菌生理代谢产物的不同，可引起不同的显色反应。据此，视菌落的不同颜色就可以鉴定念珠菌的种类，因而具有种类鉴别的功能。为改进检测时间较长的缺点，已有商品化的微生物鉴定系统（如 YBC 酵母鉴定系统等），可以快速准确地鉴定念珠菌的种类。

7. 基因诊断

这是分子生物学技术在微生物病因学领域的运用。具有敏感、精确的特点。但目前的检测成本尚高，并有一定比例的假阳性。因此，基因诊断目前主要运用于分子水平的研究。这类方法使得人们对白色念珠菌的认识突破了表型鉴定的局限，应用基因分型方法可对白念珠菌进行种间鉴别和种内分型，为临床诊断和流行病学研究提供更能反映物种本质的工具。有报道利用真菌细胞内 DNA 编码核糖体 RNA（rRNA）的内转录间隔（ITS），即 ITS 区域，来进行真菌鉴定。该区域具有一定的种间特异性和种内保守性，可对念珠菌进行"种"的鉴定。此外，基因水平的鉴定对于分子流行病学分析、筛选突变株等方面具有更加重要的意义。

六、治疗

念珠菌病的治疗原则是选用合适的抗真菌药物以控制真菌；停用或少用抗生素、糖皮质激素，给口腔菌群平衡创造条件；改善口腔环境，使口腔 pH 偏碱性。

1. 常用的抗真菌药物

（1）制霉菌素：为多烯类抗真菌药物。其抗真菌谱广，安全性好，可连续使用数月，一般不易产生耐药性。

（2）氟康唑：是一种三唑类抗真菌药物。其特点为抗菌谱广，不良反应较小。用于口腔的念珠菌感染时，根据病情严重程度，首日剂量可用 200 mg 口服，以后每天 100 mg，连续用药 7~14 天为 1 个疗程。值得临床注意的是，克柔念珠菌是氟康唑的天然耐药菌，治疗光滑念珠菌感染所需氟康唑的浓度较高。

（3）伊曲康唑：对氟康唑耐药的口腔念珠菌感染可用伊曲康唑或伏立康唑口服。伊曲康唑以餐时服用效果好，每次 100 毫克，每天 2 次。

（4）克霉唑：外用克霉唑乳膏可用于口角炎的治疗。

（5）两性霉素 B：有较广的抗真菌谱，与制霉菌素交替使用更有效，但不良反应较大，目前应用较少。初用时可引起发热、寒战。长期应用可引起消化道反应，甚至消化道出血及肾损害，主要用于全身性深部感染。黏膜、皮肤感染长期不能控制病情者可短期使用。

（6）伏立康唑：为新近批准的第二代三唑类抗真菌新药，它是在氟康唑结构基础上改造而来，具有广谱、安全的优点，并且它起效快，以口服 200 mg、每天 2 次给药为例，5~7 天即可达到稳定的血药浓度。伏立康唑药代动力学与氟康唑类似，体外抗菌谱与伊曲康唑相似，抗致病性念珠菌活性与氟康唑相似，对耐氟康唑的白念珠菌有活性，对克柔念珠菌、平滑念珠菌均有作用。该药对口腔白念珠菌和侵袭性念珠菌感染的疗效较传统三唑类药物好。伏立康唑可用于难治性口腔念珠菌病，最常见的不良反应为可逆性视觉障碍（10%~30%），且唑类药物间的交叉耐药问题也不容忽视。

（7）卡泊芬净：是第一种棘白菌素类抗真菌药，为作用于真菌细胞壁的药物。该类药物选择性地抑制 β-1，3-D-葡聚糖合成酶，阻断真菌细胞壁合成，达到杀菌作用。哺乳动物不存在该葡聚糖，故避免了药物可能对哺乳动物造成的毒性。其优点是优良的药物动力学性质，毒性小，起效快，具有较强的抗曲霉菌、念珠菌菌属（包括对氟康唑、两性霉素 B 及氟胞嘧啶耐药株）与丝状真菌活性。

2. 各型念珠菌病治疗

各型念珠菌病治疗有相应的治疗特点。在应用抗真菌药物治疗的同时，需纠正身体的异常状态，如免疫功能低下者应提高免疫功能，特别是细胞免疫功能。

（1）急性念珠菌病的治疗。

1）对于婴儿的鹅口疮应注意卫生，奶瓶应严密消毒，哺喂母乳者喂奶前应洗净奶头。

2）用弱碱性含漱剂清洁口腔，如 3%~5%碳酸氢钠水溶液。也可用 2%硼砂或 0.05%氯己定液清洗口腔病损以抑制真菌生长。

3）病情严重者应给予抗真菌药物。临床常用制霉菌素，成人用量为每次 50 万 U，每天 3 次。1 岁以下儿童每次 7.5 万 U，1~3 岁每次 10 万 U，3 岁以上每次 25 万 U，每天 3 次。对急性感染者疗程不必太长，一般用 7~10 天即可见效。此药肠道不易吸收，可以将药物在口腔内含化后吞服，以增加药物对局部病损的作用。婴幼儿不宜含化，可将制霉菌素配成混悬液，每毫升含 10 万 U 于局部涂擦。制霉菌素一般在体内不易产生耐药性，但口服有肠道反应，如恶心、呕吐、食欲缺乏、腹泻等。成人也可选用氟康唑等抗真菌药物口服，每次 100 mg，连续服 7~14 天，首次剂量加倍。

4）成人的急性念珠菌病多有诱发的全身因素，治疗时应注意，可酌情暂时停用抗生素及激素等药物。

（2）慢性萎缩型念珠菌病的治疗。

1）首先除去发病的诱发因素：如有全身性疾病或代谢、内分泌紊乱者应给予相应治疗。口腔不洁者改善口腔卫生状况。吸烟者最好戒烟。

2）对义齿的灭菌很重要：可用 3%~5%碳酸氢钠水溶液或每毫升 10 万 U 新鲜配制的制霉菌素混悬液浸泡义齿。如果义齿组织面上的念珠菌不易杀灭，病情得不到控制，并经常复发，应重衬义齿或重新做义齿。晚上睡觉时应摘下义齿并浸泡在 3%~5%碳酸氢钠水等溶液中。

3）抗真菌治疗：制霉菌素含化后吞服，如有胃肠道不适，也可含化后吐出。如有口角炎及唇炎，可用 3%克霉唑软膏、咪康唑软膏或制霉菌素混悬液局部涂抹。

4）病损表面有颗粒增生时，应将病损切除，除去增生的病变组织，并观察组织学变化。

（3）慢性增殖性念珠菌病的治疗。

1）首先除去发病诱因，如有全身异常情况，应予以纠正。吸烟者严格戒烟。

2）抗真菌药物治疗。该型治疗疗程要长，可达数月。

3）对念珠菌性白斑应进行活检以确定有无异常增生。最好手术切除病损，并定期复查，严密观察病情的变化以防癌变。

（4）慢性黏膜皮肤念珠菌病的治疗。

1）此型念珠菌病治疗较困难，易复发。治疗时首先要处理潜在性疾病，如有内分泌疾患、免疫功能低下或缺陷等需要积极治疗。免疫功能低下或缺陷者可使用转移因子，每次1 mg于腋窝或腹股沟淋巴回流较丰富的部位皮下注射。每周1~2次，一般10次为1个疗程，根据情况用药1~3个疗程。

2）抗真菌治疗：本型较顽固，不易治愈，且常反复发作，故使用抗真菌药物一定要治疗彻底，同时也应注意全身用抗真菌药物的肝、肾毒性。

以上各型念珠菌病用药均应至症状和病损消失，病原菌检查转阴为止，并应在停药1周后复查临床表现及病损区涂片和（或）病原菌培养。

七、预后

口腔念珠菌急性感染主要在表层，多为原发性，病程短，经抗真菌治疗后效果好。一般1周至数周可痊愈，不易复发。慢性感染则病程长，可持续数月甚至数年。增殖型者，如念珠菌性白斑，曾有恶变的病例报告。电镜下可见白念珠菌寄生于上皮细胞内，上皮细胞的胞质内有侵入的菌丝。菌丝有高度发育的表现，清楚地显示完整的细胞器，犹如含有正常核的细胞。这反映侵入的微生物对其所在的细胞内环境发生了适应性变化，可以长期寄生，引起上皮增生，临床上表现为上皮增厚，形成白斑。但 Shear 等对白斑的产生有不同意见，认为念珠菌性白斑是白斑表面的继发感染，并非引起白斑的原因。虽然念珠菌性白斑产生的因果关系尚有不同意见，但念珠菌性白斑可以发生上皮异常增生已有临床报道及动物实验证实。如 Sadeghi 等报道，念珠菌性白斑40%~50%有上皮异常增生。Banoczy 报道，在白斑发生恶变的病例中，65%局部有白念珠菌感染。因此，对于白斑患者病损区的白念珠菌感染要给以足够的重视，积极治疗，密切随访，以防癌变。

（李　季）

第七章

口腔颌面部感染

口腔颌面部感染是因致病微生物侵入颌面部软、硬组织并繁殖，而引起机体的一系列炎症反应。口腔颌面部的生理解剖结构特点，使感染的发生、发展和预后有其特殊性。

口腔颌面部位于消化系统与呼吸系统的起始部，有丰富的淋巴和血液循环；口腔、周围各腔隙以及口腔组织固有的特殊解剖结构和温湿度环境，均有利于细菌的滋生与繁殖。发生龋病、牙髓病、根尖病及牙周病时，如未得到及时、有效的控制，病变继续发展，会引起与之相连的牙槽骨、颌骨及颌周软组织的炎性改变。另外，面部皮肤大量的毛囊、皮脂腺、汗腺也有利于细菌的寄居和繁殖，口腔颌面部还存在许多潜在的、相连的、富含疏松结缔组织的筋膜间隙，其上达颅底，下至纵隔。此外，面颈部有丰富的淋巴结，机体受到内、外因素的影响，导致全身抵抗力下降，容易造成颌面部感染、颌面部蜂窝织炎以及区域性淋巴结炎的发生，严重的可经血液循环引起颅内感染（颌面部的静脉缺少瓣膜，感染可与颅内海绵窦相通）。特别是儿童淋巴结发育尚未完善，感染易穿破淋巴结被膜，形成结外蜂窝织炎。口腔颌面部感染的途径主要有以下几个方面。

一、牙源性

病原菌通过牙体和牙周组织病变，进入颌骨及颌骨周围组织而引起感染。其中以牙体病、牙周病、智齿冠周炎引起的较常见。因此，临床上牙源性感染是引起口腔颌面部感染的主要因素。

二、腺源性

病原菌通过口腔、呼吸道的感染，引起面颈部淋巴结的炎症改变，淋巴结与涎腺的感染向周围组织扩散，可引起颌周组织感染和筋膜间隙的蜂窝织炎。

三、损伤性

口腔颌面部的炎症或损伤使病原菌侵入，从而引起感染。

四、血源性

机体其他部位的化脓性病灶，通过血液循环引起口腔颌面部感染。

五、医源性

口腔科医务人员在临床操作过程中，因消毒不严或违反临床操作规程而引起的继发感染。

第一节 智齿冠周炎

智齿冠周炎是指智齿萌出不全或阻生时，牙冠周围软组织发生的炎症。临床上以下颌智齿冠周炎最常见，上颌第三磨牙也可发生。本病多发于 18~25 岁的青年。初期表现为磨牙后区胀痛不适，咀嚼、吞咽、开口活动时加重，继续发展，疼痛可放射至颞部神经分布区，甚至炎症可直接蔓延或由淋巴管扩散，引起邻近组织器官或筋膜间隙的感染，严重时形成骨膜下脓肿、下颌第一磨牙区黏膜瘘、面颊瘘以及骨坏死。

本病相当于中医的"牙齿交痛""合架风""尽牙痈""角架风"。

一、病因病理

1. 西医病因病理

（1）智齿冠周炎的发生与人类神经系统在发育与演进过程中的退化有关，伴随咀嚼食物的力和生活习惯的变化，逐渐出现下颌骨退化，导致牙量大于骨量，以致智齿萌出位置不足，引起牙列中最后萌出的下颌第三磨牙位置异常。

（2）智齿萌出不全时，牙冠部分外露，部分为牙龈所覆盖，牙冠与龈瓣之间形成一个狭窄的袋形间隙——盲袋。盲袋成为滞留食物残渣、渗出物及细菌的天然场所，且很难通过漱口及刷牙将其清除（图 7-1）。

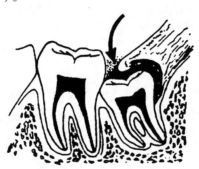

图 7-1 智齿阻生引起的盲袋

（3）智齿牙冠部覆盖牙龈在咀嚼食物时易损伤，咀嚼食物时对殆牙对牙龈组织造成创伤，使局部防御屏障被破坏，引起冠周感染。此外，上呼吸道感染、睡眠不足、过度疲劳、妇女月经期及其他原因使机体抵抗力下降，均易引起冠周炎急性发作。致病菌多为葡萄球菌、链球菌及其他口腔细菌，特别是厌氧菌。

2. 中医病因病机

中医学认为，智齿冠周炎系内有胃火，加之外有毒热，外热引动内火，循经集聚于牙咬处，气血壅塞，热盛化腐成痈而致本病。

（1）风热外袭：牙龈分属于足阳明胃经和手阳明大肠经，阳明经风火凝结，加之内热灼津，风热之邪循经上行，集聚牙咬处而致本病发生。

（2）胃肠蕴热：平素饮食不节，过食辛辣炙焯厚味，胃肠蕴热，循经上炎，气血壅滞，热灼血腐，化脓成痈而致本病发生。

二、临床表现

1. 早期

在急性炎症早期一般没有全身症状，局部龈瓣充血，轻度肿胀，患者自觉局部疼痛，咀嚼时刺激冠周肿胀的牙龈可引起疼痛，因而不敢用患侧咀嚼。

2. 炎症肿胀期

炎症迅速发展，患者可以出现发热、寒战、食欲不振、便秘等全身反应。智齿冠周牙龈和软组织红肿、疼痛明显，疼痛剧烈时可反射到耳颞部。由于咀嚼肌受到炎症刺激，可引起反射性疼痛而致开口困难，并见颌下淋巴结肿大，活动并有压痛。患侧面部肿胀明显，冠周牙龈和软组织形成脓肿，龈袋溢脓。

3. 炎症扩散期

如果炎症继续发展，当形成骨膜下脓肿后，炎症可直接向邻近软组织及颌周间隙扩散，一般多侵及翼颌间隙、咽旁间隙、嚼肌下间隙。有时会形成颊部皮下脓肿，穿透皮肤，形成经久不愈的慢性瘘管（图7-2）。

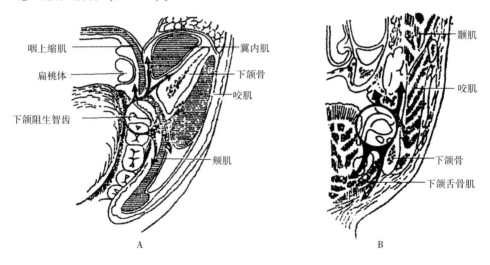

图7-2　智齿冠周炎感染扩散途径

注　A. 水平观：向前、向后、向外、向内方向扩散；B. 冠状面观：向上、向下方向扩散。

4. 慢性期

急性智齿冠周炎末期未彻底治愈可转变为慢性过程，临床表现为冠周软组织轻度水肿，龈袋内可有少量脓性分泌物。如果发生在面颊部，可有慢性瘘管形成，瘘管口会有红色的肉芽组织，全身可伴有低热。

三、辅助检查

1. 血常规检查

一般实验室检查无明显异常，有时会出现白细胞计数略升高以及中性粒细胞百分比升高。

2. X 线检查

X 线检查可见智齿未完全萌出或位置异常，有些慢性智齿冠周炎的 X 线摄片可见骨质透射区，为病理性骨袋影像。

四、诊断与鉴别诊断

1. 诊断

（1）患者有局部疼痛并向耳颞部放射、张口受限、咀嚼困难等病史和临床体征。

（2）局部检查或结合 X 线检查有阻生智齿或智齿未完全萌出的情况。

（3）检查牙冠周围软组织有红肿，牙龈有溃烂、出血，盲袋压之溢脓，患侧淋巴结肿大、压痛等。

2. 鉴别诊断

（1）智齿冠周炎与邻近牙的牙髓炎疼痛的鉴别：牙髓炎有自发痛、冷热刺激痛，夜间疼痛加重，其疼痛经对症治疗后可减轻。

（2）智齿冠周炎与第一、第二磨牙急、慢性根尖炎及牙周组织病变形成的牙龈肿胀与瘘的鉴别：第一、第二磨牙的急、慢性根尖炎及牙周组织病变引起的肿胀或瘘，病灶牙叩诊疼痛或牙齿有松动，X 线摄片可见病灶牙根尖部局限阴影。智齿冠周炎导致的脓肿或瘘，X 线摄片可见智齿冠周至下颌第一、第二磨牙区骨质透射区或病理性骨袋的存在。

（3）智齿冠周炎与下颌第三磨牙区软组织及骨组织的良、恶性肿瘤的鉴别：良、恶性肿瘤为实性肿块，并且经全身及局部抗感染治疗后，肿胀不见消退。智齿冠周炎经对症治疗后，肿胀可消退。

五、治疗

1. 治疗原则

智齿冠周炎急性期以消炎、镇痛、建立引流及对症处理为主。慢性期以去除病因为主，切除盲袋或拔除患牙。采取局部与全身治疗相结合、内治与外治相结合的原则，特别要重视局部治疗。

2. 西医治疗

（1）冠周盲袋冲洗涂药：局部用生理盐水、1%~3% 过氧化氢溶液、0.1% 氯己定液冲洗盲袋。拭干后，以探针蘸 2% 碘酒、碘甘油上入盲袋内，每天 1~3 次；或使用盐酸米诺环素软膏均匀涂布在盲袋内壁。也可给予复方氯己定、朵贝尔氏液等口腔含漱剂漱口。

（2）局部炎症及全身反应较重者：给予足量、有效的抗生素口服或静脉滴注治疗，疼痛较剧烈的给予镇痛药物。

（3）脓肿切开引流：对已形成的脓肿，波动感明显或穿刺抽出脓液的需切开引流，脓腔较大的，切开后放置引流条引流。

（4）切除龈瓣：智齿位置正常或能够正常萌出，并且有对𬌗牙者，炎症消退后，可以采用牙龈切除术或调磨对𬌗牙等处理办法。

（5）拔除智齿：智齿位置不正，并且不能正常萌出的阻生智齿，需拔除。伴有面颊瘘者，在拔除病灶牙的同时，需对瘘管进行切除，皮肤瘘口进行修整缝合。

3. 中医治疗

（1）辨证论治。

1）风热外袭证：多见于病发初期，全身及局部症状均较轻。智齿周围软组织轻微红肿，探痛，盲袋内可有少许溢脓或有咀嚼疼痛，头痛，低热，全身不适，口渴。舌质微红，舌苔黄，脉数。

治法：疏风清热，消肿止痛。

方药：银翘散合清胃散加减。口渴者加天花粉、芦根，疼痛严重者加川芎、白芷。

2）胃肠蕴热证：牙龈肿痛剧烈，牵涉耳颞部及腮颊，盲袋内溢脓，舌根及咽部肿痛，甚至吞咽困难，张口受限，颌下淋巴结肿大、压痛，口渴，便秘。舌红，苔黄腻，脉滑数。

治法：清泻胃火，凉血消肿。

方药：清胃散合仙方活命饮。大便秘结者加大黄、芒硝，肿痛甚者加蒲公英、紫花地丁、夏枯草、栀子，脓流不畅者加皂角刺。

（2）外治法。

1）外敷药：取金黄散加芒硝和匀，水调，取适量敷患处。有清热解毒、消肿止痛之功效。

2）含漱剂：菊花、金银花、玄参、紫花地丁、川椒、冰片、白芷等，或白矾、食盐、风化硝等水煎，取汁漱口。有清热解毒、消肿止痛之功效。

3）局部吹药：患处吹入冰硼散或六神丸（研末）以消肿止痛。

（3）针刺疗法。

1）体针：选取合谷、颊车、地仓、大迎、下关、翳风、内庭、听会等穴位。每次选两穴，泻法，留针20分钟。

2）耳针：选取神门、下颌等穴位。强刺激，留针20分钟。

六、预防与调护

（1）注意口腔卫生，饭后要漱口，睡前要刷牙。

（2）智齿萌出时要进软食或流质食物，并用淡盐水漱口，避免辛辣食物与硬质食物对病灶部位的不良刺激。

（3）阻生智齿消炎后及时拔除。

七、预后

智齿冠周炎如能及时治疗，一般5~7天可痊愈。如果治疗不及时或采取措施不当，炎症扩散，可造成严重后果。阻生智齿在急性炎症控制后如不能尽早拔除，可使炎症反复发作，迁延不愈。

（汤荟文）

第二节　口腔颌面部间隙感染

口腔颌面部间隙感染是指颌面部、颈部、口咽部各筋膜间隙内所发生的化脓性炎症的总称。这些感染均为继发性的，局限于某一局部的称为脓肿，弥散于某一间隙中的称为蜂窝织炎。口腔颌面部临床意义较大的间隙有颞间隙、颞下间隙、眶下间隙、嚼肌间隙、颊间隙、下颌下间隙、翼下颌间隙、咽旁间隙、舌下间隙、颏下间隙和口底多间隙，共11个大间隙。这些被筋膜包裹、富含疏松结缔组织和脂肪组织的潜在间隙相互连通，致病菌引起感染后，很容易在其间发展，造成炎性浸润，致软组织肿胀隆起。间隙内的脂肪组织发生变性后，可形成脓肿或蜂窝织炎。蜂窝织炎或脓肿常波及数个间隙，导致多间隙感染，引起张口受限、吞咽及呼吸困难等临床症状。严重时，炎症会沿组织内的血管、神经束扩散，引起海绵窦血栓性静脉炎、败血症、脓毒血症、脑脓肿等并发症，并可危及患者的生命。口腔颌面部间隙感染常为混合性感染，多为溶血性链球菌、金黄色葡萄球菌引起的化脓性感染，或为厌氧菌引起的腐败坏死性感染。

本病属于中医"痈""疽"等范畴。

一、病因病理

1. 西医病因病理

（1）口腔颌面部间隙感染多为继发性混合感染，临床上最常见的是牙源性感染（牙体病、根尖周病、牙周病、智齿冠周炎、牙槽脓肿、颌骨骨髓炎等）；其次为腺源性感染（面颈部淋巴结炎、扁桃体炎、腮腺炎、舌下腺炎、下颌下腺炎等），婴幼儿较多见。牙源性感染的临床症状表现较为剧烈，多继发于牙槽脓肿或骨髓炎之后，早期即有脓液形成；腺源性感染炎症表现较缓，早期为浆液性炎症，然后进入化脓阶段，称为腺性蜂窝织炎。损伤性、血源性、医源性感染则少见。

（2）口腔颌面部间隙感染的致病菌以溶血性链球菌为主，其次为金黄色葡萄球菌，厌氧菌所致的感染少见。感染的性质可以是化脓性或腐败坏死性。

（3）口腔颌面部各间隙内为疏松结缔组织和脂肪组织，内含血管、神经，外被致密筋膜包裹，各间隙之间互相连通，感染易于发生和扩散。

（4）机体免疫功能低下也是此病发生、发展的重要因素。

2. 中医病因病机

（1）风热外袭：外感风、火、暑、燥等阳邪，热毒蓄积于局部，留于经脉，邪正相搏，郁久化毒而成。

（2）脾胃积热：多食膏粱厚味、醇酒辛辣，久必化生积热，脏腑蕴热，积热循经上行，凝聚局部，气血失和，血败肉腐而致本病。

值得注意的是，头为诸阳之会，面部血管丰富，妄加挤压或过早切开挑刺，均可助火炽甚，邪毒入于营血，而引起走黄危证。

二、临床表现

1. 局部症状

（1）化脓性炎症的急性期，局部表现为红、肿、热、痛和功能障碍，以及区域淋巴结肿痛等典型症状。炎症累及咀嚼肌可导致不同程度的张口受限；如病变位于口底、咽旁可有进食、吞咽、语言障碍，甚至呼吸困难。

（2）腐败坏死性蜂窝织炎的局部皮肤呈弥漫性水肿、紫红或灰白，无弹性，有明显凹陷性水肿，由于有气体存在于组织间隙，可触及捻发音。

（3）感染的慢性期，由于正常组织破坏后被增生的纤维组织代替，局部可形成较硬的炎性浸润块，并出现不同程度的功能障碍。有的脓肿形成未及时治疗而自行溃破，则形成脓瘘。

2. 全身症状

（1）全身症状因细菌的毒力及机体的抵抗力不同而有差异，局部反应的轻重不同，全身症状的表现也不同。全身症状包括发热、头痛、全身不适、乏力、食欲减退、尿量减少、舌质红等。

（2）病情较重而时间长者，由于代谢紊乱，可导致水与电解质平衡失调、酸中毒，甚或伴肝、肾功能障碍。

（3）严重感染者，伴有败血症或脓毒血症，可发生中毒性休克。

由于间隙和解剖部位各异，其临床表现也各具特征，颌面部各间隙感染的临床表现见表 7-1。

表 7-1 颌面部各间隙感染的临床表现

间隙名称	肿胀部位	症状表现
眶下间隙	上至眼睑，下至上唇，内至鼻翼，外至颧颊部	犬齿凹部凸出，剧烈疼痛，鼻唇沟消失，下睑水肿，眼裂变窄
颊间隙	上至颧弓，下至下颌骨下缘，前至口唇部，后至嚼肌前缘	张口受限，颊黏膜肿胀明显，向口内凸出，常有牙齿咬痕
嚼肌间隙	前至颊部，后至耳垂，上至颧弓，下至下颌骨下缘	下颌角上部肿胀最突出，严重牙关紧闭，不易扪及波动感，常需借助穿刺诊断脓肿形成
翼下颌间隙	翼下颌皱襞处明显，下颌角后下轻度肿胀	局部跳痛及牙关紧闭
颞下间隙	上至颞部，下至下颌骨升支上段，前至颧颊部，后至耳前	深在跳痛，牙关紧闭，可发生错𬌗，肿胀严重时，可有眼裂变窄。表面不易扪及波动感，常需穿刺诊断脓肿形成
颞间隙	上至颅顶，下至颧弓，前至额骨侧方，后至耳郭上方	颞部肿胀最凸出，开口困难，咀嚼疼痛
咽旁间隙	咽侧壁区肿胀，上至软腭，向前可至臼后区	吞咽疼痛，张口受限，悬雍垂向健侧推移，软腭有时下垂
下颌下间隙	上至下颌骨下缘，下至颈上部，后至胸锁乳突肌，前至颈中线	颌下三角区肿胀、凸出，下颌骨下缘消失，有时张口受限

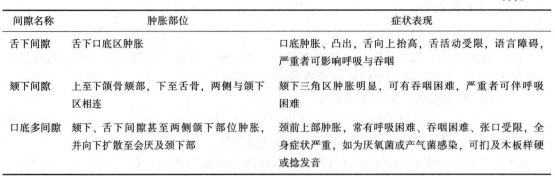

间隙名称	肿胀部位	症状表现
舌下间隙	舌下口底区肿胀	口底肿胀、凸出，舌向上抬高，舌活动受限，语言障碍，严重者可影响呼吸与吞咽
颏下间隙	上至下颌骨颏部，下至舌骨，两侧与颌下区相连	颏下三角区肿胀明显，可有吞咽困难，严重者可伴呼吸困难
口底多间隙	颏下、舌下间隙甚至两侧颌下部位肿胀，并向下扩散至会厌及颈下部	颈前上部肿胀，常有呼吸困难、吞咽困难、张口受限，全身症状严重，如为厌氧菌或产气菌感染，可扪及木板样硬或捻发音

三、辅助检查

1. 血常规检查

可见白细胞、淋巴细胞计数升高，中性粒细胞百分比上升，核左移。

2. 细菌学检查

通过脓液涂片和细菌培养，可见金黄色葡萄球菌、溶血性链球菌、产气荚膜杆菌、厌氧菌、产气梭形芽孢杆菌、溶解梭形芽孢杆菌等致病菌。

3. 超声检查

可见脓腔形成的无回声区或低回声区的存在。

4. 穿刺检查

通过穿刺抽取脓液可帮助临床明确诊断。

5. X 线、CT 检查

可发现局部病灶及骨破坏情况。

四、诊断与鉴别诊断

1. 诊断

口腔颌面部间隙感染都具有一定的感染源和致病菌，大多表现为受累部位出现红、肿、热、痛，淋巴结肿大、压痛，以及脓肿形成后的疼痛、凹陷性水肿、功能受限等症状。因受累部位、受累程度、累及范围和全身情况的不同，所表现的临床症状各不相同。根据病史、临床症状和体征，结合局部解剖、白细胞总数及分类计数检查，配合穿刺抽脓等方法，可以作出正确诊断。一般化脓性感染，抽出的脓液呈黄色且稠脓；腐败坏死性感染，脓液稀薄，呈暗灰色，常有腐败坏死性恶臭。各间隙感染的诊断要点见表 7-1。

2. 鉴别诊断

（1）与一些生长迅速的颜面部恶性肿瘤，如恶性淋巴瘤、未分化癌的鉴别：这些恶性肿瘤有类似炎症的表现，但其肿胀不固定在某一解剖间隙内，不形成脓肿，且对抗炎治疗无效。

（2）与涎腺内淋巴结炎、涎腺导管阻塞引起的潴留性下颌下腺炎和下颌下腺炎相鉴别：涎腺内淋巴结炎，超声检查可见腺体内单个或多个肿大的淋巴结影像。涎腺导管阻塞时，X 线造影可见导管内结石。下颌下腺炎无涎石阻塞症状。

五、治疗

1. 治疗原则

根据感染的不同病因、不同时期，采取全身治疗与局部治疗相结合，主要以中西医结合、内外兼治为治疗原则。其中，西医以提高机体免疫力和针对病原菌采取抗生素治疗；中医以中药外敷配合中药内服进行治疗。

2. 西医治疗

早期采用抗生素治疗，以达到控制感染发展和扩散的目的。脓肿形成后，及时切开引流，保持引流通畅。炎症痊愈后，尽早去除感染源。

（1）全身治疗。

1）抗生素的选择：根据细菌培养和药敏试验选择抗生素，常选择青霉素和链霉素联合应用。大环内酯类、头孢菌素类和喹诺酮类也是常选的药物。并发厌氧菌感染时可加用甲硝唑类药物。

2）其他治疗：对于重症患者，应纠正水和电解质失衡，必要时给予氧气吸入或静脉输入全血或血浆。

（2）局部治疗：注意保持局部清洁，减少局部活动度，避免不良刺激，特别对面部疖、痈，严禁挤压，以防感染扩散。急性期局部可外敷中草药。

（3）切开引流：口腔颌面部间隙感染脓肿形成后，需及时切开引流，以达到迅速排脓和建立通畅引流的目的。口底多间隙感染病情发展迅速，会出现全身中毒及窒息症状，需早期切开引流，必要时行气管切开，以确保呼吸道通畅，控制病情继续发展。

1）切开引流指征：局部疼痛加重，并呈搏动样跳痛；炎症肿胀明显，皮肤表面紧张、发红、光亮；局部有明显压痛点、波动感，呈凹陷性水肿；或深部脓肿经穿刺有脓液抽出。口腔颌面部急性化脓性炎症，经抗生素控制感染无效，同时出现明显全身中毒症状。儿童蜂窝织炎（包括腐败坏死性），如炎症累及多间隙，出现呼吸困难及吞咽困难者，可以早期切开减压，以迅速缓解呼吸困难，防止炎症继续扩散。结核性淋巴结炎经局部及全身抗结核治疗无效，皮肤发红，已近自溃的寒性脓肿，必要时也可行切开引流术。

2）切开引流要点：切开时需注意按体位形成自然引流，以使引流道短、通畅。切口尽量位于口腔内部或瘢痕隐蔽处，如切口必须位于颜面部时，需沿皮纹方向切开。切口范围不应过大，以引流通畅为度。切口深度以切开黏膜下和皮下为最佳，以避免损伤血管、神经或涎腺导管。口腔内切开时，需同时吸引脓液，以免发生误吸。引流过程中，切忌手法粗暴，以免引起炎症的扩散。

3）引流的放置：一般的感染引流放置碘仿纱条、橡皮条引流，引流条 24～48 小时更换 1 次。对多间隙感染或腐败坏死性感染，用多孔橡皮管或负压引流。每天更换敷料 1～2 次，同时使用 3% 过氧化氢、生理盐水、1 : 5 000 高锰酸钾液或抗生素溶液冲洗脓腔和创口。

4）各间隙感染引流切口的设计：具体如下。

颞间隙感染：在发际内颞部皮肤处切开或沿颞肌束分布方向切开。

颊下间隙感染：切口在口腔内，上颌结节外侧黏膜转折处。

眶下间隙感染：切口在口腔前庭，上颌龈颊沟近尖牙和前磨牙区。

嚼肌间隙感染：切口在下颌角下 2 cm 处，平行下颌下缘皮肤处。

颊间隙感染：切口在口腔前庭，下颌龈颊沟脓肿位置较低处；或皮肤表面脓肿波动处，沿皮纹切开。

下颌下间隙感染：在下颌下缘下 2 cm 处，近下颌下腺区，沿皮肤平行切开。

翼下颌间隙感染：切口在口腔内，翼下颌皱襞稍外处；或沿下颌下缘 2 cm，近下颌角皮肤处。

咽旁间隙感染：在翼下颌皱襞稍内侧，近脓肿波动处纵向切开。

舌下间隙感染：在口腔内，口底黏膜肿胀明显处，沿下颌骨体平行切开。

颏下间隙感染：在下颌骨颏下肿胀明显的皮肤处切开。

口底多间隙感染：在舌骨上、下颌骨颌下区至下颌骨颏下区皮肤处，做倒 T 形广泛切口。

3. 中医治疗

（1）辨证论治。

1）风热外袭证：局部红肿，坚硬，麻木，疼痛。全身伴恶寒、发热，头痛，口渴。舌红，舌苔薄白而干或薄黄，脉数。

治法：疏风清热，消肿止痛。

方药：五味消毒饮加味。肿硬者加夏枯草、防风，口渴者加麦冬、天花粉、生石膏，痛甚者加元胡、川楝子。

2）脾胃积热证：局部见红肿、溃烂，黄白腐物增多，脓液增多，局部灼热或口臭，畏寒高热，食欲不振，大便秘结。舌质红，苔黄腻，脉洪数。

治法：清热凉血，泻火排毒。

方药：仙方活命饮加味。高热不退者加生石膏；便秘者加大黄、栀子；疮口不敛、流脓清稀者加黄芪、茯苓、白术。

（2）外治法。

1）中药含漱：金银花、黄芩、薄荷、细辛等煎水含漱。

2）外敷：红、肿、热、痛者，外敷金黄散。脓肿破溃，久不收口者，可外用生肌玉红膏。

（3）针刺治疗。

1）体针：选取合谷、内庭、足三里、手三里、颊车、外关、曲池等穴。每次选两穴，泻法，留针 20 分钟。

2）耳针：选取上颌、下颌、屏尖、胃、肾上腺等穴。强刺激，留针 20 分钟。

（4）单方、验方：野菊花适量，水煎服或取鲜品捣烂外敷患处。或鱼腥草适量，水煎服或取鲜品捣烂外敷患处。

六、预防与调护

（1）保持口腔卫生，增强口腔保健意识，尽早治疗病源牙，避免挤压、触碰口腔颜面部的疖肿或痈。

（2）避免进食辛辣、油腻等刺激性食物，食物以清淡为主。

（3）加强锻炼，以增强机体的抵抗力。

七、预后

口腔颌面部间隙感染，通过早期的明确诊断，及时、正确而有效的治疗，一般预后良好。如延误治疗，会引起颌骨骨髓炎、全身中毒症状，甚至窒息、肺脓肿和颅内感染等严重并发症，可危及患者生命。

（汤荟文）

第三节　颌骨骨髓炎

颌骨骨髓炎是由细菌感染以及物理和化学因素引起的颌骨的炎症性病变，临床表现为骨膜、骨密质、骨髓以及骨髓腔内的血管、神经等整个骨组织的炎症改变。颌骨与全身其他部位的骨骼所不同的是颌骨内有牙齿，牙病引起的化脓性炎症常波及颌骨，因而颌骨骨髓炎的发病率在全身骨骼系统中最高。随着我国口腔卫生保健的发展，近年来，化脓性颌骨骨髓炎的发病率明显下降，但用放射线治疗口腔癌和鼻咽癌所致的放射性颌骨骨髓炎有所增加。

颌骨骨髓炎按照致病菌划分，可分为化脓性颌骨骨髓炎和特异性颌骨骨髓炎（包括结核、梅毒等）；按照放射线、冷冻、砷等物理、化学因素划分，可分为物理性颌骨骨髓炎和化学性颌骨骨髓炎；按病变部位划分，可分为下颌骨骨髓炎和上颌骨骨髓炎；按照颌骨内病变部位划分，可分为中央性颌骨骨髓炎和边缘性颌骨骨髓炎。下面重点介绍临床上最常见的化脓性颌骨骨髓炎。

化脓性颌骨骨髓炎为颌骨骨髓炎中最常见的感染疾患，可发生于任何年龄，但以青壮年最为多见，男性与女性的发病率约为 2 ∶ 1。成年人多发生于下颌骨，儿童则上颌骨骨髓炎比较多见。

本病相当于中医的"骨槽风""附骨""穿腮"等。

一、病因病理

1. 西医病因病理

化脓性颌骨骨髓炎主要致病菌为金黄色葡萄球菌，其次为溶血性链球菌、肺炎双球菌和大肠杆菌，临床上常见的是混合性细菌感染。其病因和感染途径主要如下。

（1）牙源性感染：临床上最为多见，约占全部颌骨骨髓炎的90%。在机体抵抗力下降、细菌毒力增强的情况下，牙体及牙周组织的感染可直接扩散至颌骨内，引起颌骨骨髓炎。由于下颌骨皮层骨骨质致密，周围有肥厚肌肉及致密筋膜附着，髓腔脓液积聚、不易穿破引流等因素致使下颌骨骨髓炎的发生率高于上颌骨骨髓炎。

（2）损伤性感染：因口腔颌面部皮肤、黏膜损伤，以及与口内相通的开放性颌骨粉碎性骨折损伤，导致病原菌直接进入颌骨内，引起损伤性颌骨骨髓炎的发生。

（3）血源性感染：临床上多见于婴幼儿。由于牙齿及牙周疾患，皮肤、黏膜的创伤（人工喂养奶嘴创伤、拔除"马牙"、清洗口腔等），呼吸道的感染及皮肤疖肿等侵入上颌骨骨髓腔内滋生、繁殖，通过血液循环，扩散至颌骨内，尤其是上颌骨内，从而导致颌骨骨髓炎的发生。

2. 中医病因病机

（1）热毒蕴结：口腔不洁，残浊余秽，龋蚀经久不愈；或饮食不节，过食肥甘厚味之品而生内热，更兼外感风热，邪毒乘虚而入，火热之邪循经上袭，深袭筋骨，热盛肉腐成脓，穿腮而出。

（2）肾虚骨弱：先天禀赋不足，肾虚体弱，又外感风寒，寒邪直中筋骨，寒凝阻滞，阻于肌骨血脉之中，致牙槽腐蚀而成此证。该证多见于小儿。

二、临床表现

根据感染的病因与病变特点，化脓性颌骨骨髓炎分为中央性颌骨骨髓炎和边缘性颌骨骨髓炎两种。

1. 中央性颌骨骨髓炎

多发生于下颌骨，多由急性化脓性根尖周炎和根尖周脓肿引起。炎症由颌骨中央部的骨髓腔内向四周扩散，可累及骨密质和骨膜，并导致死骨的形成。中央性颌骨骨髓炎临床发展过程可分为急性期和慢性期。

（1）急性期。

1）局部表现：炎症初期，炎症局限于牙槽突或颌骨体部骨髓腔内，因为炎症由致密骨板包围，不易向外扩散，患者自觉病变区牙有剧烈疼痛。疼痛可向半侧颌骨或三叉神经分布区放散，患部红肿压痛。受累区除病源牙外，还有相邻多数牙松动，牙龈沟溢脓。炎症继续发展，破坏骨板，溶解骨膜后，脓液由口腔黏膜或面部皮肤溃破。若骨髓腔内的感染不断扩散，可在颌骨内形成弥漫性骨髓炎。中央性下颌骨骨髓炎可沿下牙槽神经管扩散，波及一侧下颌骨。下牙槽神经受到损害时，可出现下唇麻木症状。中央性下颌骨骨髓炎还可波及颞下颌关节区和翼内肌、咬肌，造成不同程度的张口受限。中央性颌骨骨髓炎波及上颌者极为少见，一旦发生，炎症可波及整个上颌骨体，引起上颌窦、鼻窦、眶下、眶周及球后等部位的化脓性感染。

2）全身表现：炎症初期，畏寒、高热，体温可达40℃，全身不适，食欲减退，嗜睡，白细胞总数明显升高，中性粒细胞百分比上升。进入化脓期，感染向各部位扩散，全身出现中毒症状，有时会引起脓毒血症或败血症。

（2）慢性期：急性中央性颌骨骨髓炎如治疗不及时，发病2周后会转为慢性中央性颌骨骨髓炎。

1）局部表现：病源牙外的牙齿松动度减低，口腔内黏膜及颌面部皮肤形成多个瘘口，大量的炎性肉芽组织生长，触之易出血，长期排脓，有时从瘘口排出死骨片。如有大块死骨形成或多数死骨形成，在下颌骨可发生病理性骨折，造成咬合关系错乱与面部畸形，儿童可出现牙胚组织破坏、牙齿不能萌出、颌骨发育异常等情况。

2）全身表现：患者体温正常或低热，全身轻度不适，因局部疼痛缓解，饮食和睡眠得到明显改善。病情迁延不愈，造成机体慢性消耗与中毒等。脓液进入消化道，会引起胃肠道不良反应。

2. 边缘性颌骨骨髓炎

边缘性颌骨骨髓炎系指继发于骨膜炎或骨膜下脓肿的骨密质外板的炎性病变，常在颌骨间隙感染基础上发生。下颌骨为好发部位，其中又以升支及下颌角居多。边缘性颌骨骨髓炎的发病过程也有急性与慢性之分。病变也可以是局限型或弥散型。

（1）急性期。

1）局部表现：与颌周间隙及翼下颌间隙感染的表现相似。炎症累及下颌骨骨膜，造成骨膜炎和骨膜下脓肿。脓肿侵犯骨膜及骨密质，引起骨膜溶解，骨密质坏死，骨面粗糙，有小块死骨形成。如不及时治疗，炎症会向骨髓腔内发展。

2）全身表现：身体不适，伴发热、白细胞总数升高等。

（2）慢性期。

1）局部表现：腮腺咬肌区呈弥漫性肿胀，局部组织坚硬，轻微压痛，无波动感。病情延续较长而不缓解或缓解后再反复发作。由于炎症侵犯咬肌，多有不同程度的张口受限、吞咽困难。

2）全身表现：多不明显。

根据骨质破坏的临床特点，边缘性颌骨骨髓炎又可分为增生型和溶解破坏型。增生型以骨质的增生、硬化及骨膜反应活跃为主，骨的溶解破坏不明显，多见于青年人。溶解破坏型则骨皮质损害以溶解破坏为主，常在骨膜或黏膜下形成脓肿，骨的增生反应不明显。

三、辅助检查

1. 血常规检查

颌骨骨髓炎急性期血常规检查，白细胞总数明显升高，中性粒细胞百分比上升。

2. X 线检查

X 线检查在早期常看不到有骨质破坏。一般在发病 2~4 周进入慢性期，颌骨有明显破坏后 X 线检查才具有诊断价值。

（1）中央性颌骨骨髓炎的 X 线摄片表现：可分为 4 个阶段。

1）弥散破坏期：可见骨小梁脱钙或斑点状破坏，骨膜有炎性增厚反应。

2）病变局限期：可见边界清晰的骨破坏及游离的死骨，有时可见病理性骨折。

3）新骨生成期：可见死骨分离、移位，周围骨小梁增多，皮质骨外有新骨增生。

4）痊愈期：可见病变部位新骨与颌骨融为一体。

（2）边缘性颌骨骨髓炎增生型和溶解破坏型的 X 线摄片表现。

1）增生型：可见明显骨质增生影像。

2）溶解破坏型：可见圆形或卵圆形密度减低区，界限清晰，有些病例可见周围有一圈密度增高的骨质硬化区。

3. CT、MRI 检查

下颌骨骨髓炎在肌筋膜间隙内蔓延时，CT 平扫可见咀嚼肌肿胀、增厚，肌间脂肪间隙密度增高，筋膜间隙变得不清晰；增强扫描可见病变肌和肌筋膜间隙内出现不均匀强化。MRI 具有较高的组织对比度，炎症扩散表现为，T_1WI 示上肌肿胀，信号减低，肌间脂肪的高信号内见有不均匀的条带状低信号；T_2WI 示病变肌和肌间脂肪呈高信号；增强扫描可见病变组织呈不均匀强化。

四、诊断与鉴别诊断

1. 诊断

（1）中央性颌骨骨髓炎急性期：发病急骤，有明显的局部症状及全身中毒症状，病源牙和波及牙松动，放射性疼痛，牙周溢脓。随着病情的逐步发展，可出现口腔黏膜、面部皮瘘及口唇麻木等神经损害症状。如炎症向周围骨组织、肌肉组织、各间隙扩散，则颌面部可出现不同程度的症状表现。

（2）边缘性颌骨骨髓炎急性期：不易明确诊断，一般脓肿形成后，在做脓肿切开引流时发现粗糙的骨面，并结合 X 线检查后才能确诊。

（3）中央性和边缘性颌骨骨髓炎慢性期：主要表现为长期不愈的瘘口形成，以及瘘口溢出脓液，有时瘘口有小块死骨排出。探针检查，可见骨缺损及粗糙骨面。X 线摄片见骨小梁排列紊乱、死骨形成等骨破坏表现，或骨膜反应性增厚等骨质增生表现。

因此，化脓性颌骨骨髓炎根据病史、临床表现、局部检查，配合 X 线摄片、CT、MRI 检查一般不难作出正确诊断。

2. 鉴别诊断

（1）颌骨骨髓炎与眶下间隙感染的鉴别：眶下间隙感染 X 线摄片上无明显改变，抗生素治疗后可治愈。上颌骨骨髓炎 X 线摄片上可见骨结构的改变或骨破坏。

（2）颌骨骨髓炎与上颌窦癌的鉴别：上颌窦癌和上颌骨骨髓炎早期 X 线摄片上都无明显的骨破坏，对疑为上颌窦癌者，需早期做 X 线体层摄片、CT 检查或做上颌窦探查术，以便早发现，早治疗。

（3）颌骨骨髓炎与骨肉瘤和纤维骨瘤的鉴别：骨肉瘤和纤维骨瘤通过 X 线、CT 检查，以及根据是否有淋巴结、肺部、脑部的远端转移等情况，可以帮助确诊。

（4）颌骨骨髓炎与下颌骨中央性癌的鉴别：下颌骨中央性癌和中央性下颌骨骨髓炎的早期临床表现从 X 线摄片上常易混淆，如怀疑，可早期切除部分组织做病理检查，以明确诊断。

五、治疗

1. 治疗原则

化脓性颌骨骨髓炎临床上采取以西医治疗为主、中医治疗为辅的治疗原则。急性期首先采用全身抗生素药物治疗和支持疗法为主，同时配合局部外科手术治疗。慢性期以死骨摘除术和病灶清除术为主，结合中医治疗，可提高疗效，促进瘘口愈合和死骨分离，使新骨生长。

2. 西医治疗

（1）急性颌骨骨髓炎。

1）药物治疗：急性期需根据患者的临床表现、细菌培养、药敏试验，选择并应用足量有效的抗生素，以控制感染的发展。

2）支持疗法：纠正酸中毒，吸氧，输血，镇痛，保证患者睡眠，以提高患者的机体抵抗力。

3）外科治疗：目的是引流排脓及去除病灶。早期可考虑及时拔除病源牙，使脓液从拔牙窝内流出，以减轻剧烈疼痛。如脓肿已形成，则需及时切开引流。

（2）慢性颌骨骨髓炎：颌骨骨髓炎进入慢性期有死骨形成时，主要采用手术的方法除去已形成的死骨和病灶，促进骨髓炎痊愈。由于中央性和边缘性骨髓炎的颌骨损害特点不同，手术方法和侧重点也不一样。慢性中央性颌骨骨髓炎常常病变范围广泛并形成较大的死骨块，病灶清除以摘除死骨为主；慢性边缘性颌骨骨髓炎受累区骨密度变软，仅有散在的浅表性死骨形成，故常用刮除方式清除。

（3）儿童颌骨骨髓炎的治疗：儿童颌骨骨髓炎一般多由血源性感染而致，早期即表现为全身的脓毒血症或败血症，治疗时需应用足量的抗生素。脓肿形成后，及时切开引流。死骨形成后，需摘除死骨，刮净瘘口、瘘管，并对颌面部畸形进行整形手术治疗。

3. 中医治疗

（1）辨证论治。

1）热毒蕴结证：起病急骤，症见牙龈和腮颊红肿，龈沟溢脓，牙齿松动，跳痛难忍，不敢咬殆，骨槽溃烂，流脓不止，可触及骨骼粗大或粗糙死骨，并有腐骨排出，高热畏寒，口焦渴，头痛纳呆。舌质红，苔黄厚，脉滑数。

治法：清热解毒，凉血、消肿、排脓。

方药：托里消毒饮加味。大便秘结者加酒军、芒硝，疼痛严重者加乳香、没药、延胡索，肿胀严重者加花粉、皂角刺。

2）肾虚骨弱证：禀赋不足，寒邪入骨，病起缓慢，腮颊之处隐隐作痛，肿胀坚硬，牙关开合不利，肿胀经久不退，溃口经久不愈，脓液清稀腥臭，头晕头沉，耳鸣。舌质淡胖，苔白，脉沉缓细弱。

治法：温肾散寒，排脓祛腐。

方药：阳和汤合二陈汤加味。气虚者加黄芪，血虚者加当归、赤芍。

（2）外治法：①牙龈红肿疼痛者，冰硼散吹敷患处，每天5~6次；②腮颊红肿者，外敷金黄散；色白漫肿不热者，外敷阳和解凝膏；③溃口坚硬、肉黯紫黑者，以七三丹药线引流；④内有死骨，可内吹推车散，死骨排出后，以养阴生肌散收口。

（3）单方、验方：合欢皮适量，水煎洗患处或捣烂敷患处；或紫花地丁根适量，水煎洗患处或捣烂敷患处。

六、预防与调护

（1）锻炼身体，增强自身免疫力。
（2）及时治疗牙体病、根尖周病、智齿冠周炎以及颌面部损伤，去除病源因素。
（3）加强口腔卫生保健，保持口腔清洁，合理安排饮食，避免进食辛辣、油腻的食物。

七、预后

予以及时、有效的治疗，预后良好。如治疗延误，致使病情迁延不愈，可引起脓毒血症、败血症、颌骨坏死、颜面畸形等多种严重并发症。

（魏振辉）

第四节　面颈部淋巴结炎

面颈部淋巴结炎是指口腔颌面部及牙源性感染引起的面部、耳部、颌下、颏下及颈深上群等区域淋巴结的炎症性反应。面颈部具有丰富的淋巴组织，不仅具有过滤和吞噬进入淋巴液中微生物及颗粒物质的功能，而且还有破坏毒素的作用。因此，它是防御炎症侵袭和阻止肿瘤细胞扩散的重要屏障。口腔颌面部许多疾病，特别是炎症和肿瘤，常出现相应区域淋巴结的肿大。临床上面颈部淋巴结炎根据感染源可分为化脓性淋巴结炎和结核性淋巴结炎两大类。

急性化脓性淋巴结炎属中医的"夹喉痈""颈痈""痰毒"范畴，慢性淋巴结炎相当于中医的"眷核"，颈部结核性淋巴结炎相当于中医的"瘰疬"。

一、病因病理

1. 西医病因病理

面颈部淋巴结炎以继发于牙源性及口腔感染为最多见，也可来源于颜面皮肤的损伤、疖痈等。小儿大多数由上呼吸道感染及扁桃体炎引起。病原菌多为金黄色葡萄球菌和溶血性链球菌（引起化脓性淋巴结炎）、结核分枝杆菌（引起结核性淋巴结炎）。

2. 中医病因病机

（1）化脓性淋巴结炎。

1）风热痰凝：外感风热毒邪，内有湿痰互结，热毒夹湿痰结于少阳、阳明，气血瘀滞所致。

2）热毒炽盛：邪热入里，夹湿痰结聚于经络，阻于颈部成核，引致本病。

3）正虚毒恋：脾虚失运，生湿生痰，痰湿蕴结，毒邪流注结于颈部而发为本病。

（2）结核性淋巴结炎：其发病主要有两个方面，一为外因感染，二为肝郁脾虚或正气亏虚，抗病力弱，痨"虫"经血脉流注于颈项所致。

二、临床表现

1. 化脓性淋巴结炎

（1）急性化脓性淋巴结炎：主要表现为由浆液性逐渐向化脓性转化。浆液性炎症的特征是局部淋巴结肿大、变硬，自觉疼痛或压痛。病变主要在淋巴结内出现充血、水肿。因此，淋巴结尚可移动，边界清楚，与周围组织无粘连。全身反应甚微或有低热，体温一般在38 ℃以下，此期易被忽视而不能及时治疗。感染迅速发展成化脓性后，局部疼痛加重，淋巴结化脓溶解。破溃后，侵及周围软组织则出现炎性浸润块。皮肤发红、肿、硬，此时淋巴结与周围组织粘连，不能移动。脓肿形成时，皮肤表面有明显压痛点，表面皮肤软化，有凹陷性水肿。浅在的脓肿可有明显波动感。此期全身反应加重，高热、寒战、头痛、全身无力，食欲减退，小儿可烦躁不安。白细胞总数急剧增高。如不及时治疗，可并发静脉炎、败血症，甚至出现中毒性休克。

（2）慢性化脓性淋巴结炎：多发生在抵抗力强而细菌毒力较弱的情况下，病变常表现为慢性增殖性炎症。临床特征是淋巴结内结缔组织增生，形成微痛的硬结，全身无明显症状，如此可持续较长时间。一旦机体抵抗力下降，可以突然转变为急性发作。

2. 结核性淋巴结炎

常见于儿童及青少年。较轻者仅有淋巴结肿大而无全身症状。重者可因体质虚弱、营养不良或贫血而见低热、盗汗、疲倦等症状，并可同时有肺、肾、肠、骨等器官的结核病变或病史。局部临床表现最初可在颌下、颏下或颈侧发现单个或多个成串的淋巴结，缓慢肿大、较硬，但无痛，与周围组织也无粘连。病变继续发展，淋巴结中心因有干酪样坏死，组织溶解、变软，逐渐液化而破溃。炎症波及周围组织时，淋巴结可彼此粘连成团，或与皮肤粘连。皮肤表面无红、热及明显压痛，扪及有波动感。此种液化现象称为冷脓肿，脓肿破溃后可形成经久不愈的窦或瘘。颈部淋巴结结核可发生于一侧或双侧，常位于胸锁乳突肌前、后缘或沿颈内静脉分布的淋巴结，故可形成颈深部冷脓肿。脓肿破溃后可形成经久不愈的窦或瘘。

三、辅助检查

1. 血常规检查

急性化脓性淋巴结炎血常规检查显示白细胞总数急剧升高。

2. 结核菌素试验

结核性淋巴结炎由于结核菌素 OT 试验的试剂纯度不够，实验结果常为阴性。因而主张采用结核杆菌纯蛋白的衍生物（PPD）临床试验，有 74%～96% 的确诊率。

3. 放射学检查

胸透及胸部 X 线摄片检查有助于结核性淋巴结炎的诊断。

四、诊断与鉴别诊断

1. 诊断

（1）化脓性淋巴结炎：好发于儿童，多有口腔颌面部、咽喉部感染病史。发病急骤，局部淋巴结肿大、压痛，可活动，与周围组织界限清晰。炎症波及周围组织时则肿胀广泛，受累淋巴结与周围组织界限不清，皮肤红、肿、热、痛，压痛明显，可扪及波动及凹陷性水肿，全身反应严重。转为慢性期后，局部可触及一个或多个肿大的淋巴结，病情反复发作或迁延不愈。

（2）结核性淋巴结炎：多见于儿童及青少年，局部症状多不明显，一般可见病变区多个淋巴结肿大，无明显压痛，脓肿形成后，扪之有波动，皮肤无红、肿、热、痛，形成冷脓肿，破溃后，皮肤可见长期不愈的瘘孔。全身症状多不明显，有时可见低热、盗汗或疲倦等体质虚弱的表现。

近年来，由于饲养宠物者渐多，临床可见由猫抓、咬、舔等造成皮肤或黏膜破溃而致的猫抓病病例。该病的病源是一种杆菌属的生物源性致病体。除引起发热等感染症状外，可出现相应破损区域淋巴结的肿大，并呈慢性淋巴结炎表现。在头颈部出现下颌下淋巴结肿大的概率最高。为此，如临床上出现慢性淋巴结炎症状而又原因不明时，询问有无与猫的亲密接触史对诊断十分重要。

2. 鉴别诊断

（1）与化脓性下颌下腺炎的鉴别：化脓性下颌下腺炎位置较深在，口内导管开口处可见红肿，并可挤出脓性液体。化脓性下颌下淋巴结炎初起为腺体内淋巴结的肿大，可触及。

（2）与牙源性间隙感染的鉴别：牙源性间隙感染有病源牙，肿胀弥漫。急性化脓性淋巴结炎早期可打及肿大的淋巴结，炎症从中心向四周扩散。

（3）与恶性淋巴瘤的鉴别：恶性淋巴瘤发展迅速，质软，无压痛，组织活检可明确诊断。慢性淋巴结炎病情稳定，淋巴结质硬，有轻微压痛。

（4）与涎腺混合瘤和颈部转移癌的鉴别：临床需经手术及穿刺后做病理检查方可诊断。

五、治疗

1. 治疗原则

对化脓性淋巴结炎，临床上采用中西医结合治疗原则。全身给予足量抗生素，结合中药内服；局部可采用去除感染源、切开引流、中药外敷、理疗等方法。结核性淋巴结炎采用全身抗结核治疗，结合中药改善患者全身营养状况，增强患者抵抗力。

2. 西医治疗

（1）化脓性淋巴结炎：①急性化脓性淋巴结炎应选用足量、有效的抗生素或联合用药，必要时做细菌培养及药敏试验，另外，根据患者身体状况，酌情给予补液、输血、吸氧、补充多种维生素等治疗；②炎症初期局部可采用湿热敷、超短波等物理疗法；③脓肿形成后需及时切开引流；④积极治疗原发病灶；⑤淋巴结肿大明显或需进行鉴别诊断时，可采用手术摘除。

（2）结核性淋巴结炎：①应用抗结核药物，常用异烟肼、利福平等；②手术摘除，对于局限、可移动的结核性淋巴结或虽属多个淋巴结，但经药物治疗效果不明显者，均需及早手术摘除；诊断尚不肯定，为了排除肿瘤，也可摘除淋巴结，送病理检查；③对已化脓的淋巴结核或小型浅在的冷脓肿，皮肤未破溃者可以试行穿刺抽脓，同时注入异烟肼 50 ~ 100 mg，隔天 1 次或每周 2 次，每次穿刺时需从脓肿周围正常皮肤进针，以免造成脓肿破溃或感染扩散。

猫抓病引起的淋巴结肿大，急性期可给予抗生素治疗。由于本病有自限性，慢性淋巴结炎也不强求手术治疗。

3. 中医治疗

（1）辨证论治。

1）化脓性淋巴结炎。

a. 风热痰毒证：颈侧或颌下等处淋巴结肿痛，皮肤灼热，初起活动，逐渐漫肿坚实。伴发热、恶寒，周身不适，头痛，咳嗽。舌质淡红，苔黄，脉浮数。

治法：疏风清热，化痰散结。

方药：牛蒡解肌汤加味。热甚者加黄芩、生石膏，便秘者加瓜蒌仁、枳实，成脓者加炙山甲、皂角刺。

b. 热毒蕴结证：患处红、肿、热、痛，肿势蔓延，疼痛加剧如鸡啄。伴高热、口渴，小便黄赤，大便秘结。舌红，苔黄腻，脉弦数。

治法：清热解毒，托毒排脓。

方药：凉膈散合五味消毒饮加减。

c. 正虚毒恋证：淋巴结肿胀微痛，或瘘口久不收敛，流脓稀薄，疮面色暗。面色㿠白，神疲乏力。舌淡，脉弱。

治法：补气养血，托毒透脓。

方药：托里消毒散加味。久不收口者加黄芪、党参、煅牡蛎、五味子、麦冬。

2）结核性淋巴结炎。

a. 初期（肝郁脾虚、气结痰凝）：可见单个或数个硬结，按之坚实，推之可动，不热不痛，皮色不变。舌苔白，脉弦。

治法：疏肝解郁，理气散结。

方药：贝母瓜蒌散合二陈汤。

b. 中期（痰郁化热、腐肉成脓）：硬结逐渐增大并与周围组织粘连，推之不移；或液化成脓，皮色暗红。全身伴有低热、盗汗。舌红，脉数。

治法：清热化痰，托毒透脓。

方药：贝母瓜蒌散合透脓散。

c. 后期（痰热伤阴、气血不足）：局部破溃，脓水清稀，久则成瘘，经久不愈，低热、盗汗，乏力，食欲缺乏。舌质红，脉细数。

治法：补气养血，祛腐生肌。

方药：香贝养荣汤。盗汗、低热者加银柴胡、地骨皮、鳖甲，咳嗽者加沙参、桑白皮。

（2）外治法：①外敷药，急性者可外敷金黄散，以消肿、散瘀、止痛；②脓肿破溃，形成瘘管者，可用九一丹，以拔脓外出，祛腐生肌；③脓尽可用生肌散、红油膏收敛疮口。

六、预防与调护

（1）增强体质，提高机体抵抗力，注意休息，加强营养。

（2）积极治疗原发病灶。

（3）对结核患者的痰液做特殊处理，避免疾病传播。

（4）注意口腔清洁卫生，以免继发感染或复发。

七、预后

（1）及时诊断，有效治疗，愈后良好。

（2）若治疗不及时，颜面部会形成瘘管，病情慢性迁延。

（3）病情如延误，会导致全身中毒，危及生命。

（魏振辉）

第八章

口腔颌面部恶性肿瘤

第一节　唇癌

一、概述

唇癌是指发生在唇红部和唇黏膜的恶性肿瘤，约占口腔癌的 6.73%，在西方国家很常见，但在我国并不多见。唇部的恶性肿瘤绝大多数是鳞状上皮癌，而肉瘤、梭形细胞癌、黑色素瘤等则较少见。上、下唇均可发生唇癌，但以下唇常见，下唇与上唇之比约为 9 ∶ 1，以下唇中外 1/3 的唇红缘黏膜为肿瘤好发区。好发于 50 岁以上的男性，男性与女性比例约为 4 ∶ 1，而上唇癌则女性多见。早期表现为溃疡、结节、糜烂等多种病变形式，轻微隆起，直至发展为菜花样状明显突出，触之发硬。发生颈部淋巴结转移的仅有 10% 左右。

唇癌易发生于户外工作者，如农民、渔民以及长期暴晒于紫外线之下的工人。除此之外，唇癌的发生也与吸烟有关，特别是吸烟斗或雪茄者更易发生。与其他口腔癌肿相比，唇癌发展缓慢，转移较晚，早期病例放疗或手术的效果都很好，对晚期病例则主要采用以手术或手术加放疗的综合治疗。40 岁以下的下唇癌患者愈后不如年老患者，易复发和转移。

减少吸烟，改变咀嚼烟草、槟榔等习惯，有利于白斑及唇癌的预防。

二、诊断

（一）体格检查

1. 局部检查

唇癌早期常为疱疹状，白斑皲裂或局部黏膜增厚，后逐渐形成肿块，表面溃烂，形成溃疡，溃疡表面可结痂，痂皮揭除易出血，并反复结痂。溃疡进一步发展，呈菜花状增生，边缘高出正常黏膜，呈火山口状的溃疡。茎底有不同程度的浸润性硬结。

唇癌一般无自觉症状，发展缓慢。下唇癌由于影响口唇的闭合功能，可伴严重的唾液外溢。肿瘤晚期可向深层肌肉浸润，侵及全唇并向颊部、肌层、口腔前庭沟扩展，甚至侵犯颌骨，出现下唇固定、恶臭、组织坏死脱落。

检查有无存在继发感染。应确定肿物范围：有无浸润生长，病变是否单侧或越过中线，记录病变的大小，计算肿物体积。

2. 颈部检查

上唇皮肤和黏膜的淋巴多引流至同侧耳前、耳下、耳后和颌下淋巴结；下唇则引流至颏下淋巴结和同侧或对侧颌下淋巴结，最后注入颈深上淋巴结。2%~10%的唇癌患者就诊时局部淋巴结已发生转移，但更多是炎症性和反应性淋巴结肿大。

3. 全身检查

检查并记录患者的体位、精神状况、营养程度，以及体温、心率、血压等。

（二）辅助检查

1. 实验室检查

血常规一般无异常，晚期患者常有血红蛋白下降，红细胞沉降率加快，白细胞、血小板计数下降等改变。

2. 影像学检查

（1）常规X线检查：曲面断层片了解颌骨骨质破坏情况。

（2）CT增强扫描：协助判断有无颈部转移淋巴结。

（3）MRI检查：MRI具有软组织分辨率高、多平面及多序列成像的特点，可显示软组织病变的全貌并能立体定位。

3. 病理活检

此为唇癌定性的诊断标准。于阻滞麻醉下在正常组织与在肿物交界处切取0.5~1.0 cm组织送检，缝合不用过紧，尽早拆除。病理确诊后尽快手术。

（三）临床分期（表8-1）

表 8-1　唇癌临床分期

临床分期	T（原发肿瘤）	N（区域淋巴结）	M（远处转移）
0 期	T_{is}	N_0	M_0
Ⅰ 期	T_1	N_0	M_0
Ⅱ 期	T_2	N_0	M_0
Ⅲ 期	T_3	N_0	M_0
	T_1	N_1	M_0
	T_2	N_1	M_0
	T_3	N_1	M_0
Ⅳ 期	T_{4a}	N_0、N_1	M_0
	任何 T	N_2、N_3	M_0
	任何 T	任何 N	M_1

（四）鉴别诊断

唇癌位于浅表部位，张口直视即可见。一旦出现肿瘤病变，根据病史、检查、活检病理证实并不困难。

1. 慢性唇炎

多见于下唇、口角。表现为黏膜皲裂、糜烂，渗出、出血。经对症治疗可以明显好转。

2. 结核性溃疡

可有结核病史。溃疡边缘呈紫色，厚而不规整，呈口小、底大的潜行性损害。刺激痛或自发痛明显。结核菌素试验可呈阳性，胸部 X 线检查、抗结核诊断性治疗有助于鉴别诊断。但有时与癌难以鉴别，可经活检病理确诊。

3. 盘状红斑狼疮

下唇多见，早期呈增厚的黏膜红斑，以后出现溃疡，双侧颧部可见特征性蝶形红斑。局部使用肾上腺皮质类激素软膏有效。

4. 乳头状瘤

黏膜表面有细小乳头，外突，2~4 cm，边缘清楚，周围组织软，基底无浸润。

5. 多形渗出性红斑

发病快，溃疡面积大而不规则，浅表。有自发性渗血趋向；唇红上常可见痂堆积，疼痛剧烈。可同时伴口腔、生殖器及皮肤损伤。必要时需通过病理活检与癌相鉴别。

6. 创伤性溃疡

多见于老年人，在相应部位多能发现残冠、残根、义齿等刺激物，除去刺激原及经治疗后溃疡很快愈合。溃疡的部位、外形与刺激物相对应。溃疡深在，周围组织软，有炎性浸润，无实质性硬块。可进行病理活检。

7. 复发性口疮

有周期性反复发作的病史。可发生于口腔各处黏膜。为单个或多个小圆形凹陷性溃疡，有红晕，底部有浅黄色假膜，伴有疼痛。一般在 7~10 天内可以自愈。

8. 梅毒

通过接吻感染者，硬下疳可发生于唇。一期梅毒可发生唇下疳或溃疡，典型的硬下疳为一无痛性红色硬结，触之硬如软骨样，基底清洁，表面糜烂并覆以少许渗液或薄痂，边缘整齐。损害数目大都为单个，也可为多个。常伴有局部淋巴结肿大。有不洁性史和血清学、组织病理检查以确诊。

三、治疗

（一）治疗原则

唇癌的预防在于做好个人防护，口唇皲裂时应注意涂抹护唇油膏，不能舔湿口唇，以防加重皲裂程度。减少外来刺激因素，戒烟、戒酒，改变热饮、热食习惯。积极治疗癌前病变，提高机体抗病能力。加强防癌普查，做到早发现、早诊断、早治疗。唇癌确诊后，根据肿瘤组织来源、分化程度、临床分期及全身情况，制定以手术为主的综合治疗方案。

（二）术前准备

排除手术禁忌证，请相关科室会诊，积极治疗影响手术的心血管疾病、糖尿病等系统性疾病，并改善患者体质。术前维护口腔卫生：治疗龋病，牙周洁治，漱口水含漱。与患者及其家人充分沟通，使之对疾病、治疗计划和预后知情了解，得到其理解、配合。

（三）治疗方案

唇癌较易诊断，患者多属早期，且恶性度较低，可采用手术切除、放疗、激光或冷冻等方法治疗。

1. 早期唇癌

采用手术切除、放射治疗、激光或冷冻等方法治疗，均可取得良好疗效。较小的唇癌可行局部"V"形切除，唇缺损小于 1/3 者，可直接拉拢缝合。颈淋巴结未触及肿大，可密切随访观察，暂不行颈淋巴清扫。

2. 晚期唇癌

唇缺损小于 1/3 者，可直接拉拢缝合；对于较大的病变，切除后缺损达 1/2 时，可用相对应唇瓣转入缺损区修复，2 周后二期断蒂。切除后缺损达 2/3 或全上、下唇时，可行剩余唇瓣滑行修复、鼻唇沟瓣或扇形瓣转移修复术。晚期唇癌可以波及颌骨、颈部、鼻底甚至颊部，切除后由于缺损很大，一般已不可能采用局部组织瓣修复，只能采用前臂皮瓣、胸大肌皮瓣或背阔肌皮瓣等组织瓣修复。颈部淋巴结处理以治疗性颈淋巴清扫为主。颏下、颌下触及肿大淋巴结，但未证实转移，可行双侧舌骨上淋巴清扫；如证实转移，则行颈淋巴清扫术。上唇癌淋巴转移至耳前、腮腺淋巴结时，行保留面神经的腮腺全切除术。

（四）术后观察及处理

1. 一般处理

平卧头侧位，及时清理口腔内唾液及渗出液，防止误吸，可于床边备气管切开包。持续低流量吸氧 12~24 小时，床边心电监护。

雾化吸入，减轻麻醉插管所致咽喉部反应。气管切开者可根据患者恢复情况于切开置管后 3~5 天堵管、拔管。拔管后创口放置油纱加蝶形胶布，待其自行愈合。

术后 24 小时禁食，根据当天需要量、丧失量及排出量酌情补液、调整电解质平衡，一般补液 2 500~3 000mL，气管切开患者每天加 500 mL。24 小时后鼻饲流质，调整补液量。7~10 天停鼻饲，14 天后进半流。

一般性预防性抗感染 1 周；手术范围较大，同时做较复杂修复者一般采用联合用药；手术前后感染严重或术创大，修复方式复杂者可根据临床和药敏试验选择有效的抗生素。

创口缝线 9~11 天间断拆除，唇交叉组织瓣转移术后 2 周断蒂、修剪。

2. 并发症的观察及处理

（1）术创出血：术后创区 1~2 天的轻微渗血无须处理。如果较大管径血管在术中未能妥善止血，或可能因为患者原发或手术、麻醉后继发高血压未能控制，可导致术后较严重的出血，表现为创区肿胀、血肿、创口持续性渗血。此时应查明原因，果断处理：控制血压，打开创口寻找出血点迅速止血，清除血肿。

（2）皮瓣血运障碍：血管吻合皮瓣的血管危象一般发生于术后 24~72 小时，动脉缺血表现为皮瓣苍白，皮温低，针刺不出血；静脉回流障碍表现为皮瓣淤肿，皮色暗紫。术后应严格头颈部制动，正确使用血管扩张剂及抗凝药物，密切观察皮瓣存活情况，一旦发现危象，应在 6~8 小时以内进行处理：切断吻合血管，清除淤血，重新吻合。带蒂皮瓣出现血运障碍时，可于其周围及蒂部行松解、降压。血运障碍宜早发现、早处理，切勿犹豫等待，否则错过时机，皮瓣坏死将不可避免。

（3）感染：患者术后出现高热，白细胞升高，术区红、肿、热、痛即可确诊。应积极抗感染处理：充分引流，根据细菌培养药敏试验结果，针对性地选择并合理使用抗生素。

四、随访

出院带药，口服抗生素 1 周。

加强营养及支持治疗，饮食从流质、半流逐渐向正常饮食过渡。

定期门诊复诊，3 个月 1 次。复诊内容包括局部有无可疑溃疡、肿物，颈部有无肿块；可复查 CT、胸部 X 线片，了解有无颈部及肺等部位的转移。

五、预后

唇癌预后良好，治疗后的 5 年生存率一般在 80% 左右，其预后主要与临床分期、病理分级、有无淋巴结转移和生长方式密切相关。

（高雨微）

第二节　舌癌

一、概述

舌癌是口腔颌面部最常见的恶性肿瘤之一，占全身癌的 0.8%~2.0%，占头颈部癌的 5.0%~15.5%，占口腔癌的 32.3%，居口腔之首。舌癌多数为鳞状细胞癌，特别是在舌前 2/3 部位；腺癌比较少见，多位于舌根部；舌根部有时也可发生淋巴上皮癌及未分化癌。中国舌癌发病的中位年龄在 50 岁以前，比欧美的偏早。男性患者较女性多，男女之比为（1.2~1.8）：1。

舌癌经治疗后 5 年生存率为 30%~50%，其预后与病变分期关系尤为密切，早期舌癌 5 年生存率可达 90% 以上。此外，舌癌的预后与淋巴结转移、舌癌的位置、大小、侵犯程度范围、性别、年龄有关。舌尖部癌除较晚期外，一般预后较好；有颈淋巴结转移者 5 年生存率为 21.4%，无转移者为 50%。

二、诊断

（一）体格检查

1. 局部检查

舌黏膜色、形、质的视、触诊。重点检查高危部位：舌缘、舌尖、舌腹等处。肿瘤相应部位常有慢性刺激因素存在，如残根、残冠或不良修复体；也可存在白斑等癌前病损。

常为溃疡型或浸润型肿物，质硬、边界不清、压痛。疼痛明显，可放射至耳颞部及半侧头面部。肿瘤浸润至舌神经和舌下神经时，可有舌麻木及舌运动障碍，出现说话、进食及吞咽困难。

检查有无存在继发感染。应确定肿物有无浸润生长，病变是否单侧或越过中线，是否侵犯舌根、口底、牙龈及下颌骨等邻近组织区域。记录病变的大小，计算肿物体积。

颈部检查：因舌体具有丰富的淋巴管和血液循环，并且舌的机械运动频繁，因此，舌癌转移较早且转移概率较高，需重视全颈部的细致检查，避免遗漏。舌癌颈部转移一般遵循逐级转移，前哨淋巴结的检查尤为重要，以颈深上淋巴结最多见，但也不能忽略肿瘤的"跳跃"转移。舌前部的癌多向颌下及颈深淋巴结上、中群转移；舌尖部癌可以转移至颏下或直接至颈深中群淋巴结；舌根部的癌不仅转移到颌下或颈深淋巴结，还可能向茎突后及咽后部的淋巴转移，舌背或越过舌体中线的舌癌可以向对侧颈淋巴结转移。

2. 全身检查

检查并记录患者的体位、精神状况、营养程度，以及体温、心率、血压等。晚期舌癌患者可出现贫血、消瘦等症状，如发生咳嗽、咯血、胸痛，要考虑肿瘤肺部转移的可能。除一般常规全身体查项目之外，应重点检查可能需要进行移植修复舌癌术后缺损的组织瓣部位，如胸大肌、前臂等处，评估诸多影响修复效果的供区条件，如皮肤的色与质、皮下组织、肌肉量、血供状况以及供区取瓣后对外形、功能的影响。记录患者的身高、体重，计算其体表面积，以方便化疗时精确给药剂量。

（二）辅助检查

1. 实验室检查

血常规检查一般无异常，晚期患者常有红细胞减少、红细胞沉降率加快等改变。

2. 影像学检查

（1）常规 X 线检查：下颌曲面断层片了解颌骨骨质破坏情况，行胸部 X 线检查以了解肺部有无转移灶。

（2）B 超检查：评估转移淋巴结的大小、形态、数目及与颈部重要血管的关系。声像图示转移淋巴结多呈圆形、低回声，有时回声不均。

（3）CT 检查：CT 的软组织分辨率较低，很难显示小的或舌体部肿瘤，主要显示肿物浸润范围，是判断骨皮质受侵的最佳手段，表现为骨皮质中断或侵蚀。正常舌 CT 表现为以舌中隔、正中线、正中缝为中线，双侧结构对称、夹以斜纵行条带状低密度区，为舌肌间脂肪组织，且位置、大小均较对称。舌癌 CT 典型表现为舌类圆形低或略高密度区，增强呈环形或不均匀性强化。增强扫描协助判断颈部转移淋巴结的内部结构、数目及是否侵犯颈动、静脉，如有侵犯，术前应做动脉切除的准备。

（4）MRI 检查：MRI 具有软组织分辨率高、多平面及多序列成像的特点，可显示软组织病变的全貌并能立体定位，可早期显示病变，并在对血管的侵犯以及肿瘤的分期方面优于CT，是口咽部较好的影像检查手段。根据 MRI 信号和形态改变很容易发现舌癌，增强扫描可进一步明确肿瘤范围，并可根据强化随时间变化曲线鉴别肿瘤组织学性质。各类舌癌可有不同的 MRI 信号特点及侵犯方式，从而可推断其组织学性质。鳞状上皮癌以舌体部较多，T_1WI 与肌肉信号类似，T_2WI 信号较高，发生囊变坏死时信号不均匀，常见直接周围侵犯与淋巴结转移。腺样囊腺癌囊变成分更多，T_2WI 信号增高显著，向周围侵犯方式与鳞癌类似。淋巴瘤多位于舌根部，边界较清楚，呈中等长 T_1、长 T_2 信号，且多较均匀，常伴淋巴结肿大，不直接侵犯深层组织。在评价肿瘤向外侵犯或淋巴结增大方面，上述异常 MRI 信号明显不同于正常组织，加之血管间隙动、静脉的流空效应，使其准确反映舌癌的直接外侵和淋巴结转移情况。MRI 对骨皮质及较少骨松质受侵并不敏感。总之，舌癌影像学检查的主要目的在于了解肿瘤的侵犯范围及有无淋巴结或远处转移，在显示舌癌及向周围软组织扩散和淋巴结转移方面，MRI 优于 CT，而 CT 则较好地显示骨质受侵。

（5）PET 检查：可特异性地鉴别肿瘤或炎症性淋巴结，检出颈部转移淋巴结的敏感度和特异性较 CT 和 MRI 为优。PET-CT 兼能提供病变精确定位。

3. 特殊检查

（1）病理活检：舌癌定性的诊断标准。于阻滞麻醉下在正常组织与肿物交界处切取0.5~1.0 cm 组织送检，缝合不用过紧，尽早拆除。病理确诊后尽快手术。

（2）超声多普勒检查：对欲行血管吻合的游离组织瓣修复术后缺损患者，可行超声多普勒检查，探明供、受区的动、静脉分支走向、血流状况，确保手术成功。

（三）临床分期（表8-2）

表8-2　舌癌的临床分期

临床分期	T（原发肿瘤）	N（区域淋巴结）	M（远处转移）
0 期	T_{is}	N_0	M_0
Ⅰ期	T_1	N_0	M_0
Ⅱ期	T_2	N_0	M_0
Ⅲ期	T_3	N_0	M_0
	T_1	N_1	M_0
	T_2	N_1	M_0
	T_3	N_1	M_0
ⅣA 期	T_{4a}	N_0、N_1	M_0
	$T_1 \sim T_{4a}$	N_2	M_0
ⅣB 期	任何 T	N_3	M_0
	T_{4b}	任何 N	M_0
ⅣC 期	任何 T	任何 N	M_1

（四）鉴别诊断

1. 白斑

白斑是黏膜上皮增生和过度角化而形成的白色斑块，稍高于黏膜表面，患者自觉有粗涩感，可发生于颊部、唇、舌、龈、腭等部位。舌黏膜白斑则好发于舌侧缘及轮廓乳头前的舌背部。其发生主要与吸烟、残牙及不合适的义齿刺激、营养障碍及内分泌失调有关。一般可分为3度：Ⅰ度白斑为浅白色，云雾状，质软，无自觉症状；Ⅱ度白斑略高于黏膜表面，边界清楚，往往有浅裂，可有轻度不适；Ⅲ度白斑应看作癌前病变，表现为白斑黏膜增厚，表面粗糙为颗粒状或乳头状，局部有异物感，甚至灼痛。Ⅰ、Ⅱ度白斑可行去除病因治疗或局部用药等治疗，Ⅲ度白斑则需要手术切除并做组织病理检查。

2. 结核性溃疡

病变多发生在舌背，偶尔在舌边缘和舌尖。常伴发活动性肺结核或有肺结核病史。表现为溃疡表浅，边缘不齐、不硬，表面不平，常有灰黄污秽渗出液，自觉疼痛，有时多发。胸部 X 线摄片检查、抗结核诊断性治疗有助于鉴别诊断，必要时可进行活组织检查。

3. 乳头状瘤

多发生于舌尖边缘，舌背、舌后少见，黏膜表面有细小乳头，外突，2~4 cm，边缘清楚，周围组织软，基底无浸润，需要手术切除。

4. 纤维瘤

口腔各部位皆可发生，生长于黏膜下层，大小不等，硬度不一，边界清楚，活动，生长缓慢，需要手术切除并做组织病理检查。

5. 口腔创伤性溃疡

多见于老年人，常由坏牙或不合适的义齿引起，好发于舌侧缘，溃疡的部位、外形与刺激物相对应。溃疡深在，周围组织软，有炎性浸润，无实质性硬块。如拔去坏牙或停用不合适的假牙，多可短期自愈，如1周后未见好转者，需要做组织病理检查以确诊。

6. 重型复发性口疮

可发生于口腔各处黏膜。凹陷溃疡，为圆形或椭圆形，边缘整齐，质地较硬。患者感烧灼样疼痛，饮食、语言亦受影响。病程反复，可以自愈。

7. 梅毒

本病表现极为复杂，几乎可侵犯全身各器官，造成多器官的损害。一期梅毒主要损害为硬下疳或溃疡，是梅毒螺旋体最初侵入之处，并在此繁殖所致。典型的硬下疳为一无痛性红色硬结，触之硬如软骨样，基底清洁，表面糜烂，覆以少许渗液或薄痂，边缘整齐。损害数目大都为单个，也可为多个。通过接吻感染者，硬下疳可发生于唇、下颌部和舌等部位，常伴有局部淋巴结肿大。未经治疗，硬下疳持续2~6周后便自行消退而不留瘢痕。二期梅毒约30%的患者有口腔黏膜损害——黏膜斑：呈圆形或椭圆形的糜烂面，直径0.2~1.0 cm，基底红润，表面有渗出液或形成灰白色薄膜覆盖，内含有大量梅毒螺旋体。二期梅毒的症状和体征一般持续数周后便会自行消退。三期梅毒亦可累及黏膜，主要见于口腔、舌等处，可发生结节疹或树胶肿。发于舌者可呈局限性单个树胶肿或弥漫性树胶浸润，后者易发展成慢性间质性舌炎，呈深浅不等沟状舌，是一种癌前期病变，应严密观察。有不洁性史并结合血清学、组织病理检查可以确诊。

三、治疗

（一）治疗原则

舌癌的预防在于减少外来刺激因素，积极治疗癌前病变，提高机体抗病能力。加强防癌普查，做到早发现、早诊断、早治疗。舌癌确诊后，根据肿瘤组织来源、分化程度、临床分期及全身情况，制订以手术为主的综合治疗方案。由于舌是重要的发音、咀嚼等功能器官，所以应在尽可能减少患者功能障碍的基础上治愈患者。

（二）术前准备

排除手术禁忌证，请相关科室会诊，积极治疗影响手术的心血管疾病、糖尿病等系统性疾病，并改善患者体质。术前维护口腔卫生：治疗龋齿，牙周洁治，漱口水含漱。与患者及其家人充分沟通，使之对疾病、治疗计划和预后知情了解，得到其理解、配合。

（三）治疗方案

强调分期、个体化治疗，以手术为主，辅以化、放疗的综合治疗。舌癌具有较高的淋巴道转移倾向，常较早出现颈淋巴结转移，转移率为40%~80%，且部分转移淋巴结无肿大等临床体征，即隐性淋巴结转移，不易明确诊断，如未及时进行治疗，可导致术后延迟转移。因此，对舌癌颈部淋巴结应持积极态度，对无法确诊的淋巴结行选择性颈清扫可以显著改善此类病例的预后，而待出现体征后再行治疗性颈清扫，则疗效会大为降低。

0 期：原发灶扩大切除术+颈淋巴结处理。颈淋巴结可以有以下 3 种处理方法。①功能性颈淋巴清扫术，保留颈内静脉、副神经和胸锁乳突肌。由于可能存在隐匿性转移，因此在 N_0 患者也应进行预防性的全颈淋巴清扫术式，另外，舌癌常发生颈深中淋巴结转移，故一般不选择肩胛舌骨上颈淋巴清扫术式。②放疗。③由于 0 期病灶为原位癌，未突破基底膜，结合患者具体情况，可以考虑密切随访观察，暂不行颈淋巴清扫。

Ⅰ 期：原发灶扩大切除术+颈淋巴清扫术（或舌颌颈联合根治术）。原发灶直径小于 2 cm，可做距离病灶外 1 cm 以上的楔状切除并直接缝合，可不行舌再造。如肿瘤累及扁桃体、口底或侵犯颌骨，需施行扁桃体切除、颌骨方块切除，切缘黏膜直接缝合，可不同程度地影响舌体运动。

Ⅱ 期：原发灶扩大切除术（组织瓣同期整复术）+颈淋巴清扫术（或舌颌颈联合根治术）。大于 2 cm 的病例，根据局部情况可行患侧舌大部或半舌切除。舌癌侵犯范围较广泛者，应根据情况扩大切除范围，如口底甚至下颌骨一并切除。舌为咀嚼、吞咽、语言的重要器官，舌缺损 1/2 以上时，应同期行舌再造术，主要根据缺损大小选择应用前臂皮瓣、舌骨下肌群皮瓣、股薄肌皮瓣、胸大肌皮瓣或背阔肌皮瓣等组织瓣修复。舌体缺损超过 1/3 者，一般采用皮瓣、薄的肌皮瓣修复，以利于恢复舌的外形、舌运动及语言等功能。其中前臂游离皮瓣具有血管较恒定、皮瓣质地柔软、厚薄适当、易于塑形、血管吻合成功率高等特点，是舌缺损最常用的皮瓣。舌体缺损≥2/3 者，多为较晚期病例，为了保证手术彻底根治，往往需要切除舌体肌及舌外肌群，甚至需合并切除下颌骨体部，术后组织缺损较大，需要较大组织量修复。胸大肌肌皮瓣为多功能皮瓣，血供丰富，血管走行较恒定，易于切取，抗感染能力强，成功率高，可以提供足够的组织量，是较大舌体缺损修复常用的肌皮瓣。但因其皮瓣肥厚，影响舌体术后的灵活性，术后语言功能较皮瓣修复差。如需施行同期血管吻合组织瓣整复，应在颈清术中预留保护受区血管。如将支配组织瓣运动神经与舌下神经进行吻合获得动力性修复，可以一定程度改善术后舌体功能。如肿瘤侵犯越过中线，还需行对侧颈淋巴清扫术，此时应尽量保留一侧颈内静脉，防止颅内压升高。

Ⅲ、Ⅳ 期：术前化、放疗+舌颌颈联合根治术+组织瓣同期整复术+术后化、放疗。由于放疗可能使受区血管损伤导致组织瓣血管吻合失败，同时影响术后创区愈合，因此术前诱导化疗（PVP、PM 方案）更为常用。有肿瘤远处转移的患者，采用化、放疗等姑息治疗，一般不宜手术。

（四）术后观察及处理

1. 一般处理

平卧头侧位，及时清理口腔内唾液及渗出液，防止误吸，可于床边备气管切开包。持续低流量吸氧 12~24 小时，床边心电监护。

雾化吸入，以减轻麻醉插管所致咽喉部反应。气管切开者可根据患者恢复情况，3~5 天堵管、拔管。拔管后创口放置油纱加蝶形胶布，待其自行愈合。

颈部负压引流 3~4 天，密切观察引流通畅情况及颈部皮瓣贴合情况，记录引流量。一般术后 12 小时引流不应超过 250 mL，引流量低于 30 mL 后拔出引流管，酌情换为胶片引流 2~3 天。负压引流时可仅以消毒敷料轻轻覆盖，无须加压包扎，以防皮瓣坏死。腮腺区可行颅颌绷带加压，防止涎瘘。

术后 24 小时禁食，根据当天需要量、丧失量及排出量酌情补液、调整电解质平衡，一般补液 2 500~3 000mL，气管切开患者每天加 500 mL。24 小时后鼻饲流质，调整补液量。7~10 天停鼻饲，14 天后进半流。

一般性预防性抗感染 1 周；手术范围较大，同时植骨或同时做较复杂修复者一般采用联合用药；手术前、后感染严重或术创大，修复方式复杂者，可根据临床和药敏试验选择有效的抗生素。

组织瓣整复患者应保持头颈部制动 1 周，保持室温 20~25 ℃，皮瓣及蒂部忌加压包扎。自然光下密切观察皮瓣存活情况，及时判断血管危象，尽早处理。游离皮瓣需抗凝治疗 7~10 天，带蒂皮瓣抗凝治疗 5~7 天，使用血管扩张和抗凝药物，如低分子右旋糖酐、阿司匹林等，其用量及是否使用止血药物应根据患者具体情况灵活处理。

皮肤创口缝线 9~11 天间断拆除，舌部缝线 10~12 天拆除，以防裂开。

2. 并发症的观察及处理

（1）术创出血：术后创区 1~2 天的轻微渗血无须处理。如果较大管径血管术中未能妥善止血，或可能因为患者原发或手术、麻醉后继发高血压未能控制，可导致术后较严重的出血，表现为创区肿胀、血肿，创口持续性渗血，短时间内负压引流出大量新鲜血液，严重时可导致吸入性或阻塞性呼吸障碍，引起窒息，危及生命。此时应查明原因，果断处理：控制血压，打开创口寻找出血点，迅速止血，清除血肿。

（2）皮瓣血运障碍：血管吻合皮瓣的血管危象一般发生于术后 24~72 小时，动脉缺血表现为皮瓣苍白，皮温低，针刺不出血；静脉回流障碍表现为皮瓣淤肿，皮色暗紫。术后应严格头颈部制动，正确使用血管扩张剂及抗凝药物，密切观察皮瓣存活情况，一旦发现危象，应在6~8 小时以内进行处理：切断吻合血管，清除淤血，重新吻合。带蒂皮瓣出现血运障碍时，可于其周围及蒂部行松解、降压。血运障碍宜早发现、早处理，切勿犹豫等待，否则错过时机，皮瓣坏死将不可避免。

（3）涎瘘：因术中腮腺下极未能严密缝扎导致。表现为引流出水样液体，淀粉酶试验阳性。可予以腮腺区加压包扎，餐前口服或肌内注射阿托品，必要时重新打开颌下切口，对腮腺下极妥善缝扎，术后需放疗者可照射腮腺区 8~10 次，使之萎缩。

（4）感染：患者术后出现高热，白细胞增多，术区红、肿、热、痛即可确诊。应积极抗感染处理：充分引流，根据细菌培养药敏试验结果，针对性地选择并合理使用抗生素。

（5）乳糜漏：因颈淋巴清扫损伤左侧胸导管和右侧淋巴导管所致，可见引流及锁骨创口流出白色浑浊、水样液体。可拔出负压引流，换成胶片引流，加压包扎。必要时打开创口，行淋巴管残端缝扎。

四、随访

出院带药，口服抗生素 1 周。

加强营养及支持治疗，饮食从流质、半流质逐渐向正常饮食过渡。

切缘病理阳性或证实颈部淋巴结转移的患者，术后 5 周内进行化、放疗。放疗剂量需在 5 000 cGy 以上，行组织瓣整复者不宜超过 7 000 cGy，以免影响皮瓣存活。化疗方案同术前化疗，常用联合化疗，选用疗程短的冲击疗法，如 PVP、PM 等方案，每月 1 次，重复 5~6 个疗程。

上肢功能训练。根治性颈淋巴清扫切除副神经可引起肩下垂及抬肩困难。

定期门诊复诊，每 3 个月 1 次。包括局部有无可疑溃疡、肿物，颈部有无肿块；可复查 CT、胸片，了解局部深处及肺等有无复发、转移。

五、预后

舌癌治疗后的 5 年生存率一般在 60% 左右，其预后主要与临床分期、病理分级、有无淋巴结转移和生长方式密切相关。T_1 期患者治疗后 5 年生存率可达 90%，无淋巴结转移比淋巴结转移患者 5 年生存率可高出 1 倍。

（高雨微）

第三节　腭癌

一、概述

硬腭癌多为小涎腺来源的腺癌如黏液表皮样癌、腺样囊性癌等，鳞癌较少见，软腭则属于口咽癌范畴。腺癌发病年龄较轻，多为 40 岁以下女性，鳞癌则以 50 岁以上男性多见。就鳞癌而言，发生于硬腭者较软腭鳞癌恶性程度低。

二、诊断

（一）体格检查

1. 局部检查

软、硬腭黏膜色、形、质的视、触诊，确定肿物性状：小涎腺来源的腺样囊性癌、黏液表皮样癌表现为黏膜下肿块，黏膜表面完整，有的呈淡蓝色，黏膜下毛细血管扩张，颇似血管瘤或黏液囊肿，或在肿块基础上发生溃疡。腭鳞癌则以外翻的菜花状溃疡为主，可伴有白斑或烟草性口炎。

记录肿物位置、范围，有无浸润、侵犯牙龈、上颌骨及咽部，有无出现腭部穿孔，病变是否单侧或越过中线。记录病变的大小，计算肿物体积。

颈部检查：鳞癌主要向颈深上淋巴结转移；腺样囊性癌局部侵袭性强，淋巴结转移较少。

2. 全身检查

检查并记录患者的体位、精神状况、营养程度，以及体温、心率、血压等。晚期患者可出现贫血、消瘦等症状，腺样囊性癌具有较高的肺转移率，因此，如发生咳嗽、咯血、胸痛，要考虑肿瘤肺部转移的可能。记录患者的身高、体重，计算其体表面积，以方便化疗时精确给药剂量。

（二）辅助检查

1. 实验室检查

血常规检查一般无异常，晚期患者常有红细胞减少、红细胞沉降率加快等改变。

2. 影像学检查

（1）常规 X 线检查：曲面断层片、华氏位及咬颌片了解颌骨骨质破坏情况，胸部 X 线检查了解肺部有无转移灶。

（2）CT 检查：显示肿物浸润范围，判断骨质受侵及是否侵犯鼻腔、上颌窦、咽部等深在区域。增强扫描协助判断颈部转移淋巴结的内部结构、数目及是否侵犯颈动、静脉。

（3）MRI 检查：可显示软组织病变的全貌并能立体定位，可早期显示病变，并可显示对血管的侵犯以及肿瘤的分期和淋巴结转移情况。

3. 特殊检查

（1）病理活检：腭癌定性的诊断标准。于阻滞麻醉下，在正常组织与肿物交界处切取 0.5~1.0 cm 组织送检，硬腭活检术出血较多，可予碘仿纱条压迫止血。

（2）超声多普勒检查：对欲行血管吻合的游离组织瓣修复术后缺损患者，可进行超声多普勒检查，探明供、受区的动、静脉分支走向及血流状况，确保手术成功。

（三）鉴别诊断

1. 结核性溃疡

常伴发活动性肺结核或有肺结核病史。表现为溃疡表浅，边缘不齐、不硬，表面不平，常有灰黄污秽渗出液，自觉疼痛，有时多发。胸部 X 线检查、抗结核诊断性治疗有助于于鉴别诊断，必要时可做活组织检查。

2. 梅毒

腭部梅毒呈现树胶肿样坏死，后期出现腭穿孔。有不洁性史并结合血清学、组织病理检查可以确诊。

3. 恶性肉芽肿

主要发生于腭部中线，出现不典型性的糜烂、溃疡、坏死，多次病理检测亦不能确诊，但对放疗、激素、化疗敏感。

4. 牙龈癌

上颌窦癌、腭癌晚期侵犯可出现与牙龈癌完全相似的症状、体征，主要鉴别依靠出现症状的先后顺序。

三、治疗

（一）治疗原则

加强防癌普查，做到早发现、早诊断、早治疗。腭癌确诊后，根据肿瘤组织来源、分化程度、临床分期及全身情况，制订以手术为主的综合治疗方案。

（二）术前准备

排除手术禁忌证，请相关科室会诊，积极治疗影响手术的心血管疾病、糖尿病等系统性疾病，并改善患者体质。术前维护口腔卫生：治疗龋病，牙周洁治，漱口水含漱。与患者及其家人充分沟通，使之对疾病、治疗计划和预后知情了解，得到其理解、配合。

（三）治疗方案

以手术为主，辅以化、放疗的综合治疗。

1. 原发灶扩大切除术

腺癌主要考虑手术切除；硬腭鳞癌一般以手术切除为主，软腭鳞癌先用放、化疗，再施行手术切除，术后辅助性放疗。连同腭骨一并切除，病灶大者，行上颌骨次全切除；肿瘤波及上颌窦则行上颌骨全切除。术后缺损可以导致患者口鼻腔贯通，严重影响外形和功能，因此应考虑进行修复。修复方法可分为传统修复体和复合组织瓣两种方法：传统修复体可早期恢复患者面部外形和部分功能，便于术后复查及后续放疗，但存在固位不良、易引起继发性创伤的风险；复合组织瓣包括颞肌筋膜瓣、颞肌—下颌骨肌瓣、前臂皮瓣及结合钛网+髂骨松质骨填塞修复上颌骨缺损，但对于可能复发的肿瘤进行同期整复，难以对创区进行观察复诊，影响后续放疗，仅适用于低度恶性、切缘安全、侵犯范围小的患者。

2. 颈淋巴结处理

未发现淋巴转移者结合患者具体情况可以考虑密切随访观察，或行选择性颈淋巴清扫；发现转移者应行治疗性颈淋巴清扫术。

（四）术后观察及处理

1. 一般处理

平卧头侧位，及时清理口腔内唾液及渗出液，防止误吸，可于床边备气管切开包。持续低流量吸氧12~24小时，床边心电监护。

雾化吸入，减轻麻醉插管造成的咽喉部反应。

颈部按照颈淋巴清扫术后常规护理。

术后24小时禁食，根据当天需要量、丧失量及排出量酌情补液、调整电解质平衡，一般补液2 500~3 000mL。颌骨即刻整复患者24小时后鼻饲流质，调整补液量。7~10天停鼻饲，14天后进半流质。

一般性预防性抗感染1周；手术范围较大，同时植骨或做较复杂修复者一般采用联合用药；手术前、后感染严重或术创大，修复方式复杂者可根据临床和药敏试验选择有效的抗生素。

口内碘仿纱包10天拆除，换腭护板。

2. 并发症的观察及处理

（1）术创出血：上颌骨切除术往往不能确定出血的血管，止血时仅能依靠碘仿纱包填塞，因此常见术后1~2天口内创区较多渗血，术中应严密填塞，术后密切观察。术后纱包不宜过早拆除。

（2）感染：患者术后出现高热、白细胞增多即可确诊。应积极抗感染处理：充分引流，根据细菌培养及药敏结果，针对性地选择、合理使用抗生素。

四、预后

腭癌中鳞癌较腺癌预后差，5年生存率一般在60%左右，其预后主要与临床分期、病理分级、有无淋巴结转移和生长方式密切相关。晚期患者及发现颈淋巴结转移者，5年生存率在25%左右。

（高雨微）

第四节　口咽癌

一、概述

临床口咽的解剖区域划分是：上界为硬腭水平，下界为舌骨水平，前界为舌根，后界为咽前壁，两侧为侧咽壁（图8-1）。舌根表面黏膜凹凸不平，是因为黏膜下散在分布有淋巴滤泡组织，实际舌根黏膜和口腔舌一样是光滑的。舌根的肌组织和口腔舌相连续。

扁桃体区域呈三角形，前界为扁桃体前柱（腭舌肌），后界为扁桃体后柱（腭咽肌），下界是舌扁桃体沟和咽会厌皱褶。腭扁桃体位于此三角中。扁桃体外侧是咽缩肌，紧邻咽旁间隙。舌扁桃体沟划分开舌根和扁桃体区域。

软腭是一活动的肌性器官，两侧和扁桃体柱相接。软腭的口腔面是复层鳞状上皮，鼻腔面是呼吸道上皮。

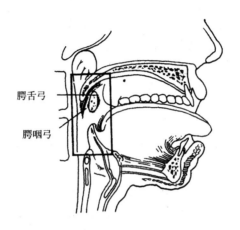

腭舌弓
腭咽弓

图8-1　口咽区域的解剖划分

口咽部的恶性肿瘤仍以鳞状细胞癌最常见。扁桃体区域及舌根常发生淋巴上皮癌，也常见恶性淋巴瘤，除此尚有小唾液腺恶性肿瘤发生。

二、诊断

部位不同，症状不一。此处只讨论和口腔有密切关系而在诊断上易于混淆者。

1. 舌根部癌

舌根部鳞状细胞癌最早的症状经常是轻微的咽喉痛。此时不仅易被患者忽略，就是医师用常规的压舌板及触诊检查也难以发现，除非采用间接喉镜观察。稍大病变患者会感到吞咽痛或耳内深部疼痛。肿瘤进一步浸润发展，舌运动受限，甚至固定，呼出气体有难闻的臭味。

促使患者就医的原因常为发现颈部淋巴结，主要是颈上深二腹肌群淋巴结肿大。患者有时会主诉是在一夜之间肿起来而导致医师误诊为炎症。患者的这种感受可能是正确的。因为转移性淋巴结在增长过程中毫无症状，由于肿块中心坏死或内部出血而迅速增大并有压痛。因此，对于中老年患者有这些征象，口咽和鼻咽的详细检查非常必要。

舌根癌较早期即向深面肌肉浸润而无任何症状。发生于舌根侧面的癌可以浸润至舌扁桃体沟，由于此区无肌组织阻挡，肿瘤较易在颈部呈现肿块（下颌舌骨肌对于口腔舌部癌的扩展有一定阻挡作用，而舌扁桃体沟外侧无其他较大的肌组织起阻挡作用），临床可以从下颌角下方触及而易与肿大的淋巴结相混淆。肿瘤进一步扩展，可累及会厌、喉及口腔舌，咽旁间隙受累则是晚期征象。

2. 扁桃体区域癌

发生于扁桃体前柱者均为鳞状细胞癌。有学者将此部位发生的癌归之于磨牙后三角区，但其临床表现、扩展、治疗和预后是不同的。早期病变呈红色、白色或红白相间表现，常表浅而深部浸润极少。此期患者常无症状，如有，也仅有轻微咽喉痛或吞咽不适。病变进一步发展则中心产生溃疡，向深部浸润腭舌肌，此期可能出现耳内反射性疼痛。病变向内上扩展入软腭及硬腭后部、上牙龈；前外侧扩展至磨牙后三角区、颊黏膜和下牙龈；前下扩展入舌。扩展累及的范围不同则可发生不同的症状和功能障碍。后方扩展累及颞肌及翼肌群，可发生不同程度的开口困难。严重开口困难属晚期征象，表明病变已累及鼻咽和颅底。扁桃体后柱癌不常见，即使发生，也难以确定系原发于此部位者。

扁桃体凹的肿瘤可以发生自黏膜或扁桃体本身。临床症状类似发生于扁桃体前柱者。病变较早累及口咽侧壁并侵入舌腭沟和舌根。癌瘤进一步发展，可以穿透咽壁及咽旁间隙，向上扩展达颅底，但很少有脑神经受累症状。扁桃体恶性淋巴瘤一般呈现为大的黏膜下肿块，但当其发生溃疡时，其表现也颇似癌。

3. 软腭癌

几乎所有的鳞状细胞癌均发生自软腭的口腔面。早期软腭癌的临床表现和扁桃体前柱发生者相似。较大的病变由于软腭或腭垂的破坏除吞咽困难外，可能出现食物反流现象。患者就诊时病变大都尚局限于软腭部，张口困难、腭骨穿孔等常属晚期征象。

口咽癌无论发生于哪个部位，首站转移的淋巴结是颈上深二腹肌群淋巴结，然后沿颈静脉淋巴结链扩展。口咽癌的颈淋巴结转移率较高，甚至是患者就诊的首发症状。约50%的病例在初诊时即发现有颈淋巴结转移。病变越大，转移率越高，T_3 和 T_4 病变者可达65%以上。

三、治疗

口咽癌可选择根治性放疗、手术治疗、药物治疗等，在原发灶控制的情况下，颈部淋巴结转移灶做根治性颈清除术。

原发癌的外科手术仅限于病变在2 cm左右（软腭部直径不超过0.5 cm）。舌根部肿瘤可从舌骨上进入或行侧咽切开术。较大的病变或放疗失败的挽救性手术，无论在舌根或扁桃体区域，常需离断下颌骨，甚至切除下颌支。气管切开及皮瓣修复设计是必需的。晚期病变仅能进行姑息性治疗。

四、预后

口咽癌的预后较差。舌根部癌无论放疗还是手术治疗，5年生存率均在30%左右。

（高雨微）

口腔种植

第一节　口腔种植的适应证与禁忌证

一、适应证

随着口腔种植学科的发展以及现代医学的进步，口腔种植治疗的适应证范围在不断拓宽，而禁忌证范围则在不断缩小。最初，口腔种植仅被用于常规全口义齿难以修复的复杂无牙颌患者的治疗。其后，逐渐被应用到可摘局部义齿难以解决的牙列缺损病例。随后，口腔种植被进一步应用于为基牙支持不足的牙列缺损患者提供固定修复方式，以及为单牙缺失患者提供避免邻牙预备的固定修复方式的治疗。另外，新的种植理念和新型种植系统的开发，降低了口腔种植对于局部骨质、骨量的要求，缩小了局部禁忌证的范围。目前，一般来说，在生理解剖、精神心理及社会因素条件具备的前提下，绝大多数牙列缺损、牙列缺失的患者可考虑采用口腔种植治疗，对于保守治疗困难以及预后不佳的牙体缺损患者也可考虑采用口腔种植治疗。

二、禁忌证

口腔种植治疗包括有创手术，甚至复杂的软硬组织重建手术，因此，在为牙列缺损、牙列缺失患者提供在结构、形态与天然牙接近的修复方式的同时，既要注意保证修复的功能、美学以及长期效果，还应注意避免治疗过程中可能为患者带来的全身和局部风险，不应危害患者生命安全和健康，不应加重患者全身系统性疾病，不应损失患者的邻近器官及重要组织结构。

口腔种植治疗中严格意义上的绝对禁忌证并不多见，禁忌证多为相对而言。因此，国际上，学者们常用风险因素来进行口腔种植治疗的术前评估。风险因素可以分为全身风险因素和局部风险因素两类。

（一）全身因素

对于多数全身系统性疾病，口腔种植医师可以通过病史和检查，进行独立判断。对于较复杂的全身系统性疾病，口腔种植医师需要与内科医师共同会诊，合作解决。但作为手术及治疗的实施者，口腔种植医师有责任作出最终决定。

1. 年龄因素

对于高龄患者，年龄本身并不是口腔种植的禁忌证。随着现代医学的进步、人均期望寿命的延长以及老龄化的进展，老龄人口的绝对数量和相对数量都在增长。同时，随着人们对于生活质量要求的提高，口腔种植医师将面临相当一部分的高龄患者。对于高龄患者，除了了解其伴有的全身系统性疾病之外，还应对其生理、心理及社会特点及状态有所了解。一般来说，60岁以上的患者各项生理功能及耐受手术和治疗的能力逐渐下降，并且这种趋势随着年龄的增长逐渐明显。

口腔种植治疗通常应在患者已成年，颌骨、牙槽骨生长发育完成后进行。由于牙槽骨的垂直向生长，尤其在前牙区，仍然有一定比例的成年患者在种植修复完成后若干年会出现邻牙较修复体过长的现象。对于外胚层发育不良症的患者，考虑到咀嚼功能及其对颌骨生长发育的作用，以及修复对于患者生理、心理的作用，可在患者的青春期前进行口腔种植修复，口腔种植的修复体需要根据患者的生长发育阶段性更换。

2. 高血压及心脑血管因素

未控制的高血压将增加口腔种植治疗中心脑血管疾病发生的风险，如心绞痛、心肌梗死、脑血管意外等。血压控制良好或高血压Ⅰ期（140~159/90~99 mmHg）的患者可以接受绝大多数种植治疗。但对于较复杂的外科手术，则需要术前系统评估风险。对于收缩压在180~209 mmHg及舒张压在110~119 mmHg的患者，应视为手术禁忌。

近期发生心肌梗死，手术后再次发生的风险大大增加，因此被认为是手术的绝对禁忌。对于心肌梗死的患者，治疗后3~6个月的手术刺激可能会造成患者不可控的血管收缩、心律失常等，通常应在治疗稳定6~12个月后考虑种植治疗。不稳定型心绞痛，尤其是在60天内发生的，在查清前不宜手术。对于行冠脉支架治疗的患者，需术后稳定6个月以上，再考虑口腔种植治疗。

对于亚急性细菌性心内膜炎的患者，口腔菌库来源的一过性菌血症是感染的主要病因。因心脏瓣膜疾病行置换瓣膜置换者，增加了细菌性心内膜炎的发生风险，种植手术通常应在心脏手术稳定1年以上。种植手术及种植体周围疾病增加了上述感染的风险，术前需预防性使用抗生素。

3. 血液性疾病

红细胞疾病主要包括红细胞增多症和贫血两类。原发性红细胞增多症多发生于老年人，预后差，不宜选择复杂的口腔种植治疗。口腔种植治疗对于大多数的贫血患者不是禁忌，但对于重度贫血（血红蛋白低于60 g/L）建议由血液科先行对症、对因治疗。

白血病按照起病的缓急可分为急、慢性白血病。临床上常按病变细胞系列将白血病分为急性淋巴细胞白血病、急性髓细胞白血病、慢性粒细胞白血病、慢性淋巴细胞白血病等。虽然近些年白血病的治疗及预后已大为改观，但对于口腔种植治疗来说白血病被视为禁忌。

血小板计数低于100×10^9/L被认为是外科手术的禁忌证。正常的初期止血需要外周血的血小板计数值大于以上数量并且血小板功能正常。血小板疾病会因血小板的数量和质量的缺陷引起出血。除此以外，其他作用于血管收缩、血小板聚集、凝血蛋白、纤维蛋白形成和纤维蛋白溶解等环节的疾病均可能影响止血，造成患者的出血倾向。目前常用凝血酶原时间和部分促凝血酶原激酶时间检测出血倾向。前者检测外源性凝血途径效率，正常值为11~14秒。后者检测内源性凝血途径效率，正常值为25~40秒。

心脏瓣膜置换、深部静脉血栓、心肌梗死、脑卒中、房颤、不稳定型心绞痛的患者，通常长期服用口服抗凝药物。目前证据表明，口腔种植手术前需要停用抗凝药。对于停药，口腔种植医师需要与内科医师沟通，权衡凝血与血栓形成可能对于患者的利弊。

4. 内分泌疾病

糖尿病可造成患者微血管改变，组织愈合能力下降，感染风险增加。未控制的糖尿病被认为是口腔种植的禁忌。正常的血糖水平为 $4.44 \sim 6.67$ mmol/L（$80 \sim 120$ mg/dL），糖尿病以高血糖为特征。糖化血红蛋白（HbAlc）是血糖与人血白蛋白非酶促反应结合的产物，反映前 $1 \sim 3$ 周的平均血糖水平，$6.0\% \sim 6.5\%$ 被认为正常，超过 8%，提示患者血糖控制差。糖尿病患者行口腔种植 HbAlc 不应超过 7%，一般来说，糖尿病病史越长，种植失败率越高。

可控制的甲状腺疾病不是口腔种植的禁忌。但对于未控制的甲状腺功能亢进（甲亢）患者，手术刺激可能致使甲亢加重，交感神经活动功能加强而致危象，危及生命。

5. 骨组织疾病

骨质疏松症不是口腔种植的禁忌证，但骨质疏松和骨质减少不利于初期稳定性和骨结合的获得，增加了治疗的风险。内分泌紊乱如甲状旁腺功能亢进症等引起钙磷代谢失衡，在骨形成和骨吸收失衡得到有效控制前不宜采用口腔种植治疗。其他骨组织疾病，如纤维性结构不良、畸形性骨炎、多发性骨髓瘤等目前被认为是口腔种植的禁忌证。

6. 药物和化疗

随着老龄化的进展和现代医学的进展，为提高生活质量选择口腔种植的癌症患者数量显著增加。目前，对于抗癌药物与种植关系的研究较少，尚没有科学证据证实化疗是种植的禁忌证。但由于化疗药物的细胞毒性作用，口腔种植医师对此应采取十分谨慎的态度。对于其他如自身免疫性疾病需要长期、大量使用皮质激素和免疫抑制剂的，目前认为是口腔种植的禁忌证。近年来，抗骨质疏松的双膦酸盐药物导致颌骨坏死的不良反应引起了国际口腔种植医师的重视。目前多数报道认为口服用药发生颌骨坏死的机会较低，而静脉用药则较高，后者不建议采用口腔种植治疗。

7. 其他禁忌

神经及精神疾病患者；有严重心理障碍，精神、情绪极不稳定的患者；对治疗有不现实的计划和要求的患者；对于治疗的理解、动机及依从性存在问题的患者；有不良的生活方式，如营养过差、节食、严重缺乏运动、口腔卫生差、过度嗜烟嗜酒及吸毒的患者；处于特殊时期，如妊娠期的患者。

（二）口腔局部因素

口腔种植治疗的口腔局部绝对禁忌证不多见。多数局部风险因素可以通过术前牙周、牙体牙髓、正畸治疗及组织增量处理进行改善。

（1）未控制的牙周病及口腔黏膜病变。牙槽骨存在病理性改变未完善治疗的，如局部的残根、异物、肉芽肿、囊肿及炎症反应。

（2）咬合创伤、有夜磨牙等口腔副功能的患者接受口腔种植治疗的并发症发生率更高。咬合关系异常的，应通过正畸治疗、正颌外科纠正不良的咬合关系及颌骨位置关系。开口度过小，口腔种植治疗操作无法进行的。

（3）因自身免疫性疾病或长期服用药物所引起的口干综合征，不利于自洁，易导致种植体周围炎的发生。

（4）颌骨经过放疗，由于骨细胞及血管受损，组织愈合和再生能力降低，易导致种植治疗失败。

（宋红权）

第二节　口腔种植外科基本技术

一、种植术前准备

1. 种植术前常规准备

常规种植手术，在术前准备方面与阻生齿拔除等牙槽外科手术相类似。对于口腔种植治疗适应证及禁忌证的判断，是术前检查评估的重要一环。对于没有明显手术禁忌病史的患者，术前还需要进行血液检查，包括血常规及出凝血功能、肝肾功能、血糖以及各种传染病的血清学检查。根据以上检查结果，可以初步判定患者大体健康状况，如果检查结果中出现外科手术禁忌证，则应该调整治疗计划。

术前要对患者的口腔卫生状况进行评估，并进行必要的牙周基础治疗。对余留牙齿尤其是邻牙的龋病及牙髓炎进行及时治疗，避免术后的邻牙疼痛与术区反应性疼痛的混淆；对𬌗牙伸长或咬合关系不良的患者，通过正畸科会诊，明确正畸—种植联合治疗计划。虽然吸烟影响种植体骨结合的具体机制到目前还不十分清楚，但其导致种植体早期骨结合成功率降低的现象已经被大量文献证实。告知患者抽烟对种植治疗的风险，较复杂的种植手术前，患者最好停止吸烟，手术后还应戒烟至少 4 周，这样就可以明显降低由于吸烟导致的各种手术并发症的出现。

在种植手术前，医师要充分与患者沟通，讲明治疗方案、风险、注意事项等，说明可能发生的并发症及对应措施。请患者签署知情同意书等相关医疗文件。

2. 预防性使用抗生素

种植手术在口腔内这样一个非清洁区域进行，属于 Ⅱ 类（清洁—污染）切口的手术，而且种植手术又属于外源性植入物手术，一旦发生植入物感染，会导致较为严重的后果，因此建议预防性使用抗菌药物。预防性使用抗菌药物的主要目的是防止愈合初期软组织和骨组织发生感染。另外，手术时间长短也与术后感染的发生密切相关，且被认为是影响术后感染发生率的第二大危险因素（第一危险因素为术区细菌污染）。预防性抗菌药物的应用因人而异，应根据患者的基本情况、既往病史、种植手术方案的不同，尤其是手术复杂程度等制订个性化的术前抗菌药物应用方案。对于一些难度较大、手术时间较长的骨扩增手术，术前预防性抗生素的应用尤为必要。建议在术前 0.5~1.0 小时应用抗菌药物，首量可以加倍，以确保手术时达到最佳的药物浓度。术后，是否延长抗菌药物的使用时间应该根据患者健康情况、手术复杂程度、手术并发症的风险和危害大小来综合考虑。

口腔感染属混合性感染，通常采用广谱抗生素，如头孢菌素类抗菌药物（β-内酰胺类抗菌药物）与对厌氧菌及原虫有独特的杀灭作用的替硝唑联合应用。常规手术采用口服剂型。对于复杂手术，可以考虑静脉剂型。当患者对 β-内酰胺类抗菌药物过敏时可选用红霉素。另外，林可霉素类及喹诺酮类药物在口腔科的应用越来越多，其中克林霉素以及第三、第四代喹诺酮类抗菌药物可有效杀灭厌氧菌，可以用于预防和治疗上颌窦植骨后感染。

3. 无菌手术原则

有学者认为，口腔本身就是有菌环境，种植手术只需要按照清洁手术的原则实施即可，不需要严格的消毒、铺单和穿无菌手术衣。然而，为了尽可能消除术中污染导致的术后种植体感染，确保种植手术的高成功率，目前我们还是建议种植手术应该严格按照无菌手术的原则来进行。而对于骨增量手术更应严格无菌观念。用于种植外科治疗的应当是独立的诊疗间，诊疗间外应当设置手臂清洁及消毒设施。手术室内要按照规范严格消毒，种植相关手术器械，包括种植机、导线均应高温高压消毒。术者消毒应该按照常规外科手术的原则进行。

患者在消毒前戴帽遮发。牙种植手术属于口内手术，消毒区域包括全部口腔以及面部的部分区域，面部与口腔内应该分别消毒。对于骨增量手术，面部消毒范围应有一定的扩大，一般可以上至眶上缘平面，下至颈上线，两侧至耳前线，以保证足够的安全消毒范围为原则。常规种植手术，面部及口内消毒可采用氯己定液，其为广谱消毒剂，刺激性小。75% 酒精也常应用，但消毒力较弱。对于复杂手术，建议面部消毒采用碘伏，并用 75% 酒精脱碘。消毒后以消毒巾包头，术区铺消毒巾，并需达到足够的层数以防污染。二期手术可简单铺洞巾。而对于复杂手术，尤其是骨增量手术，在术野周围铺巾后，再用消毒的中单和大单遮盖全身，术区周围最少铺 3 层，外周至少 2 层。

二、种植外科手术的基本程序

种植外科操作需轻柔、准确与精细，手术应避免损伤鼻底、上颌窦黏膜及下牙槽神经管等重要结构，而且必须保证种植体安放的位置与方向正确。

为此，手术前要通过影像检查对种植位点的颌骨进行精确的测量。目前国际上有多种专为种植修复设计的头颅 CT 软件，尤其是近年来锥形束 CT（CBCT）越来越普遍地应用于种植领域，其可精确测量上、下颌骨每一部位的颌骨高度与宽度，为复杂牙列缺损、缺失的诊断测量提供更为准确和全面的信息。临床上若采用全口牙位曲面体层 X 线片来测量，则应特别注意排除 X 线片的放大率。具体作法是在每一需做种植的缺失牙部位用蜡片黏固一直径大小确定的钢球（作者使用 5 mm 直径钢球）然后拍片，再测量 X 线片上钢球的垂直向、水平向高度与宽度，以及该部位颌骨 X 线片上的高度与宽度，使用计算公式，计算颌骨该部位的实际高度与宽度，其计算公式为：颌骨实际高度（宽度）= X 线片上颌骨测量高度（宽度）×钢球实际直径/X 线片上钢球测量高度（宽度）。

这一测量对在靠近鼻底、上颌窦以及可能累及下牙槽神经管的部位十分重要。精确测量一方面可精确选用适当长度的种植体，合理利用颌骨高度，同时可为避免这些重要结构损伤提供精确数据。

在多个牙缺失的情况下，特别是上前牙缺失需行种植修复的情况下，为保证种植体植入的位置与方向准确，应事先由修复医师设计制作种植引导模板。手术时，外科医师严格按照模板确定的位置与方向植入种植体。此类模板可分为用透明塑料压制的简单模板，用原来的可摘式义齿改制的模板，或用专用金属套筒制作的精确模板。

Branemark 经典的种植外科程序采用两期手术完成。Ⅰ期手术为植入种植体后，用黏骨膜瓣完全覆盖种植创面，并使种植体在无负重条件下于颌骨内顺利产生骨结合（上颌一般需 5~6 个月，下颌需 3~4 个月），然后行Ⅱ期手术，暴露种植体顶端，并安装愈合基台。

随着种植体表面处理的改善以及种植技术的不断提高，越来越多的临床病例采用一阶段手术，种植体植入后获得较好的初期稳定性，直接安放愈合基台。

种植手术的基本操作程序因不同种植体系统而不同，大体上可因冷却系统设计的不同分为内冷却系统和外冷却系统，冷却的目的是保证种植外科手术操作中的钻孔、扩洞、预备螺纹、旋入种植钉等过程中局部温度不超过42 ℃，从而保证骨细胞的活性不受损伤，有利于骨结合。内冷却系统即喷水装置与各种种植床预备钻头中心部位相通，操作过程中冷却水流可从钻头中心喷出，冷却效果好，可提高钻速，节省时间。目前的种植系统多采用内冷却系统。现将常规种植外科的基本程序介绍如下。

（一）第一次手术（种植体植入术）

1. 手术步骤与方法

（1）切口：局部麻醉下，采用牙槽嵴顶正中切口，切开黏骨膜。

（2）翻瓣：用骨膜剥离子紧贴骨面小心翻起黏骨膜瓣，注意避免损伤黏骨膜造成穿孔，充分暴露牙槽嵴顶，用咬骨钳修整骨面，去除锐利的骨嵴，注意不要过多暴露牙槽骨，以免因过分剥离黏骨膜而破坏血运，同时要保护颏神经血管束。

（3）预备种植窝：按预先设计，根据牙槽骨的骨量选择适宜的种植体及相应的系列钻头。使用种植用的高速钻，采用厂家建议的转速，通常在800～1 600 r/min，不宜超过2 000 r/min。大量生理盐水冲洗，先用圆钻定位钻孔，再用导航钻、裂钻逐步扩孔，而后预备洞口处肩台。种植窝的预备，常规遵循序列备洞的原则。对于骨质疏松的患者，则考虑级差备洞。

（4）预备螺纹：对于骨质较硬的种植位点，需要进行攻丝预备螺纹。而骨质密度较低的患者慎用。可采用反角手机，采用慢速15～20 r/min，同样需用大量生理盐水冲洗。也可以通过手动扳手和攻丝钻，预备螺纹。

（5）植入种植体：将种植体缓缓植入并小心加力旋紧，避免因用力过度，造成骨折或破坏螺纹。注意种植体植入的扭矩。若扭矩过大，可以将种植体取出、放好，重新预备种植窝洞。对于自攻性强的种植体，可以不取出种植体，利用种植体的螺纹攻丝，必要时结合反转，避免扭矩瞬间加大而造成种植体或传送螺丝的折裂。可用金属剥离子叩击种植体，发出清脆声响，表示种植体与其周围骨床紧密相连。确认种植体就位良好后，拧入顶部的覆盖螺帽，彻底冲洗术区，间断缝合黏骨膜，缝合时务必使骨膜层包括在内，并且应在无张力情况下将种植体顶部完全覆盖。

2. 术中注意事项

（1）种植体之间要尽量保持相互平行，尽量避免向唇、舌侧偏斜，可用方向指示器置入已备好的种植窝内，以此作为定向标志杆。

（2）减少组织损伤至关重要，根据有关研究，骨组织在47 ℃时仅1分钟即可造成坏死，因此，术中要用大量生理盐水冲洗降温。在预备种植窝时，应使用专用系列钻，不要过度用力下压钻头，以减少骨组织的热损伤。术中要注意保护颏神经血管束，勿穿入上颌窦、鼻底。分离黏骨膜时要适度，以免破坏血运。

（3）预备好螺纹后，种植窝底的血块不要去除，待植入种植体后，再用生理盐水冲洗手术区域，以免生理盐水被压入骨髓腔内。

3. 术后处理

术后嘱患者咬纱布卷至少 1 小时，使用抗生素 10 天，给予漱口水含漱，保持口腔卫生，2 周内暂不戴义齿，术后 7 天拆除缝线，定期复查。2 周后重新戴入义齿，相应种植骨床部位应作适当磨改缓冲，以免使种植体过早负重。

（二）第二次手术（种植基台连接术）

手术步骤与方法如下。

（1）根据第一次手术记录、X 线片及触诊，用探针探得覆盖螺丝帽的部位。

（2）局部麻醉下，在螺帽上方近远中向切开牙龈，切口应尽可能位于螺帽中心。切口要小，长度不要超过螺帽区。

（3）用旋转切孔刀多次旋转，环形切除螺帽表面的软、硬组织。

（4）用螺丝刀小心旋拧，卸下覆盖螺帽，在覆盖螺丝与种植体之间常有薄层结缔组织长入，应予以彻底清除，以免影响种植基台固位。

（5）依黏骨膜的厚度，选择适宜长度的种植基台，在固位钳的配合下，拧入种植基台，种植基台顶部应高出其周围牙龈 1~2 mm，以利于保持口腔卫生。旋紧种植基台，以金属剥离子叩击种植基台，听到清脆的声响，表示种植体与其周围骨床已紧密结合为一体。

（6）严密缝合种植基台之间的切口。

（宋红权）

第三节 引导骨再生技术

一、GBR 技术基本原理

骨组织有独特的再生能力，骨组织形成的两个基本前提是充分的血供和良好的机械支撑。

骨缺损的修复通常从骨缺损的边缘开始，骨细胞在母骨的表面形成网状骨，逐渐向缺损的中央扩展，修复的速度取决于再血管化和成骨恢复的速度以及骨缺损的大小。但软组织的修复速度较快，可占据骨缺损区，影响骨缺损的完全修复。在骨缺损区，用膜盖住骨缺损，此膜起屏障作用，阻止软组织中的成纤维细胞及上皮细胞长入及产生竞争性抑制，同时又可保护血凝块的稳定，维持血凝块充填的间隙，允许具有骨生成能力的细胞缓慢进入骨缺损区内，继而修复骨缺损。

引导骨再生的屏障膜通常与骨移植材料联合应用，两者具有协同作用，膜稳定骨移植材料，而骨移植材料支撑膜，防止膜的塌陷，可更好地保证骨组织的再生空间，骨移植材料本身具有引导骨再生的能力。

二、膜的材料及类型

（一）膜本身应具备的条件

Scantlebury 提出引导组织再生膜在口腔中应用，必须具备以下 5 个条件：①生物相容性；②阻挡细胞性；③维持骨生成空间；④组织亲和性；⑤临床易操作性。Mcginnis 认为理想膜的特征为有生物惰性，具有足够的强度及硬度维持血凝块充填骨缺损间隙，同时又具有一定柔软性利于临床操作，价格合理，能满足一次手术操作过程。

（二）膜的类型

1. 不可吸收性膜

（1）不可吸收性 Gore-Tex 膜：又称聚四氟乙烯膜（e-PTFE）。聚四氟乙烯膜是一种惰性材料，包括在临床中应用较为广泛的 Teflon（AZ），有良好的生物相容性，不易发生组织排斥反应。在临床应用不可吸收性膜时，往往需要使用钛钉固定以增加膜的张力或同时使用植骨材料，占据膜下方的空间，以获得更大的骨再生量。若增加膜的硬度或使用钛支架加强，则无须额外使用植骨材料。

（2）纯钛膜：是一生物相容性非常好的薄膜，可塑形，有较好的强度，能维持较大的骨修复空间，包括有微孔和无微孔两种。

不可吸收性膜可以设计成不同的大小和形状，以适应骨缺损的大小和形态，另外，其阻挡软组织的能力较强，在组织中可持续较长的时间，几个月甚至数年。但使用不可吸收性膜，需在术后 6~12 个月进行二次手术将膜取出，一定程度上限制了其在临床中的应用。

2. 可吸收性膜

可吸收性膜的产品主要有天然生物材料（胶原膜）和合成聚合物类（酯与乙交酯共聚物膜）两大类。

胶原是研究较透彻的生物材料，它是一种含羟基脯胺酸并且有螺旋结构的纤维蛋白，多年来胶原一直被用作外科手术缝线及止血剂。目前对天然生物材料制成的胶原膜研究较多，其产品主要有 Bio-Gide 膜。

Bio-Gide 膜由 I 型胶原和 III 型胶原制作成一双层膜，外层为致密层（孔径 0.5~2.0 μm），而内层为多孔空疏松层（孔径 30~100 μm）。同软组织接触的致密层具有良好的细胞隔离功能，可阻止结缔组织及上皮细胞长入膜保护区内，而同骨缺损接触的多孔层由疏松分布的胶原纤维组成，起到稳定血凝块的作用，并使骨细胞能附着其上。另外，纤维的特殊分布使膜的抗拉强度增大，不易被撕裂，可用膜固定钉及缝线缝合固定，从而避免在机械力作用下发生移位。

可吸收性生物膜在组织内经过一段时间会分解，若分解较快，可能会导致成骨不全。另外，可吸收性生物膜的支撑力较差，可能会塌陷进入骨缺损区，不利成骨。因此，可吸收性生物膜可能更适合轻、中度的骨缺损。

三、植骨材料的选择

GBR 操作程序常规要求应用骨充填材料，同膜有协同作用，可提高疗效和可预期性。Buser 等认为，和屏障膜联合应用的骨充填材料应具备以下特性：支撑膜防止膜塌陷；起支架作用利于新骨长入；具有刺激新骨从受植区长入的作用；能提供机械性保护来抵抗来自表面软组织的压力；保护新生成的骨，防止其吸收。

自体骨被认为是目前最可靠的骨充填材料，它提供了活性的骨细胞，可直接成骨，此外，含有丰富的骨形成蛋白（BMP）。Urist 于 1980 年就已证实 BMP 对成骨细胞的成骨起关键作用。

GBR 膜技术所需要骨量较少，可直接从口内获得。取材部位通常为种植术区周围、颏部、磨牙后区、上颌结节、前鼻嵴等区域。此外，临床研究已证实膜内成骨的颌骨移植后吸收率仅为0%~25%，保留骨量多。这主要归功于膜内成骨的颌骨移植后再血管化速度明显快于软骨成骨类骨，同一胚胎组织发育而来的骨能很快结合，不需要通过形成软骨这一中间过程。

骨代用品包括异体骨、异种骨、人工合成骨，近年来，骨代用品同自体骨联合应用，治疗种植体周围骨缺损的效果较好，其临床应用方便，所具有的缓慢替代过程，更利于维持骨再生空间，保证成骨效果。

一些动物实验及临床研究表明，膜所提供并维持的足够大的骨再生修复空间是GBR生物膜技术成功与否至关重要的因素。有学者发现由于来自表面软组织的压力，膜可向骨面塌陷，从而使骨再生空间丧失。一些学者研究证实，膜下充填骨移植材料可防止膜塌陷，并利于新骨生成。其中Mellonig在回顾性研究中观察了47例患者，其中89%的患者采用DFDBA与e-PTFE膜联合应用，完全获得成功，并认为DFDBA具有骨引导作用和骨诱导作用。其他学者也报道膜与骨移植材料联合应用修复骨缺损时新骨生成量大。一些学者采用自体骨移植（从口内取骨）与膜联合应用效果也非常好。此外，个别学者报道了应用加强型膜，可较好地维持骨再生空间。但多名学者赞成膜下充填骨移植材料，认为这样既可防止膜塌陷，还可增加骨的生成量。

通常要求膜既有足够的硬度，又有一定的可塑性。膜放置的范围应超出骨缺损区边缘2 mm，并与骨面紧密贴合，用专用钉或种植体覆盖螺帽等方法固定膜，可防止膜移位及塌陷。膜下充填足够的骨移植材料，并且压实，可有效支撑膜，保持膜的稳定。膜的稳定对成骨效果和防止软组织瓣裂开有双重作用。Phlillips等发现，在骨愈合的早期，微小动度会影响细胞的分化。在骨折愈合早期有10~20 μm的微动，就会使间充质细胞转化为成纤维细胞而不是成骨细胞。笔者在临床中发现，Ⅱ期术中取出钛膜时见膜与新生骨之间有一薄层结缔组织，其厚度与膜的大小、稳定性有直接的关系。

Bio-Oss人工骨是一种从牛骨中提取，经过特殊处理加工，除去蛋白和其他有机成分，高纯度并且保持多孔天然骨无机结构，同人体骨的结构几乎相同的生物移植材料。许多学者的实验及临床研究证实，Bio-Oss有非常好的生物相容性，能满足骨引导材料的标准。关于Bio-Oss人工骨颗粒同种植体表面如何接触，Berglundh等学者进行了这方面的动物实验研究，发现Bio-Oss人工骨颗粒不与种植体表面直接接触，它们之间有约0.5 mm宽的正常矿化骨，组织学定量及定性观察，Bio-Oss人工骨区种植体与用于对照的正常骨区种植体的骨结合完全一样。

应用Bio-Oss人工骨应注意的问题：保证植入骨缺损区Bio-Oss人工骨颗粒稳定，防止被血液冲走、移位，纤维组织包裹；种植体周围的骨缺损在应用Bio-Oss颗粒充填时，最好同引导骨再生膜联合应用，膜能有效地防止其移位、活动，同时其支撑膜可维持骨再生空间；通常要求Bio-Oss人工骨与自体骨混合后应用，若单独应用Bio-Oss人工骨最好采用自体血混合，以保证其成骨效果；Bio-Oss颗粒在体内愈合越长，其改建得越好。1例钛膜下Bio-Oss人工骨愈合10个月，在制备各种植窝洞时，钻头的感觉如同正常骨，并且血运丰富。而Bio-Oss人工骨愈合6个月者，人工骨颗粒明显，钻孔时，感觉骨质稍软。Bio-Oss骨的慢替代率，对植骨区有稳定作用。愈合6~10个月后的硬组织切片显微镜下观察发现。Bio-Oss人工骨颗粒存在，个别区域Bio-Oss人工骨颗粒边缘有吸收现象。Skoglund动物实验观察 44 个月，Piattelli 临床观察 4 年的组织学切片，Bio-Oss 人工骨颗粒仍存在于植骨区中，但随着时间的推移，Bio-Oss 人工骨颗粒的数量逐渐减少。

四、GBR 膜技术应用的适应证和临床操作技术

（一）适应证

1. GBR 膜技术主要解决的问题

（1）拔牙后牙槽嵴保存。

（2）种植术前牙槽骨局部骨缺损或骨量不足。

（3）种植术中种植体周围骨缺损（种植体颈部裂开性骨缺损、即刻种植的种植体颈部周围骨缺损、种植体根尖部穿孔性骨缺损等）。

（4）种植体周围炎引起的种植体颈部骨缺损。

2. 种植术中应用 GBR 膜必须满足的条件

（1）种植体植入术中出现的种植体周围骨缺损的形状、大小未影响种植体，获得良好初期稳定。

（2）种植体植入的位置及方向均理想。

（二）禁忌证

（1）全身状况不能接受种植及植骨手术。

（2）局部有急性或慢性炎症。

（3）邻牙牙周病。

（4）局部牙龈及黏膜病变。

（三）种植体周围骨缺损应用 GBR 膜技术的临床操作要点

（1）术前准备：0.2% 氯己定漱口 3 次，每次 30 秒。服用抗生素及止痛剂。

（2）手术切口及软组织瓣：局部麻醉下，首先行牙槽嵴正中偏腭侧 2~3 mm 横向切口，然后在近远中做向颊侧的垂直向缓冲切口，掀起全层软组织瓣，刮净骨面上残余软组织，充分暴露种植术区。

（3）种植体植入：经观察、测量局部牙槽骨的条件能满足种植体植入，遵循种植外科手术原则，逐级备洞，植入种植体，保证每一种植体均具有良好的初期稳定性，种植体良好的初期稳定性是骨结合的先决条件。

（4）种植体周围骨缺损的范围及大小，是能否进行骨增量的重要因素。在骨缺损周围的骨面上，用小球钻钻孔，造成出血骨面，利于成骨。新骨形成主要取决于暴露的骨面和骨髓腔。

（5）植骨膜下充填自体碎骨或人工骨移植材料，防止膜塌陷，维持骨再生空间。少量自体骨可从种植术区周围，较大量的骨可从颏部、磨牙后外斜线区获得。首先用松质骨覆盖种植体暴露部位，然后植上皮质骨或人工骨；或少量自体骨与人工骨混合后移植。

（6）膜的放置：根据骨缺损的大小，选择一块膜并进行修剪，对于不可吸收钛膜，采用膜塑形器塑成理想形状，保证膜边缘超出骨缺损边缘 2 mm，同时距离邻牙 1~2 mm。对于可吸收膜，通常采用双层膜技术。

（7）膜固定：可吸收性膜可用缝合线、种植体上的覆盖帽以及膜钉固定。钛膜用种植

体上的覆盖帽和 4~6 个膜钉固定。

（8）软组织无张力下关闭、切断软组织瓣骨膜，使黏骨膜瓣在充分缓冲、无张力的条件下，褥式加间断缝合关闭术区。

（9）预防感染及合理使用义齿：临时义齿术后 1 周内服用抗生素，并用氯己定漱口液漱口，每天 3 次，维持到术后 2 周。原义齿在术后 2 周内不能戴用，2 周以后，在充分缓冲覆盖种植体部位的基托的情况下，方可使用。要求定期复诊，术后 6~8 个月进行种植 Ⅱ 期手术。Ⅱ 期手术后 8 周，可进行种植修复。

五、GBR 技术和其他植骨技术联合应用的原则

1. 骨劈开技术

常规种植要求牙槽突唇舌向骨厚度最小值为 6 mm，但对具有一定牙槽突宽度，即大于 3.5 mm、小于 5 mm 的牙槽突，可采用骨劈开技术，即劈开牙槽突，使牙槽突唇侧骨板向唇侧移位后，完成种植体的植入。骨劈开技术多用于上颌前牙美学区，唇侧骨板逐渐向唇向移位，在移动过程中唇侧骨板可能会发生青枝骨折，唇侧骨板易发生骨吸收；有时唇侧骨板的厚度小于 2 mm，不能满足种植美学的要求，这些情况下都需要植人工骨颗粒状碎骨加厚唇侧骨板，再应用膜技术，以保证植骨效果。

2. 自体骨块外置法水平或垂直植骨术

牙槽骨的宽度及高度不满足种植要求，即牙槽突唇舌向厚度小于 3.5 mm；牙槽骨萎缩吸收或局部骨缺损，垂直方向上骨量小于 8 mm 的条件下，通常采用外置法植骨术来解决骨量不足的问题。此技术的特点是把移植的骨块贴在牙槽突的唇侧，加厚牙槽突；或把骨块置于萎缩吸收的牙槽嵴顶上，加高牙槽突。此技术存在的问题：移植的骨块与受植骨床不能完全紧密贴合，它们之间存在一定的间隙，需用自体碎骨或颗粒状人工骨充填，再用膜覆盖整个植骨区，防止碎骨和块状骨块的吸收。实验和临床研究显示，未用膜保护的自体骨块会有不同程度的表面吸收或颗粒状碎骨的吸收及移位。因此，与引导骨再生膜技术联合应用，一方面，可以最大限度地保存移植骨块的骨量，稳定骨块周围的碎骨，防止骨吸收；另一方面，用碎骨塑形牙槽骨，三维方向重建，可保证种植修复后的软组织的美学效果。

六、风险防范

1. 软组织瓣裂开及膜暴露

在 GBR 膜的临床应用中，常发生软组织瓣关闭困难，术后又易出现软组织瓣裂开，从而导致膜暴露并继发感染。

伤口裂开，膜暴露会影响骨缺损修复效果。Becker 认为膜一定要维持到种植 Ⅱ 期手术时取出，可保证种植体周围骨缺损有明显的骨修复。膜暴露，早期取出，会影响骨缺损修复效果。Simion 报道生物膜因早期暴露而取出后，骨缺损修复仅占原骨缺损面积的 41.6%，而未暴露者 96.6% 的原骨缺损面积可得到修复。

研究发现，不可吸收性生物膜导致软组织瓣裂开率较高，并且生物膜的过早暴露及取出，会导致膜下新骨生成量明显减少。而可吸收性生物膜软组织瓣裂开率较低，并且裂开后的软组织瓣有自行愈合的趋势。

2 周内出现软组织瓣裂开及膜暴露，需手术重新关闭软组织瓣；若 4~6 周后出现软组织

瓣裂开及膜暴露，植骨量不大且患者的口腔卫生条件好，可直接取出不可吸收膜，安装愈合基台，进行种植体暴露术。

2. 感染

术后出现感染，需立即取出膜和移植的骨组织，骨再生区进行清创处理后，关闭术区，4~6周后再重新植骨及应用膜技术。

3. 骨量生成不足

当种植Ⅱ期手术中取出膜时，发现骨生成量不足，需再次考虑应用GBR膜技术。

（宋红权）

第四节　上颌窦植骨与种植技术

一、上颌窦解剖结构

上颌窦是最大的鼻旁窦，左右各一，容易受呼吸道感染影响而发炎。呈金字塔形（锥形），其底部为鼻腔侧壁，尖端突向上颌骨颧突。后壁是上颌骨颞下面。上牙槽后神经、血管即经过上颌窦后壁向下转至上颌窦底壁。上颌窦顶壁是菲薄的眶下板，与眼眶相邻。眶下神经管即经由眶下板至上颌窦前壁，开孔于眶下孔。眶下管发出分支至上颌窦底相当于前磨牙根方，其中走行上牙槽中神经和血管。

上颌窦的容积因人而异，成人一般在 $4.5\sim35.2\ cm^3$，平均 $15.0\ cm^3$。随着年龄增长以及缺牙，上颌窦腔会因气化作用而渐渐增大。约80%的上颌窦腔是无菌的，其余20%左右也只检测到很少的细菌。上颌窦有时分为两个或者多个骨性分隔，会增加手术难度，容易发生上颌窦膜穿孔。

上颌窦黏膜称为 Schneiderian 膜，直接与空气相接触，组成第一道免疫学屏障，因而经常由于呼吸道感染而致窦内黏膜处于轻度炎症及反应性水肿状态。Schneiderian 膜是多层柱状上皮，由纤毛细胞和柱状细胞、基底细胞、杯状细胞、基底膜组成。厚为 $0.13\sim0.50\ mm$。杯状细胞可以产生黏液，湿润黏膜，保护纤毛上皮，维持黏液纤毛的活动。在裂孔周围有浆液腺和管状腺。分泌物中浆液成分主要是水、蛋白和碳水化合物，黏液成分包括糖蛋白和黏多糖。微小的上颌窦黏膜穿孔不会影响纤毛的运动和排除分泌物，但较大的穿孔和炎症会使分泌物积聚。纤毛上皮的排除能力只限于灰尘或者空气中的颗粒物质，对于残根则无能为力。排泄孔堵塞而且上颌窦内分泌物过多无法及时排除，会引起上颌窦炎。当发生上颌窦炎时，可使用抗生素，并在下鼻道进行人工引流。

二、上颌窦植骨术基本原理

临床上，上颌后牙区缺牙后常存在剩余骨垂直高度不足的问题，导致无法植入理想长度的种植体，进而影响种植的长期效果。早期这种严重吸收上颌骨重建的方法有 Onlay 植骨、Lefort Ⅰ型截骨术后"三明治"法植骨，但如果龈距离正常或缩窄，再采用上述方法会使龈颌距离进一步减少，将使上部结构不可能修复，而上颌窦底植骨术作为增加上颌骨后部垂直骨高度的有效手段，不会减少龈颌距离，有效地解决了上述难题，为种植修复创造了条件，有着明显的优点。

上颌窦提升植骨术是指选择一个可以进入上颌窦腔的入路，完整无损地剥离起上颌窦底区域的上颌窦黏膜，并使其向上移位，然后在上颌窦底黏膜与上颌窦底之间植入自体骨或骨替代材料，同期或Ⅱ期植入牙种植体。上颌窦提升植骨技术分为上颌窦外侧壁开窗植骨种植技术和经牙槽嵴顶的上颌窦内提升植骨种植技术。

上颌窦外侧壁开窗植骨种植的适应证主要有：①牙槽突剩余高度≤6 mm；②牙槽突宽度正常；③无上颌窦疾病病史；④上颌窦区域没有解剖结构异常。

上颌窦内提升植骨种植的适应证主要有：①牙槽突剩余高度≥7 mm，并且≤9 mm；②牙槽突宽度正常；③无上颌窦疾病病史；④上颌窦区域没有解剖结构异常。

全身禁忌证有：①上颌区域有放疗史；②脓毒症；③重度医疗脆性患者；④尚未识别的系统疾病；⑤过度酗酒者；⑥严重吸烟者；⑦心理障碍患者。

上颌窦底植骨术成功的重要因素之一包括能否选择具有较好性能的移植材料。理想的移植材料应是无毒，无抗原性，无致癌性，容易获取，费用不高，有一定的硬度，易于成形，一定的抗感染能力，组织相容性好。

目前在口腔种植中常使用的移植材料来源主要为自体骨、异体冻干骨、人工合成骨、异种骨等。按一定比例混合应用在临床上较多见，可以充分发挥自体骨的骨诱导性和骨替代品的良好骨引导性。另外，自体骨移植后会有吸收，文献报道髂骨移植后3个月吸收4%，6个月吸收可达40%，颏骨抗吸收能力较好。自体骨的获取需要开辟第二术区，许多患者不愿意接受；而骨替代品则吸收缓慢，在混合应用时可以作为支架保持空间容许新骨长入。因此，应用替代品、异体骨或者异种骨来完全替代或者部分替代自体骨联合作为移植材料更受患者和医师的欢迎，临床效果肯定。通常认为自体骨混合替代材料愈合时间约6个月，形成的新骨量已经比较充足，骨质改建也比较成熟，可以考虑Ⅱ期种植或者种植体暴露术；单纯骨替代材料需要8个月左右，但异体冻干骨需要的愈合时间常需要12个月以上。

根据术前骨高度，临床上一般遵循以下原则：上颌窦底剩余骨量<3 mm时采用少量自体骨和骨替代品为佳，剩余骨量>3 mm时可应用单纯骨替代品作为骨移植材料，上述条件一般应在植骨4~5个月时二次植入种植体。而上颌窦底剩余骨高度>3 mm时可以在植骨同时考虑同期种植，其取决于种植体植入后的初期稳定性。

三、上颌窦外侧壁开窗植骨基本技术

（1）手术切口一般从牙槽嵴顶正中或偏腭侧切口，并在颊侧缺牙区做两条松弛切口。然后向上翻起黏骨膜瓣，充分暴露上颌窦拟开窗区。

（2）用直径3.5 mm球钻在上颌窦外侧骨壁上开窗，其窗口下缘应高于上颌窦底至少约2 mm。在接近上颌窦黏膜时，改用超声骨刀去除剩余骨组织达上颌窦黏膜层。

（3）细心向上方分离、抬起上颌窦底黏膜，并使开窗后的薄骨片连同抬起窦底黏膜一起向内旋转，形成植骨区域的顶盖。

（4）检查黏膜未见穿孔，经牙槽嵴顶入路，逐级备洞完成后，先经侧壁开窗入路在已抬起的上颌窦黏膜与窦底至空间内侧部分置入骨替代品，然后植入相应长度的种植体。种植体必须有良好的初期稳定性。

（5）必要时可从上颌结节处取少量自体骨。将骨块在骨磨里粉碎后混入一定比例的骨替代品。

（6）然后将骨替代材料或混合的植骨材料植入种植体周围，为防止植骨材料移位，也可在窗口覆盖胶原膜，复位黏膜瓣，关闭伤口。

（7）愈合6个月后行种植体Ⅱ期暴露术，进而完成种植修复。

（8）种植体支持的烤瓷冠修复体侧面观和咬合面观。

四、上颌窦内提升植骨种植基本技术

（1）局部麻醉下牙槽嵴顶切口，翻起黏骨膜瓣，暴露牙槽嵴顶。

（2）球钻定点，2 mm先锋钻确定种植方向，深度距上颌窦底1~2 mm，即达到窦底皮质骨，根据骨质情况，采用不同直径的钻序列制备窝洞至终末钻，深度距上颌窦底1~2 mm。

（3）选用专用上颌窦内提升骨冲击器，顶端为凹形，直径3.5~5.0 mm，逐级预备，轻轻敲击，造成窦底骨质青枝骨折，连同上颌窦底黏膜向上抬起2~5 mm，植入相应长度的种植体。如骨质为Ⅳ类骨，则采用差级备洞，最终预备洞形直径小于植入种植体直径，增加种植体的初期稳定性。

（4）同时直接安装愈合基台，软组织瓣对位缝合，种植体直接暴露于口腔，不需进行Ⅱ期手术，愈合4个月后进行修复（图9-1）。

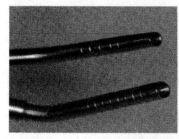 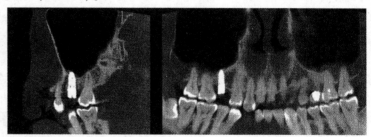

图9-1　冲击法植入种植体后5个月CT片示上颌窦底与种植体之间有新骨形成

五、上颌窦底植骨术的并发症及其处理

1. 术中并发症

（1）黏膜穿孔：最容易出现的术中并发症是上颌窦底黏膜穿孔。上颌窦黏膜非常薄，窦底黏膜在制备骨窗、剥离黏骨膜、植入材料及植入种植体时均可能发生穿孔，但较少发展为上颌窦炎，这可以借其解剖结构解释。发生率与术者的临床经验、手术技巧、局部解剖结构（窦底骨性分隔等不规则形态）以及窦底黏膜与口腔黏膜直接接触相关。相关上颌窦黏膜穿孔发生率报道不一，最高可达56%。通常穿孔容易发生于上颌窦底分隔附近、窦底转折处、骨窗青枝骨折处以及开窗口的前上象限内侧黏膜。

上颌窦底植骨术的目的是将骨材料植于上颌窦底黏膜与窦底之间，术中要尽最大努力避免穿破上颌窦黏膜，但上颌窦黏膜质地菲薄，容易穿破。迄今为止，尚没有明确、肯定的方法来处理上颌窦植骨术中的黏膜穿孔。但有两点已达成共识：①上颌窦底的黏膜必须完全抬起，因为一旦植骨材料位于上颌窦黏膜之上，则植骨材料无法与上颌窦底骨组织相愈合，且极易感染；②任何穿孔都必须在一定时间内关闭，以防止植骨材料落入上颌窦腔内。

若穿孔小于5 mm，建议首先充分抬起穿孔周围黏膜，使穿孔周围黏膜无张力后自然重叠，然后用可吸收胶原膜盖住穿孔，再行植骨术。若穿孔>5 mm，植骨材料极易进入上颌窦腔，引起感染，一般建议采用显微外科技术缝合>5 mm 的穿孔或中止手术。

上颌窦内提升植骨种植术由于经牙槽嵴顶入路，手术视野受限，微小的上颌窦黏膜穿孔很难发现，临床上常采用捏住患者鼻翼鼓气检查上颌窦底黏膜是否完整，如发生穿孔，可选择短种植体植入或愈合 3 个月后行外侧壁开窗植骨种植手术。

目前有文献报道，经鼻上颌窦腔内照明技术可以减少术中穿孔的发生率，另有内镜监视一侧方基底隧道技术可以同步监测窦底黏膜状态、有无穿孔以及穿孔的大小、形状，并可进行修补。另外，可在内镜下更准确地将移植材料植入窦底种植区。

（2）术中出血：术中明显出血多发生于骨壁开窗过程中，器械损伤上颌骨外侧壁上的血管束时。出血会使术野不清，建议使用少量骨蜡准确封闭位于骨壁中的小血管束后继续抬起上颌窦黏膜；出血还可发生在暴露抬起上颌窦黏膜过程中，因为炎症粘连、解剖变异等原因造成黏膜撕裂，所以在抬起窦底黏膜过程中出血明显增多，应警惕黏膜损伤，及时予以处理。

（3）良性阵发性姿势性眩晕症：常见于上颌窦内提升植骨植骨术，因为在用骨挤压器和锤子敲击上颌窦时，震动的力量传导至内耳椭圆囊中的耳石，使之脱落，手术患者过度仰躺也容易使脱落的耳石漂流到半规管的内淋巴液中，刺激到半规管而诱发眩晕。主要症状为：当快速转动头部时，如患者从手术椅上迅速坐起，会有短暂眩晕感及眼部震颤的现象，通常 1~6 个月症状会自动消失。

（4）邻牙损伤：上颌窦开窗过大易造成邻牙损伤，术前应仔细阅读 X 线检查结果，定位解剖结构，设计手术入路，避免盲目过大开窗是避免邻牙损伤的有效方法。

2. 常见术后并发症

（1）伤口感染及裂开：伤口感染及裂开会引起移植材料的漏出，并可能引起移植材料感染而失败。上颌窦黏膜的终末血运解剖特点一般不会出现大出血而致窦腔淤血堵塞窦口；由于窦口位置比较高，即使术后窦黏膜水肿，颗粒状移植材料移位一般也不会引起窦口阻塞。另外，由于上颌窦底植骨后，窦底抬高，反而更加有利于引流。但若患者术前存在上颌窦病理性改变如黏膜炎性增厚，一旦窦口发生堵塞，引流不畅，则可能会发展为上颌窦炎，进一步导致移植材料感染，最终手术失败。在文献中上颌窦炎发生率报道情况不一，并且多以一过性炎症为主，可高达 20% 左右。上颌窦黏膜穿孔并不会直接导致上颌窦炎，但有文献报道上颌窦底植骨后上颌窦炎多发生在窦膜穿孔后未修补的病例。

（2）术后上颌窦囊肿：临床不多见，有文献报道上颌窦底植骨后发生囊肿的病例。通常认为并不是上颌窦底植骨直接引起上颌窦囊肿，而多是临床漏诊，即术前已有病变，而手术刺激对囊肿可能有促进的作用。术前诊断已存在的上颌窦囊肿，有学者认为是绝对禁忌证，但有报道认为不应一概而论，应根据其位置、大小、性质决定处理方法。较小的上颌窦囊肿一般不影响上颌窦底植骨，但直径大于 10 mm 且恰好位于植骨区域的囊肿被认为是禁忌证，应考虑摘除后再行植骨术，以避免囊肿穿破，引起植骨感染。

3. 并发症的处理

（1）术后应用抗生素 7~10 天。

（2）术后应告知患者避免在上颌窦腔内增加任何负压与正压，例如用吸管吸水或用力从鼻腔排出分泌物。

（3）术后伤口裂开较为常见，多为缝合时软组织存在一定张力所致。缝合时做松弛切口，可以使软组织无张力关闭。同时应告知患者术后不能戴任何义齿，直到软组织伤口完全愈合，一般为 7~10 天。嘱患者进软食。小的伤口裂开可以进行伤口冲洗，直到完全愈合。

（4）引导骨再生膜暴露后，一般需要取出，因其易被污染，造成骨块或种植体丢失。

（5）上颌窦口的堵塞会导致上颌窦分泌物的排出不畅或堵塞，造成感染。所以术前 CT 认真分析、诊断患者上颌窦结构可以避免此并发症。同时，术中应限制上颌窦底植骨高度在 20 mm 之内，以避免堵塞上颌窦腔及上颌窦开口，以保持上颌窦腔的正常生理状态。

（宋红权）

第五节 种植义齿修复原则与技术

一、种植义齿修复基本原则

种植修复的目的是通过种植体支持的修复体，有效、稳定地恢复缺牙区的功能和美观。植入种植体是种植义齿的基础而不是目的，不能进入"为了种植而种植"的误区。因此，种植修复的计划和方案制订应根据修复所需全面考虑，实行修复导向的种植。而种植体上部的结构和修复体的设计和制作应要求在保护口腔软、硬组织健康的前提下，尽量延长种植体稳定地支持义齿行使功能的时间，使种植体和修复体在与口颌系统协调的状态下达到长期的成功存留。种植义齿修复的基本原则如下。

1. 建立并保持口颌系统健康

在种植修复过程中，应对口颌系统健康状况进行全面检查和评价，及时去除影响口颌系统健康的疾病和潜在的致病因素。使种植义齿修复建立在适合患者个体生理和心理条件并符合生物力学原理的基础之上。只有在健康的口颌系统基础上，才能达到有效、良好、稳定、持久的种植义齿修复效果。也就是说，在进行种植义齿修复时，不能仅仅关注缺牙区域的解剖条件，更重要的是需要全面关注口颌系统的健康情况，对于已经存在或可能危害口颌系统健康的隐患或不良口腔习惯等给予足够的认识和重视，及时治疗各类口腔疾病，建立良好的口腔卫生习惯，对于危害口颌系统的不良因素给予扭转或阻断，使种植义齿建立在健康、良好的口颌系统基础上，从而达到种植义齿长期、稳定、良好的效果。

2. 在缺牙区建立美观且功能良好的种植修复体，有效、持久地恢复功能和美观

根据缺牙区的骨质骨量情况、咬合关系、黏膜条件、殆力大小，确定种植体植入的位置、数目和分布，选择适合的固位方式，合理地选择修复材料，制订有利于保持种植体长期稳定性，合理分散殆力，达到种植体长期存留的目的种植修复方案并规范实施，使种植修复体有效、持久恢复缺牙区的功能和美观。

3. 不损伤口腔软、硬组织及余留天然牙

种植修复应以不损伤口腔软、硬组织和剩余天然牙为前提。种植修复体的建立需正确恢复缺失牙轴面外形、突度，正确建立外展隙、邻间隙；合理建立接触区形态，适当增大接触区面积，修复体应边缘密合、高度抛光，设计余留清洁空间，易于自洁并方便患者对种植修复体进行机械清洁。保持口腔软、硬组织和余留天然牙的健康。

二、单牙缺失种植义齿修复

单牙缺失是牙齿缺失中较为常见的类型，病因多为龋坏、非龋疾患、牙周疾患、外伤、先天缺牙、固定修复失败等。单牙缺失后通常有 3 种修复方法可以选择：可摘义齿修复、固定义齿修复、种植义齿，这 3 种修复方法各具特点。种植修复经过几十年的发展，在单牙缺失、多牙缺失、无牙颌的种植修复中均取得了可靠的临床效果。其优势是由植入颌骨内的人工牙根——种植体来支持上方的牙冠，种植牙承受殆力的模式接近天然牙受力方式；无须将缺牙区所承受的殆力分散到邻牙或黏膜上；种植修复对邻牙干扰最小，无须对邻牙进行过多调磨且无须摘戴，咀嚼效率与固定义齿接近；异物感较小，患者容易适应和接受。单牙缺失而邻牙健康的情况下，采用种植义齿修复缺失牙越来越成为更多患者的首选方法。

单牙缺失虽然是种植修复中缺失牙数最少的一类牙齿缺失类型，但是，单牙缺失种植修复不等同于简单种植修复。单牙缺失的种植修复之中也常见复杂病例。为了有针对性地掌握种植修复技术，可以根据缺牙部位不同，将单牙缺失种植修复分为前牙美学区域单牙缺失的种植修复和后牙单牙缺失的种植修复。相比较而言，后牙单牙缺失的种植修复更多考虑牙齿咀嚼功能的恢复，前牙美学区域单牙缺失的种植修复时需更多地考虑种植修复的美学效果。

（一）前牙单牙缺失的种植修复

前牙缺失的种植修复主要目的是恢复患者缺牙区的美观、发音、功能。

1. 术前检查前牙单牙缺失

种植修复前首先需要进行术前检查，术前检查包括椅旁临床检查和放射学检查。椅旁临床检查口腔卫生情况、缺牙区牙槽嵴丰满度、缺牙间隙大小、邻牙健康状况、前牙覆殆覆盖情况、笑线高低、牙龈生物学类型。放射学检查常规使用曲面体层片和锥型束 CT（CBCT），评价种植术区的骨质、骨量（骨高度和宽度）和牙槽突形态。

术前检查的目的是尽量多地收集患者的临床信息，这些信息除了包括患者的临床条件，还需要通过充分、有效的沟通交流，了解患者的要求和期望以及患者对前牙美学效果的理解和期待。在充分收集信息的基础上，需要进行综合评估，尤其是需要进行前牙种植修复术前的美学风险评估。美学风险评估主要指标如下。

（1）骨质骨量：骨量充足者美学风险小；水平骨量不足者需确定植骨方案，预计种植体植入后可以获得足够的初期稳定性时可以采用引导骨再生技术（GBR）；当水平骨缺损严重，种植体植入无法获得初期稳定性时需先进行外置法植骨，Ⅱ期种植。垂直骨量不足及水平和垂直骨量均不足的情况下美学风险较高，可采用骨环技术、GBR 技术等增加垂直骨高度，改善种植术区条件。

（2）邻牙健康状态：邻牙存在牙周问题或已戴有修复体的情况美学风险较高。

（3）牙龈生物型：薄龈生物型牙龈退缩的风险较高。

（4）笑线：高笑线者属于高美学风险的患者。

（5）患者期望值：期望值高的患者对美学效果满意度通常较低，属于高风险类型。

进行美学风险评估可以帮助医师初步估计患者种植修复后的美学效果，客观地和患者进行沟通，对于临床条件欠佳、美学风险较高的患者需结合患者的临床条件和期望值高低，再次进行医患沟通。在得到患者理解和认可的情况下方可开始治疗过程。

2. 前牙单牙缺失修复方案的确定

修复方案的制订需在术前进行，根据未来修复体的位置、形态进行种植体的植入。修复方案如下。①未来修复体的固位方式选择：粘接固位还是螺丝固位。虽然粘接固位和螺丝固位各有特点，但螺丝固位在前牙修复体穿龈形态、避免粘接剂存留等方面具有优势，因此，目前多以螺丝固位为主。不同种植系统也有不同的设计理念，需根据种植系统的特点综合考虑。②永久修复的材料选择：全瓷修复或烤瓷修复。在患者种植体位置理想、天然牙牙色正常、患者个人条件允许的情况下，全瓷修复以其透光性佳、生物相容性好等特点，能够达到较理想的美学效果。但并非前牙种植修复一律均考虑全瓷材料。在符合适应证的条件下，烤瓷修复也可达到理想的美学效果。③种植过程的不同阶段过渡义齿的合理使用。在种植前和植入种植体后选用不同的临时修复体作为过渡义齿使用。尤其应注意发挥种植体支持的过渡义齿对牙龈软组织的塑型作用。

术前制订修复计划后，应将治疗计划告知患者并得到患者的同意，方可开始治疗。值得注意的是，修复方案制订后并非绝对不可改变。在整个治疗过程中，根据治疗的进展、新情况的出现，可能需要对修复设计做一些调整，以更适合患者的临床情况，并需适当地向患者说明。

3. 正确的种植体植入位置轴向

正确的种植体三围位置是前牙种植修复美学效果的基础和保证，种植体植入的位置和轴向出现偏差将大大影响种植修复的美学效果，甚至导致种植修复的"美学失败"，即虽然种植体达到了牢固的骨结合，但唇侧牙龈不断退缩或"黑三角"进行性增大，种植修复的美学效果无法接受。

（1）种植体近远中向位置：缺牙间隙大小正常时，应尽量将种植体植入到缺牙间隙正中的位置，至少与邻牙牙根间至少保持 1.5 mm 距离。如果过于偏向一侧，种植体在愈合和长期使用过程中发生的骨改建将导致种植体和邻牙间的牙槽骨发生吸收，导致牙龈乳头的高度不断降低，"黑三角"日益增大。

（2）唇舌向位置：种植体应植入到修复体外形高点腭侧，1.0~1.5 mm，过于偏唇侧将导致唇侧骨板不断吸收而使唇侧牙龈逐年退缩，修复体颈部暴露；过于偏腭侧，将导致唇侧悬突过大，不易清洁，同时修复体腭侧过突、过厚，异物感明显，影响发音。

（3）冠根向位置：垂直向无明显骨缺损时，种植体植入平台应位于同名牙的釉牙骨质界根方 1 mm 处，唇侧黏膜龈缘下 2~3 mm。不同类型的种植系统对植入深度的要求略有不同。具有平台转移特点的种植体宜植入于牙槽嵴顶根方 1 mm。非平台转移的种植体植入时平齐牙槽嵴顶。有明显的水平或垂直骨量不足时应采用植骨技术给予纠正，使种植体植入到理想的位置。

（4）种植体的轴向：理想的种植体轴向应位于近远中向的正中，与未来的修复体长轴平行；唇舌向须避免过于向唇侧或舌腭侧倾斜。过度倾斜将无法形成理想的种植修复体穿龈形态，甚至难以修复。

4. 前牙美学修复中过渡义齿的选用

前牙美学区域过渡义齿的类型和特点。

（1）压膜过渡义齿：可摘式的过渡义齿，其特点是通过覆盖数个邻近的天然牙临床冠的硬质塑料膜稳定于口腔内，恢复缺牙区的形态。优点是利用邻近的天然牙支持义齿，对种植术区的桥体组织面缓冲，使该部分悬空。因此，压膜过渡义齿对种植术区无压迫，无干扰，不妨碍种植术区的恢复且不影响植骨效果。制作工艺和方法简单、快捷，无须磨除天然牙。缺点是影响咬合功能，且需每天摘戴和清洁，对患者来说不够方便和舒适。不能用于对牙龈软组织的塑型。

（2）简单托过渡义齿：可摘义齿的一种，通过基托和卡环固位使义齿固位和稳定。种植术后需缓冲桥体组织面，使其对种植术区无压迫方可使用。简单托作为过渡义齿的优点是不影响咬合，制作简单、快捷。缺点是需要缓冲调改至桥体组织面对术区无压迫和干扰，必要时可软衬。不够舒适和美观。

（3）粘接桥过渡义齿：利用邻牙舌面和临面的牙体组织，采用单翼或双翼金属固位体将固定的临时义齿粘固到邻牙上，恢复缺牙区的外形和美观。优点是较为美观舒适，无须摘戴，无须磨除邻牙，对牙龈组织有一定的维持作用。缺点是有粘接桥脱落的风险，如果粘接桥脱落，则需要再粘接；患者在不同种植时期需取下粘接桥，再粘接等过程，临床过程较为烦琐。

（4）种植体支持的过渡义齿：牙齿拔除后未植入种植体或种植体植入后尚处于愈合期内只可采用压膜过渡义齿、粘接桥或简单托义齿作为过渡义齿。在种植体植入后完成了愈合过程或种植体植入时获得了足以进行即刻修复的初期稳定性时，可以采用种植体支持的临时冠作为过渡义齿。其优点为可以对种植体周围的软组织起较好的塑型作用，达到较自然的软组织美学效果，无须摘戴，舒适方便，多选用螺丝固位方式，无修复体脱落风险。对患者正常的社会生活无妨碍。

5. 前牙软组织美学效果评价指标（PES）

对于前牙修复美学效果好坏的客观评价较为困难，Furhauser 于 2005 年提出了针对单牙种植修复的美学评价指标即红色美学评分。其方法是对前牙软组织美学进行主观评价。评价项目包括近中牙龈乳头、远中牙龈乳头、牙龈高度、龈缘形态、牙龈颜色、牙龈质感、牙槽嵴外形。每项按照 0 分、1 分、2 分评分：2 分为最佳，0 分为最差。最高分 14 分。根据美学评价标准可以对前牙种植后软组织美学效果进行主观评价。

（二）后牙单牙缺失种植修复

后牙缺失种植修复的主要目的是恢复患者的咀嚼功能。后牙单牙缺失最多见于六龄齿的缺失。六龄齿是口腔内最早萌出的恒牙，也是最常见缺失的恒牙。它的近远中径在 8～12 mm 之间。

1. 术前检查、制订方案

后牙缺失种植修复前需要进行临床检查和放射学检查，包括缺牙区骨质骨量，缺牙间隙，咬合空间，邻牙健康状况、松动度、有无充填体、附着龈宽度等。放射学检查常规采用曲面体层片，必要时采用锥形束 CT 进行局部骨量和形态的检查。

（1）根据放射学检查，确定种植方案。对于特定部位缺牙情况，根据骨量情况，需合理选择上颌窦底提升植骨、下牙槽神经移位、骨引导再生或模板定位下植入种植体，避开重要解剖结构。

（2）临床检查所见的邻牙倾斜移位，对颌牙过长等需考虑适当调磨或正畸方法对邻牙和对颌牙进行调整，以符合种植修复的要求。

2. 种植体的选择

种植体植入方案确定：种植体直径的选择，在缺牙间隙 8~14 mm 不宜选用直径<4 mm 的种植体，对于缺牙间隙≥16 mm 的情况应考虑植入 2 颗种植体。

3. 修复方案

（1）固位方式的选择：针对垂直向咬合空间不足，临床冠短的情况，预计有效粘接高度小于 4 mm，则需采用螺丝固位方式，避免修复体脱落。

（2）修复体设计：正确恢复缺失牙的轴面外形和突度，建立正确的外展隙；建立良好的邻面接触区，适当增大接触区面积，形成面式接触。咬合面应形成正常的窝沟点隙，殆力大或骨质不良或种植体短等不利因素存在时，为避免咬合力过大对种植体产生不良影响，需对种植修复体适当减径。

三、单牙缺失种植修复的咬合控制

种植修复体与天然牙的固定修复有本质区别。由于种植体和骨之间的骨性结合使得种植体不具有类似天然牙的生理动度，而同一牙列中的天然牙在受力后有一定的生理动度，包括冠根向的下沉，下沉量单颌约 28 μm。事实上，天然牙的生理动度存在较大的个体差异。种植修复要保证种植体长期、稳定地行使功能，就必须取得天然牙和种植牙以及口颌系统之间的协调。因此，恰当的咬合调整非常重要。种植修复体既要发挥较好的功能，又需在其缺乏反馈机制的条件下保证种植体长期成功存留。

目前，临床最常用的咬合检测工具仍为咬合纸，但仅仅使用咬合纸检查早接触点进行咬合调整远不能满足种植修复调殆的需要和要求。种植修复的咬合调整需结合咬合纸检查和检测提示、医师的经验和患者的感觉综合分析、实施，才能较好地完成调殆过程，达到相对平衡的咬合状态。调殆完成后，要求达到正中殆多点轻接触、前伸殆和侧方殆无早接触，下颌运动无干扰。调殆步骤具体如下。

（1）种植修复体就位前，使用检测用的专业咬合纸检查患者天然牙咬合状态。包括种植修复体近远中邻牙、对侧同名牙的咬合松紧度。观察患者咬合的稳定性。

（2）种植修复基台或种植修复体完全就位后，正中殆时调整为修复体与对殆牙多点轻接触。使邻近的天然牙达到与戴牙前咬合的松紧程度相当。在此基础上，当患者正中殆紧咬牙时，种植修复体和对殆牙有多点咬合接触；患者正中殆正常咬合时，种植修复体和对颌牙之间使用专业检测咬合纸检测，咬合纸在一定阻力下完整通过。

（3）前伸殆、侧方殆种植修复体无早接触、下颌运动时无障碍。调殆过程除医师采用咬合纸检查和观察以外，不可忽视患者的咬合感受。由于不同患者天然牙动度和下沉量不同、咬合力大小差异、口颌系统的敏感性不同，完成初步调殆后患者的感受也不相同。需要在调殆前、调殆过程中、基本完成调殆后询问患者的感受。特别是当患者的感受和咬合纸检测结果出现矛盾时，应注意仔细观察分析，找到原因，作出适当的调整。如经过反复观察和咬合检测，疑为患者感觉异常或将异物感误认为咬殆不适时，可先戴牙观察 2~4 周，复诊时再次检测咬殆情况，确认必要时再进行咬殆调整。

对单个缺牙进行种植义齿修复时咬合调整的原则和方法，不完全适用于以种植义齿修复多个牙缺失及全牙列缺失的情况。

（宋红权）

第六节　种植义齿修复

一、牙列缺损的种植修复

牙列缺损的种植修复可以分为种植固定义齿修复和种植可摘义齿修复两种，在临床上以种植固定义齿修复最为常见。

(一) 牙列缺损的种植固定义齿修复

种植固定义齿修复可以分为种植体支持的单冠修复、种植体支持的联冠修复和种植体支持的固定桥修复。

1. 种植体支持的单冠修复

种植单冠常用于修复单颗天然牙的缺失和同牙列间隔性的单颗天然牙缺失。当然，也可以用于相邻的多颗天然牙的缺失。

而当相邻的多颗天然牙缺失时，采用种植单冠修复设计，则所需要植入的种植体的数目比较多，对种植体的植入位置要求也比较高。

种植单冠修复时如果采用粘接固位的方式，则基台的轴面高度至少需要 4 mm。

种植单冠修复时如果采用纵向螺丝固位的方式，在前牙区固位螺丝的穿出点最好位于舌隆突处，而在后牙区固位螺丝的穿出点最好位于𬌗面的中央。

2. 种植体支持的联冠修复

种植联冠常用于修复后牙区相邻的多颗天然牙的缺失。尤其是当对𬌗为天然牙列时或是当患者的咬合力比较大时的修复。

3. 种植体支持的固定桥

种植固定桥常用于修复相邻的多颗天然牙的缺失。种植固定桥修复所需要的种植体的数目相对较少，对种植体的植入位置也增加了变通的余地，有时采用该种设计可以避开局限性的不宜种植的区域。

当然，在修复设计时，还需要尽量使种植体呈面式分布，而种植体呈直线分布的固定桥则比较适宜用在咬合力不太大的区域。

固定桥近远中方向的距离较短时，应尽量避免设计为单端固定桥。后牙区双端固定桥修复时桥体的跨度不宜超过 1 个牙单位，前牙区双端固定桥修复时桥体的跨度不宜超过 2 个牙单位。复合固定桥修复时，应避免设计为较长的悬臂。

(二) 牙列缺损的种植可摘义齿修复

与牙列缺损的种植固定义齿修复相比较，种植可摘义齿修复的临床应用则不甚广泛。后者常用于修复缺失天然牙的数目相对较多，缺牙区域相对较为集中的牙列缺损。

当传统的可摘义齿修复难以获得足够的固位或者支持，患者又能够接受可摘义齿修复方式时，可以通过在缺牙区的关键位点植入 2~3 颗种植体，与剩余的天然牙形成面式的支持或固位。

缺失天然牙的数目较多，又需要进行咬合重建时，或者伴有颌骨缺损时，也可以选择此种修复方式。

该设计所需要植入的种植体数目比较少,修复体与种植体的连接方式有多种(详见种植覆盖义齿)。

牙列缺损的种植覆盖义齿修复时,需要注意义齿的就位道方向应该与剩余的天然牙相协调。

二、牙列缺失的种植修复

和牙列缺损的种植修复一样,也可以分为种植固定义齿修复和种植可摘义齿修复两种。

(一)牙列缺失的种植覆盖义齿修复

1. 牙列缺失种植覆盖义齿修复的功能

种植覆盖义齿由于有种植体发挥固位的功能,以及具有部分或全部的支持的功能,与常规的总义齿相比较,其修复效果有以下不同。

(1)种植体的上部结构为义齿提供固位,使患者在行使各种口腔功能时,义齿更不容易发生松动和脱位。

(2)义齿的稳定性得以改善,在功能运动的状态下更不容易发生翘动,提高了咀嚼效能。

(3)基托伸展范围随着种植体数量的增加而逐渐缩小,也在不同程度上减轻了异物感,提升了义齿的舒适度。

(4)咬合更加有力,增加了患者的可食用食物的硬度和品种,使其饮食结构发生变化;人工牙的磨耗速度加快,修复体损坏发生的概率上升。

2. 种植覆盖义齿与天然牙支持或固位的覆盖义齿的比较

(1)种植覆盖义齿的种植体的数量和位置可以预先设计,而天然牙覆盖义齿的基牙则很受患者剩余牙的数量、位置、剩余的牙体组织强度、牙髓的健康状况和根管治疗状况和牙周状况的限制。

(2)周密考虑、合理设计的种植覆盖义齿的近期和远期修复效果均是可以预测的;而天然牙作为覆盖义齿的基牙会因龋坏或牙周疾病对其的影响而使义齿的近期和远期修复效果都难以预测。

(3)种植体与附着体的连接方式是用特定的扭矩通过螺栓或者是基台本身带有的螺纹结构来拧紧固定的;而绝大多数的天然牙与附着体的连接方式则是通过粘接剂粘接固定的。

(4)种植覆盖义齿的基牙(也就是种植体)位置不会发生变化,使用种植覆盖义齿的患者,如果由于某种原因间隔一段时间(数天,数周,甚至更久)之后再戴义齿时,不会感到义齿戴入的阻力增加或是义齿不能完全就位;而在同样的情况下,某些种类天然牙的覆盖义齿的基牙位置却会在停止戴用义齿的时间段内发生一些变化,导致患者再戴义齿时,轻者能感觉到义齿戴入的阻力增加或有不适感,重者会感到基牙疼痛,甚至义齿根本无法再就位。最常见于天然牙支持的套筒冠式覆盖义齿和球帽式覆盖义齿。

3. 牙列缺失种植覆盖义齿的适应证

(1)牙列缺失的槽嵴骨吸收严重,预计常规修复的效果不佳者。

(2)以往有传统义齿修复的经历,希望进一步改善修复体的功能者。

(3)上颌牙列缺失,不能耐受义齿腭部的基托者。

(4)牙列缺失伴有部分颌骨缺损者。

（5）符合种植条件的牙列缺失患者，其牙槽嵴的软、硬组织缺损严重，需要用义齿的唇或颊侧翼基托恢复唇或颊丰满度时。

（6）受患者自身局部解剖条件或全身健康状况或其经济状况的限制，种植体植入位置或者种植体植入数量不适合种植体支持的固定修复条件时。

（7）具有一定的口腔卫生维护能力者。

4. 牙列缺失种植覆盖义齿的禁忌证

（1）牙列缺失，龈殆间距过小，又不具备通过降低牙槽嵴骨的高度来获得足够的龈殆间距之条件者。

（2）口腔卫生维护能力完全丧失者。

5. 牙列缺失种植覆盖义齿的支持方式

（1）种植体支持为辅，黏膜支持为主的支持方式。

（2）种植体与黏膜共同支持式。

（3）种植体支持式。

6. 种植覆盖义齿的附着形式

（1）应用在种植覆盖义齿的附着形式有很多种，虽然与天然牙覆盖义齿的附着形式相比较还存在一些不同，但是发挥的作用却是相同的。目前临床上可用于种植覆盖义齿修复的附着形式主要有杆卡式附着、球帽式附着、按扣式附着、磁性附着、套筒冠式和切削杆式。

（2）种植体与其中的球帽式附着的基台、按扣式附着的基台、磁性附着的基台和套筒冠的内冠（基台）发生连接之后，每个种植体在基台这个层面具有独立特性；而种植体与杆卡式附着的杆或者是切削杆发生连接之后，相连接的几个种植体在基台这个层面便具有连接特性。

7. 影响附着方式选择的因素

（1）种植体的数量及其分布。

（2）对颌牙的状况。

（3）牙列缺失后的剩余牙槽嵴的状况。

（4）龈殆间距。

（5）附着体固位力的大小及其持久度。

（6）患者双手的灵活性。

（7）医师的偏好。

（8）义齿加工制作的复杂程度，义齿修理和更换配件的复杂程度等。

（二）牙列缺失种植固定义齿修复

1. 牙列缺失种植固定修复的适应证

（1）上、下颌弓之间比较协调的关系。

（2）不需要义齿基托的唇颊侧翼来恢复唇颊侧的丰满度。

（3）适当的颌间距离。

（4）较为理想的种植体位置。

2. 牙列缺失种植固定修复的类别

牙列缺失种植体支持的固定义齿可以分为单冠、联冠和固定桥，而联冠或固定桥既可以是一个整体，也可以分成数段。

(1) 牙列缺失种植的单冠修复：其特点是可以最大限度地模仿天然牙列的状态。正是由于在每一个种植体上修复了一个独立的牙冠，因此使牙线通过相邻的两个种植修复体之间的接触点成为可能，从而提高了患者对修复体在心理上的认同感，可以满足部分患者尽最大的可能恢复其所缺失的天然牙列的愿望。

单冠修复比固定桥修复时所需要植入的种植体数目更多。

对种植体位置的要求极高。种植体位置在任何方位的偏差，都会影响最终的修复效果。因此，在进行种植手术之前，需要进行缜密的设计并制作精细的手术模板。

(2) 牙列缺失种植的联冠修复：是由 2 个或 2 个以上种植体共同支持的，在基台层面或修复体层面相连的 2 个或 2 个以上单位的冠。联冠修复可以避免由某一个种植体独自承受最大水平向的负荷。提高了种植体的机械力学性能，降低了固定基台的螺丝松动、螺丝折断、基台折断等种植修复后的并发症发生率。通常在后牙区使用。尤其适用于机械强度较低的种植体或种植系统。但是联冠的日常清洁和维护不如单冠那样方便。因此，在修复体制作时，需要注意在相连两个牙冠连接处的龈端预留出可以允许牙间隙刷通过的空间，以便于患者对修复体颈部的日常清洁和维护。

(3) 牙列缺失种植的固定桥修复：是由种植体支持的固定桥。固定桥可以减少植入的种植体的数目，在临床上，有时是为了避开在某些不适于种植的区域进行种植或避免施行过于复杂的手术，减小手术创伤。

迄今为止，种植固定修复所需要的种植体数目至少是 4 颗。最具代表性的是 "all-on-four" 修复设计。

(4) 上述几种修复方式也可以联合应用。

3. 牙列缺失种植固定修复的固位方式

种植修复体与基台或种植体的连接方式有螺丝固位、粘接固位或是两者结合应用。

(1) 纵向螺丝固位：纵向螺丝通道及其开口的位置取决于种植体或其上的基台方位。因此，在实施种植手术之前，需要对种植体植入的方位进行精心设计，并制作手术模板，以确保在种植手术中种植体被植入更为理想的方位，从而使螺丝通道的开口位于最佳位置。如果螺丝通道的开口偏离了最佳位置，则会影响到修复体的美学效果，或是影响到修复体的强度。某些种植系统提供了配套的、不同角度的角度基台。在临床上，可以利用角度基台来改变螺丝通道及其开口的方位。

(2) 横向螺丝固位：与纵向螺丝固位的修复体相比，其美学效果更好，有利于保持修复体后牙牙合面解剖形态的完整性。

但是，修复体加工工艺更为复杂，临床操作难度有所增加，还需要应用安装水平螺丝的专用工具。

在前牙区，横向螺丝的存在有可能增加修复体舌面的凸度，导致舌侧的异物感更加明显，而舌侧突起的龈端倒凹又增加了患者清洁的难度。

因为该修复方式的上述特点，所以在临床上很少使用。

(3) 粘接固位：种植修复体通过粘接剂固定于基台上而获得的固位。其固位力受以下因素的影响：①基台轴面的聚合度；②基台轴面的高度及其表面积；③基台表面的光洁度；④粘接剂的种类。

(4) 选择修复体固位方式时需要考虑的因素：①修复体制作的难易程度及其制作成本；

②支架的被动就位；③固位力；④咬合；⑤美学效果；⑥义齿戴入过程中的考虑，螺丝固位的修复体，需确认其完全就位后，再锁紧固位螺丝；粘接固位的修复体则需要注意彻底清除多余的粘接剂；⑦可恢复性，是指可将修复体被非破坏性地或完整地自种植体或基台上拆卸下来，并能够被再次安装于原处的特性。

　　总之，两种固位方式各有其特点。在临床上，除了考虑上述诸因素之外，还要根据所使用的种植系统、患者自身条件、修复的目的、临床医师的观念及其偏爱等因素综合评估之后作出选择。

（宋红权）

参考文献

[1] 张祖燕. 口腔颌面医学影像诊断学[M]. 7版. 北京：人民卫生出版社，2020.

[2] 葛秋云，杨利伟. 口腔疾病概要[M]. 3版. 北京：人民卫生出版社，2018.

[3] 王晓娟. 口腔临床药物学[M]. 5版. 北京：人民卫生出版社，2020.

[4] 边专. 口腔生物学[M]. 5版. 北京：人民卫生出版社，2020.

[5] 高岩. 口腔组织病理学[M]. 8版. 北京：人民卫生出版社，2020.

[6] 周学东. 牙体牙髓病学[M]. 5版. 北京：人民卫生出版社，2020.

[7] 孟焕新. 牙周病学[M]. 5版. 北京：人民卫生出版社，2020.

[8] 张志愿. 口腔科学[M]. 9版. 北京：人民卫生出版社，2018.

[9] 陈谦明. 口腔黏膜病学[M]. 5版. 北京：人民卫生出版社，2020.

[10] 梁景平. 临床根管治疗学[M]. 2版. 北京：世界图书出版公司，2018.

[11] 何三纲. 口腔解剖生理学[M]. 8版. 北京：人民卫生出版社，2020.

[12] 张志愿. 口腔颌面外科学[M]. 8版. 北京：人民卫生出版社，2020.

[13] 全国卫生专业技术资格考试用书编写专家委员会主编. 口腔医学（专科）[M]. 北京：人民卫生出版社，2018.

[14] 赵信义. 口腔材料学[M]. 6版. 北京：人民卫生出版社，2020.

[15] 傅民魁. 口腔正畸专科教程[M]. 北京：人民卫生出版社，2018.

[16] 赵志河. 口腔正畸学[M]. 7版. 北京：人民卫生出版社，2020.

[17] 张志勇. 口腔颌面种植修复学[M]. 北京：世界图书出版公司，2018.

[18] 赵铱民. 口腔修复学[M]. 8版. 北京：人民卫生出版社，2020.

[19] 宫苹. 口腔种植学[M]. 北京：人民卫生出版社，2020.

[20] 李新春. 口腔修复学[M]. 2版. 北京：科学出版社，2018.